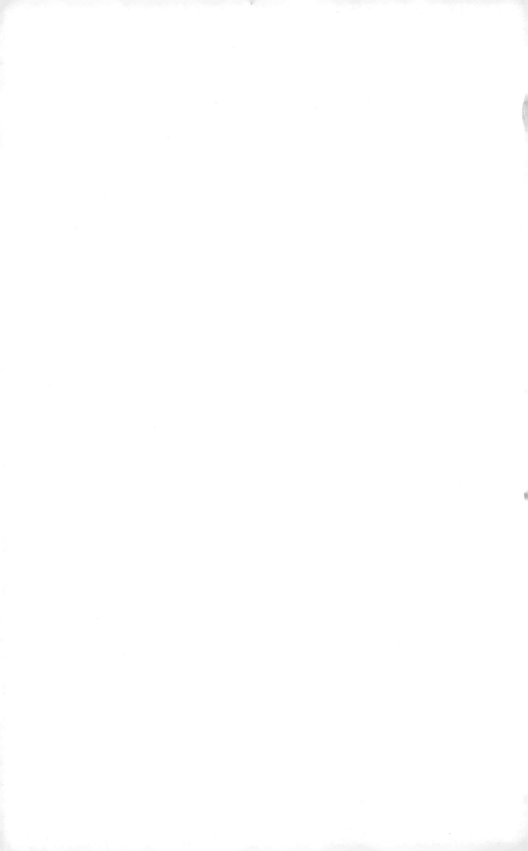

무병 노화방지를 위한

건강·장수 클리닉

차종환 | 차윤호 공저

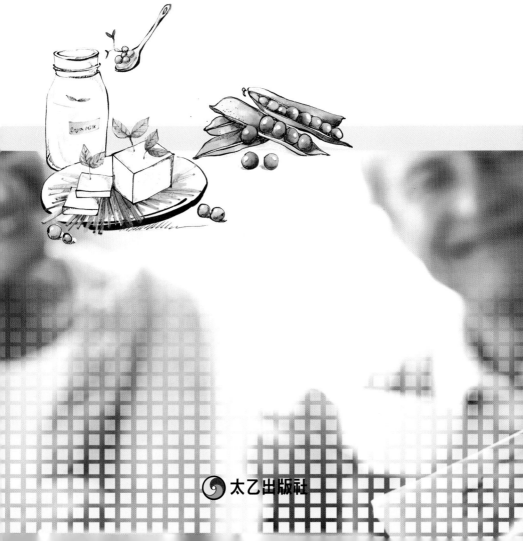

太乙出版社

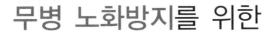

무병 노화방지를 위한

건강·장수 클리닉

차종환 | 차윤호 공저

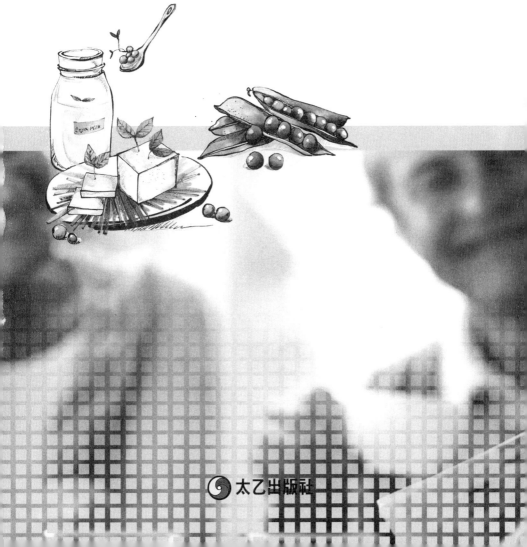

太乙出版社

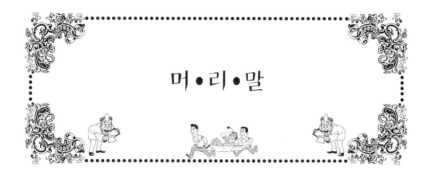

머 • 리 • 말

 세상 사람들은 누구나 태어나서 어느 정도 살만하면
빨리 생의 종지부를 찍기 싫어한다. 비록 살기가 힘든
거지일지라도 죽어가는 고관대작을 부러워하지 않는다.
옛사람들로부터 현대인에 이르기까지 모두가 장수하기를 원함으로
동 · 서양 의학자들이 여기에 달라붙어 연구하는 열기가 뜨겁다.

사람들은 오래 살기를 원하지만 나이를 먹으려고는 하지 않는
다. 그러나 다가오는 나이는 거역할 방법이 없다. 장수를 위해 우
리는 죽음을 생각하지 말고 삶만을 생각해야 한다. 이 길이 바로
오래 사는 길이요 철학이다. 장수하려면 여러가지 요인이 있으나
다음과 같은 노력이 필요하다. 노동과 운동이 필요하다. 또한 식
이요법이 필요하며 유머가 있어야 한다.

건강한 신체에 건강한 육체가 따르기 마련이다. 젊은이라고 꼭
건강이 좋은 것만은 아니다. 젊은이 일지라도 허약하면 노인들과
다를바 없다.

유사 이래 건강과 장수에 관한 연구가 집요하게 연구 중이지만
확실한 열쇠를 아직 찾지 못하고 있다. 그러나 사람들의 평균 수
명이 꾸준히 연장된 것은 사실이다.

지금까지 밝혀진 사실대로 우리 모두가 건강관리에 유의한다면 노화방지에 큰 성과를 거두고 장수에 공헌하리라 본다.

이 책에서는 건강과 수명이 무엇이며 장수를 위한 건강관리, 장수비결, 장수자들의 실태 및 생활상을 다루었다. 또한 오래 살기 위한 생활화의 마음가짐을 언급했다. 장수하기 위한 환경적응과 식생활 나아가 약재 선택의 중요성과 복용 효과를 기술하고 노화의 원인과 노화현상 및 노화방지 대책을 다루고 마지막에는 대표적인 현대인의 성인병을 언급했다.

이 책은 지금까지 동·서의학 및 남북한에서 발행된 많은 장수에 관한 저서 중에서 발췌해 엮은 것이다. 장수에 관한 새로운 정보가 앞으로 입수되면 추가 보충할 것을 약속하면서 독자제현의 많은 조언을 기대한다.

이 책이 나오기까지 많은 조언을 해 주신 「남산당한의원」 원장 김용훈 박사님과 원고 작성에 많은 시간과 정열을 할애해 주신 김채영 여사님께 심심한 감사를 드린다.

어려운 여건하에서도 흔쾌히 이 책을 출판하여 주신 태을출판사 최상일 회장님께 감사드린다.

L. A. 에서 차종환

글 · 싣 · 는 · 순 · 서

웃음과 건강

장수와 자연

장수인의 실태

장수촌

건강과 약재

약술, 약용차와 건강

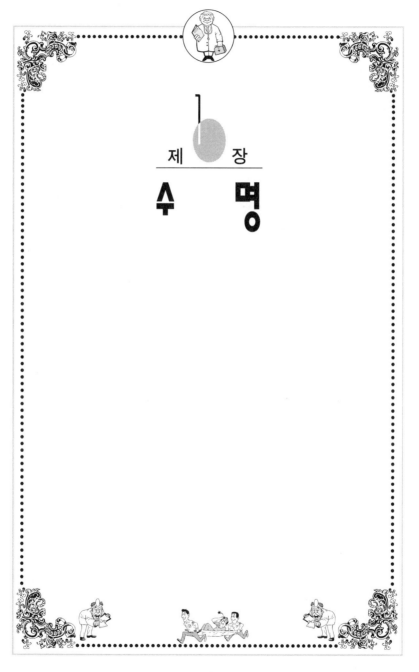

제 1 장

수 명

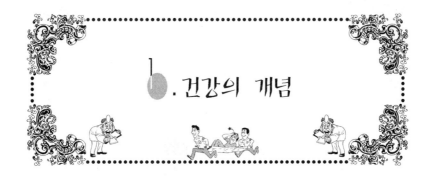

1.건강의 개념

건강에 대하여 정확한 정의를 내리기는 쉽지 않다. 특히 40살 이상되는 사람들인 경우에는 더욱 그렇다. 그것은 건강이란 주로 인체의 상대적인 상태로서 소수의 건강한 사람들만이 아무런 병도 없고 완전무결하기 때문이다.

절대다수의 사람들은 만성위염, 국부성구진, 치통 등과 같은 약간의 질병들을 가지고 있으며 초기에는 감촉할 수 없는 일부 중요한 질병에도 걸릴 수 있다. 총괄적으로 말하면 몸과 정신상태가 체내외의 환경에 적응되고, 여러 가지 자극과 피해에 예민한 반응과 조화를 보일 수 있어야만 건강하다고 말할 수 있다.

건강한가 건강하지 못한가는 자체의 감촉만으로는 판정할 수 없다. 그것은 주관적인 감촉이 흔히 육체의 실제 상태를 완전무결하게 반영할 수 없으며 특히 누구나 다 병적 증상은 아니지만 몸이 이상하다는 감촉을 자주 느낄 때도 있기 때문이다.

다른 한 측면으로는 자기 몸이 매우 건강하다는 것을 느꼈어도 몸에 대해 늘 관심을 돌려야 한다는 것을 잊어서는 안된다. 새로운 증상이나 몸에 이상감이 나타나면 증상의 성격을 똑똑히 알고 이러한 증상의 발전에 대할 세밀한 관찰을 위해 수시로 병원에 가서 진찰을 받아야 한다.

나이가 많아지면서 생기는 노화 현상이 건강에 미치는 영향도 질병과 마찬가지로 그 성격과 정도 등에 의해 결정된다. 노화와 질병을 나누는 것이 일정한 범위에서는 실천적 의의를 가진다. 그것은 현대 의학기술 수준에서도 건강과 장수에 영향을 주는 질병들이 많든 적든 간에 그래도 그것을 억제하고 치료할 수 있는 방법은 있지만 자연적으로 발전하는 노화 과정을 돌려세울 방도는 매우 적기 때문이다. 그렇다고 하여 사람들이 비관에 잠겨서는 안된다.

왜냐하면 의학이 발전함에 따라 노화를 촉진시키는 이른바 자연과정이 일종의 질병으로 인정되고 뒤따라 그에 대한 예방 및 치료방법이 나올 수 있기 때문이다.

세균학이 나오기 전에는 결핵이 몸을 허약하게 만드는 일종의 조기노화의 변화 형태라고 인정되었다. 그러나 결핵병의 병원체가 결핵간균이라는 것을 사람들이 알게 되면서부터 일련의 예방 조치들과 효과적인 결핵 예방약 및 치료 방법들이 나오게 되었고 매우 중요한 「조기노화」도 억제 되고 근절될 수 있었다.

그럼 건강한 사람들의 표정을 보자.

① 머리카락이 윤기나고 깨끗해 보인다.

② 눈에 정기가 있고 시력이 정상이다.

③ 귀가 밝고 어지럼을 잘 타지 않는다.

④ 치아가 가지런하고 튼튼하다.

⑤ 피부 색깔이 정상이고 부드러우며 손상된 것이 없다.

⑥ 근육이 단단하고 탄력성이 높다.

⑦ 일반적으로 겉보기에 체격이 좋으며 신경과민 증상이 없고, 뚱뚱하지도 여위지도 않고 적당하다.

⑧ 밥맛이 좋고 잠을 달게 잔다. 힘을 들여 일한 후에도 심한 피로감이 없으며 휴식한 후 바로 회복될 수 있다.

⑨ 몸이 날씬하며 사업과 생활에 지장을 받지 않는다.

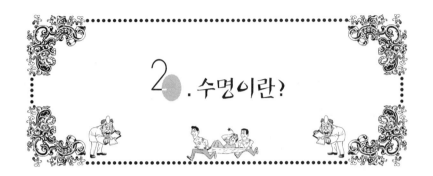

2. 수명이란?

수명이란 보통 나서부터 죽을 때까지 생명 현상이 계속 되고 있는 동안을 말한다. 어떤 연구자는 "수명이란 보통 나서부터 죽을 때까지의 시간의 길이를 말한다. 수명의 길이는 생명이 자연에서 받은 체질(선천성 체질)과 그가 살고 있는 환경이 좋은가 나쁜가에 따라 결정된다."고 하였다.

한편 다른 연구자는 수명에 대하여 다음과 같이 썼다. 즉 "현재 개연수명(같은 나이가 인구의 반수에 이르렀을 때의 나이)은 60~65 살 이라고 하나, 이것은 평균수명과 더불어 변한다. 평균수명이나 개연수명은 사람의 기관조직의 내적 특성의 지수는 아니며 외적질서, 사회적 질서에 지배되고 있는 것이라고 결론질 수 있다. 다음으로 정상수명(최대의 사망률을 나타내는 나이)은 지금 70~75살로 계산하고 있으나 가정에 지나지 않는다. 이것은 같은 종의 범위 안에서도 매개 개체의 수명이 훨씬 길어졌다 짧아졌다 하는 사실만으로도 증명할 수 있다. 최고 수명은 일반 동물에게서는 평균수명의 2~3배로 되어 있다. 그리고 수명의 길이는 동물 분류상 목이나 류에 특이한 것이 아니고 동물의 종의 특성이며 생체의 유전자에 의하여 규제되고 선천적 인자와 외부환경에 의하여 지배되는 후천적 인자가 복잡하게 엉켜있는 결과다"라고 하였다.

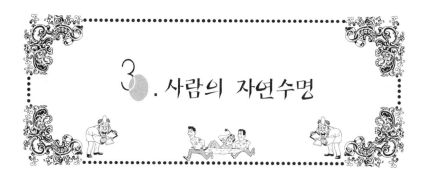

3. 사람의 자연수명

 지구상의 모든 생물은 형태의 크기에 관계없이 세상에 태어난 때로부터 죽을 때까지 일정한 수명을 가지고 있다.

그러면 사람은 도대체 얼마나 오래 살 수 있는가? 이 문제에 대해 논리적으로나마 '로마인들에 대한 조상방법'으로 답변을 줄 수 밖에 없다. 예컨대 일부 생물학자들은 포유동물의 성숙기와 수명의 비례로서 인류가 마땅히 살아야 할 수를 추측해 내고 있다. 동물의 수명은 성숙 나이의 8~16배이다. 그러므로 사람의 성숙 나이가 16살이라고 하면 그의 수명은 마땅히 150살 정도라 할 수 있다.

또한 장수 노인들에 대한 조사보고에 의해 사람은 확실히 150살 고령까지 살 수 있다는 것이 확인되었다. 이것은 장수하려는 욕망이 실현될 수 있다는 것을 말해준다.

사람의 수명은 150살?

생리학자 '하례'는 사람의 수명이 200살 이하로 되지 말아야 한다고 인정 하였으며 장수문제를 연구하는 학자 '마제니코브'는 사람이 195살까지는 살 수 있다고 하였으며 이름난 장수 연구학자 '포거모로쯔'는 사람의 수명이 150살 이상 되어야 한다고 주장하였다.

동물학자 '부병'은 고등 동물의 수명은 성장기의 5~7배라고 인정하고 있다. 만약 인류도 이 이론에 따라 가정한다면 성장기를 20~25년으로 할 때 수명은 100~175살로 될 것이다.

그러나 최근에 학계에서는 세계 각지에서 수집한 유엔의 자료에 근거하여 사람의 수명은 98살 안팎이라고 추산하면서 일부 사람들이 100살을 훨씬 넘은 것은 예외적인 것이라고 인정하고 있다.

사실상 예로부터 오늘에 이르기까지 이러한 예외적인 사람들을 적지 않게 볼 수 있다. 중국의 당나라 '백행산의 아홉 노인' 중의 이원상은 136살을 살았으며, 일본의 한 농민은 136살을 살았고, 광동의 사계조는 120살을 살았다. 일본의 한 농민이 1775년에 재상의 부름을 받고 도쿄로 갈 때 그의 나이는 이미 194살이고 그의 처는 173살, 아들은 153살, 손자는 105살이었다고 한다.

영국의 농민 토마스는 9명의 국왕을 섬기고 150살에 죽었으며, 카엔은 12명의 국왕을 섬기고 209살까지 살았다고 한다.

일본의 이즈미는 115돐 생일 때에도 정신 상태가 매우 좋았으며, 중국 강서성 남풍현 시산공사의 왕지배는 100살이 되었지만 매달 15일간은 야간작업에 참가하고 있으며 50Kg의 쌀마대를 지고 1Km까지 간다고 한다.

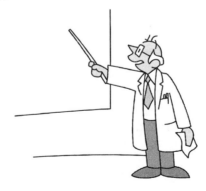

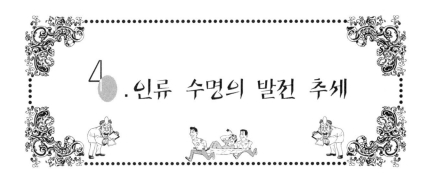

4. 인류 수명의 발전 추세

 20세기에 들어와서 과학 기술이 급속히 발전함에 따라 인류의 건강 장수를 위한 유리한 조건이 날이 갈수록 많이 마련되었다. 예로 현미경의 발명으로 병균을 식별할 수 있는 조건이 마련되었다. 항생체가 나오면서 사람들이 병균을 소멸하는 무기를 가지게 됨으로써 인류가 수많은 전염병의 유행을 통제할 수 있는 능력을 가지게 되었다.

현재 전자 현미경이 널리 이용됨에 따라 과거에 식별해 낼 수 없었던 바이러스도 포착할 수 있게 되었다. 이것은 인류가 바이러스와 투쟁에서 보다 주동적인 지위에 놓이게 되었다는 것을 의미한다.

현재 인류의 수명을 위협하는 가장 중요한 질병은 종양과 심장혈관병이다. 한 학자는 만일 종양을 통제한다면 사람의 평균 수명을 1~3살 더 연장할 수 있을 것이라고 한다.

이 측면에서만 분석하여도 사람의 수명을 제한된 범위에서 연장시킬 수 있다. 중국 상해시를 그 예로 들어보자.

생활 수준이 높아지면서 인간 수명이 늘어나

상해시에는 천연두, 콜레라, 디프테리아, 홍역 등 급성전염병이 매우 심하였다. 통계에 의하면 해방되기 전(40년)에 상해시 인구의 평균 사망률은 2% 이상이었고 평균 수명은 불과 35살 정도였다. 그후 해방초에 상해시 인구의 평균 사망률은 1천 여 명당 6으로 낮아졌으며 평균 수명은 남자가 42살, 여자가 45살이었는데 지금은 각각 72살과 76살로 늘어났다. 이것은 40년전에 비해 배이상 늘어난 것으로 된다.

100살 노인들에 대한 조사에 의하면 1954년 제1차 인구 조사 때 상해시에는 100살 노인이 한 명 밖에 없었고, 1964년 제2차 인구 조사때는 3년간의 자연 재해를 겪고난 직후라서 100살 노인이 없었다. 그러나 1982년 제3차 인구 조사 때는 100살 노인이 20명이었으며, 제4차 인구 조사 때는 100살 노인이 79명에 달하였다.

미국의 경우 20세기초 47세였던 평균 수명이 80년대에 들어와서는 73세, 90년대에 들어와서 77세로 늘어났다. 생활 수준이 높아지고 섭생과 장애 요소를 줄이면 인간의 수명은 1백세 이상까지 늘어날 것이다. 건전한 생활을 유도하는 국가적 시책이 요구된다.

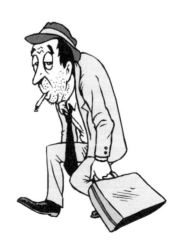

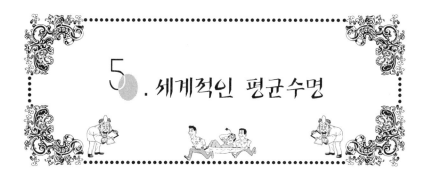

5. 세계적인 평균수명

사람으로서 종속으로 볼 때 '평균적으로 얼마나 살 수 있는가' 하는 문제를 생각해 볼 필요가 있다. 이것이 평균 수명이라는 것이다. 그런데 사람의 평균 수명이라는 것을 옛날로 거슬러 올라가서 관찰해 보면 비교적 믿을만한 자료로서 다음과 같았음을 알 수 있다. 청동기 시대의 희랍인은 18년, 지금으로부터 2000여 년전의 고대 로마는 22년, 1426~1450년의 영국인은 33년, 1838~1854년의 영국인은 40.9년, 그리고 1950년에는 72.4년, 1971년에는 74.7년이었다고 한다.

이렇게 역사적으로 볼 때 사람의 평균 수명은 생물의 한 종속으로서는 옛날이나 지금이나 다름이 없음에도 불구하고 시대적인 환경에 따라서 큰 차이가 생긴다.

이와 같은 기준을 어디서 찾으며 어떻게 법칙화해 나가겠는가 하는 것이 문제가 되는데, 사람뿐 아니라 동물의 세계에서도 생명을 제일 많이 잃기 쉬운 것은 늙었을 때보다 유아기 때이다. 그러므로 유아기의 사망률이 떨어지면 평균 수명은 그 시각으로 길어지게 되는 상호 밀접한 관계가 있는 것이다. 그런데 평균 수명이 길어진다고 하여 무제한으로 길어지는 것은 아니다.

한 나라 인구의 평균 수명이 2차 대전에 비하여 25년 더 길어졌다고 하여 그것이 어디까지나 그 나라 국민 전체로서 말하는 것이지, 사람들의 나이가 모두 평균적으로 25년씩 더 길어졌다는 것을 말하는 것은 아니다.

일부 연구 단체의 조사 결과에 의하면 1950년부터 1993년까지의 기간에 세계 인구의 평균 수명이 19살 늘어난 것으로 되었다.

신흥 공업국가 사람들의 평균 수명이 66살에서 74살로 늘어났으며 개발 도상국가 사람들의 평균 수명은 41살에서 63살로 늘어났다.

조사 결과 에이즈의 만연으로 아시아주와 아프리카주에서 에이즈 발병률이 높은 일부 나라의 평균 수명이 줄어들 위험성이 있다고 경고하였다.

1993년까지 전세계 에이즈 바이러스 감염자가 2,240만명에 달함으로써 1982년에 비해 2배나 늘어났고, 에이즈 환자수는 482만명으로서 1989년에 비하여 4배 늘어났다.

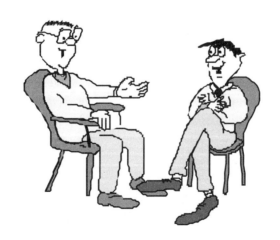

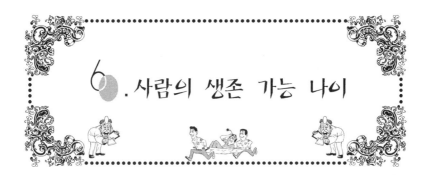

6.사람의 생존 가능 나이

 인류 사회의 발전과 더불어 인간의 수명이 계통적으로 늘어나고 있다. 최근 학자들이 공인하는 과학적 자료에 의하면 120살 까지는 살 수 있다는 것이다.

우리 나라의 고전 의학서인 「동의보감」에서는 "사람이란 만물의 영장이다. 수명은 본래 43,800여 일(120살)이다."라고 쓰고 있다. 자료에 의하면 실제 160살 이상 산 장수자들이 있다. 깝까즈의 '미스리오브' (남자)는 168살까지 살다가 1979년 사망하였다. 이라크의 '래로우' (여자)는 170살까지 살다가 1980년에 사망하였다고 한다.

노화 방지에 관한 연구가 맹렬히 진행되고 있는 오늘 사람들의 수명이 더 길어질 전망은 낙관적이다.

한 개의 세포가 60조 개의 세포로 분열

인간 생명의 근원은 단 한 개의 세포 즉 수정란이다. 이것이 분열하고 증식하여 60조 개의 세포로 되어 우리들의 몸을 이룬다. 이러한 세포들 중 각각 자기들의 수명을 다한 것은 사멸하고 세포분열을 통해 새로운 것들이 생겨난다.

1년이 지나면 우리들의 몸은 항상 새로 만들어진 것이나 다름없다. 나이가 많아짐에 따라 재생하여 생기는 세포의 수가 줄어들고 사멸하는 세포의 수가 늘어난다. 이것이 노화 현상인 것이다.

60조 개의 세포는 장기들에 질병이 생기지 않으면 부단히 분열을 진행하여 계속 살아갈 수 있다.

한 전문가의 내과적 연구에서도 위와 취장 등의 소화 흡수기능은 70살이 되어도 떨어지지 않는다는 것이 확인되고 있다.

문제는 뇌세포에 있다. 뇌세포 수는 140억~160억 개 정도인데 이 것은 출생한 직후부터 분열을 중지한다. 뇌세포만은 재생하지 않는다. 뇌세포의 기능은 성장과 함께 점차 발전하지만 뇌세포 수는 20살이 지나면 서서히 줄어들어 40살 이후에는 매일 평균 20만 개씩 사멸되어간다고 한다.

따라서 어느 정도 이상까지 뇌세포가 사멸하면 생명은 종말을 맞이하게 된다. 한 생리학자는 "뇌세포가 전부 사멸하는 것은 230살 때"라고 말하였다. 단순하게 계산하면 그렇게 될지도 모르지만 뇌세포가 전부 사멸할 때까지 사람이 살 수 있다고는 생각할 수 없다. 그런데 뇌세포의 사멸 상태는 사람에 따라 다르다.

어떤 사람은 하루 15만 개 정도 사멸하는가 하면 어떤 사람은 3만 개만 사멸하는 경우도 있다. 그리고 뇌동맥경화를 일으키는 질병이나 뇌출혈(뇌의 혈관이 터져 생기는 외졸중) 등의 뇌혈류 장애가 있으면 뇌세포가 뚜렷하게 많이 사멸된다. 따라서 큰 병을 앓지 않고 늙으면 120살까지는 장수할 수 있다고 보는 것이 타당할 것이다.

한 의학자는 "동물은 발육의 완성에 필요한 기간의 8배 동안 생존할 수 있다. 사람의 경우에는 발육 완성에 25년을 필요로 하기 때문에 200살까지는 살 수 있다."고 주장하였다. 그러나 영양 상태가 좋아지고 발육이 빨라진 현대에 있어서는 발육 완성 기간이 25년이라는 것은 너무 길다. 청춘남녀가 15살이 되면 육체적으로 어른이 되었다고 보는 것이 타당할 것이다.

따라서 그 기간의 8배라고 하면 120살이 된다. 발육 완성에 필요한 기간을 기준으로 보든, 아니면 뇌세포의 생존 기간을 기준으로 보든지 인간의 수명은 120살이라고 보는 것이 적당할 것이다.

최근 한 병리학 연구자는 임신 기간과 성장 기간을 기초로 하여 인간의 수명은 120~150살이라고 계산하였다.

이밖에도 사람이 120살까지는 살 수 있다는 여러 학설이 있다. 역서상의 나이와 생리 나이라는 두 가지 나이가 있다. 예컨대 1901년 생이면 1986년에 85살이라는 것은 역서상의 나이이다.

생리 연령은 역서상의 나이에는 관계가 없이 몸의 노화 상태를 표시하는 나이이다. 따라서 같은 77살이라고 하여도 생리적으로는 60살의 몸을 가지고 있는 사람도 있고 80살과 같은 정도로 노화가 진척되고 있는 사람도 있을 것이다.

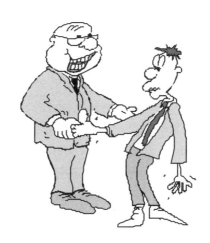

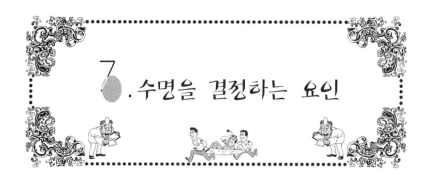

7. 수명을 결정하는 요인

사람이 태어나서 성장하여 늙어서 죽을 때까지의 과정에 무엇이 지배적이고 결정적인 작용을 하는가?

이 문제를 밝히기 위하여 여러해 동안 수많은 노인학 전문가들과 생물학자들이 수백 가지의 견해와 가설들을 내놓았다. 그 중 몇 가지를 들어보면 다음과 같다.

생물종학설 – 한 학자가 매우 엄밀한 조건하에서 정상적인 동물이나 사람의 세포를 배양기 안에서 성장하게 한 결과에 의하면 그것들은 일정한 세대에 까지 분열된 후 곧 분열이 중지되면서 죽었다. 예를들면, 정상적인 사람의 배태 세포가 50회 분열된 후 죽었으며 정상적인 흰쥐의 세포는 12회 분열된 후 죽었다. 그러나 이러한 분열의 중지는 결코 배양 기술상 문제가 아니며 외부 요인의 영향에 의한 것은 더욱 아니다. 여기에서 사람들은 인류와 각종 생물의 수명은 선천적으로 정해진 단계에 따라 지속된다고 추정하였다. 그리하여 이러한 현상을 '생물종학설'에 포함시켰다.

모스크바대학의 연구원들은 생물의 노화가 빠른가 느린가 하는 것, 다시 말하여 어쩔 수 없는 연령의 증대 과정이 전적으로 외부의 조건에 의하여 결정되는 것이 아니라 그 어떤 '생물종'의 기질에 기초하고 있다고 인정하였다.

뇌분비 쇠퇴설 – 이러한 학설을 주장하는 사람들은 뇌하수체, 흉선, 갑상선, 신상선 등 내분비 퇴화에 의하여 노화 과정이 생긴다고 인정하고 있다. 어떤 사람들은 사람이 40살이 지나면 체내 호르몬의 양이 점차 적어진다는 것을 발견하였다.

면역기능 쇠퇴설 – 이 학설은 흔히 볼 수 있는 암, 당뇨병, 결핵 등 성인병이 유기체의 면역 계통의 기능이 약화된 것과 관련되어 있다고 인정하고 있다. 외부물질, 예를 들면 세균이 유기체에 침입하면 혈액 속의 임파세포가 그를 식별해 내고 재결합으로써 유기체의 손실을 방지하거나 감퇴시킨다. 그러나 이러한 면역 작용은 나이가 많아짐에 따라 점차 쇠퇴되어 노년기에 이르면 4분의 1로 떨어지며 '임파'라고 하는 이 '인체의 호위병'이 '벗'을 '적'으로 착각하고 정상세포를 죽일 수도 있다.

뇌세포 쇠퇴설 – 이 학설은 늙은 동물의 혈액 속에 일종의 항체가 순화하고 있는데 이 항체가 뇌에 이르면 뇌세포가 파괴된다. 이로부터 사람은 30~80살에 매일 1만~10만 개의 뇌세포가 없어져 노화하게 된다고 추측하였다.

이러한 학설 중 특히 70년대 말기에 나타난 '사망선학설'이 주목된다. 그 학설을 살펴보면 다음과 같다.

태평양에 있는 한 문어는 알을 낳은 후 42일쯤 지나면서 아무것도 먹지 않으며, 문어새끼를 낳고서는 바로 죽어버린다.

학자들이 문어 눈언저리 뒷부분의 한 선체를 절제하는 방법으로 문어가 아무것도 먹지 않은 조건에서도 100일간 살 수 있게 하였으며, 또한 눈언저리 뒷부분의 두 개의 선체를 모두 절제한 결과 문어의 식욕을 급격히 증대시켜 300일 이상 살 수 있게 하였다.

이러한 방법을 숫 고래에게도 적용하였는데 역시 유사한 효과를 보았다. 그리하여 학자들은 이러한 발견을 심중있게 다루어야 한다고 하면서 노화와 죽음에 관한 전통적인 개념 즉, 세포와 조직의 기능이

다 없어지면 수명이 끝장난다는 해석을 뒤집을 수 있음을 인정하고
있다.

그러나 사람들의 '사망선'이 어디 있는가 하는 것은 큰 수수께끼
로 남아 있다. 인류의 수명을 연장시키기 위하여 보다 많은 학자들이
그에 대한 연구를 거듭하고 있으므로 결국에는 그 문제가 밝혀지게
될 것이다.

일부 학자들이 사람의 유기체에는 노화 과정을 규정하는 두 가지
유전자가 있다는 것을 확증하였다.

그 하나를 작용할 수 없게 만들면 사람의 수명이 2배로 늘어날
수 있으며 다른 하나를 제거하면 세포가 사실상 죽지 않게 된다고
한다. 그리하여 벌써 우리들 가운데도 400살 이상 살게 될 사람들이
있게 될지도 모른다고 낙관하는 사람들도 없지 않다.

물론 이 유전자들에 작용을 가할 옳은 기술을 연구하는 과제가 아
직 남아 있고 그것이 성공하자면 얼마나 걸리겠는가 하는 것을 아는
사람은 아무도 없지만 일부 학자들 사이에서 성장 호르몬을 이용하
기 위한 실천적인 실험이 벌써 시작되었다고 한다.

연구 결과에 의하면 성장 호르몬은 기본 사명 외에 면역계통을 자
극하고 상처를 아물게 하며 뼈와 근육을 재생시키는 힘도 가지고 있
다고 한다.

노인에게 성장 호르몬을 투여, 놀라운 효과를

60살때부터 우리의 유기체에서는 성장 호르몬이 재생되
지 않아 급속한 노화가 일어난다. 노인들에게 성장 호르몬을 6개월
동안 투입한 결과에 의하면 근육이 10% 늘어나고 피부가 두꺼워지며
지방층이 제거되는 것과 같은 놀라운 효과를 나타냈다고 한다.

이 모든 실험 자료들은 사람의 수명을 연장시킬 가능성이 있다는
것을 여실히 실증해 준다.

사람의 수명이 긴가, 짧은가 하는 것을 결정하는 것으로서는 유전적인 자질과 태어난 뒤의 환경과 생활 상태 즉 유전과 환경이라는 두가지 요인을 들 수 있다. 다시 말하면 이 두 가지 요인이 어떻게 결합되는가에 따라서 사람이 건강한가, 건강하지 못한가, 수명이 긴가, 짧은가를 결정한다고 말할 수 있다. 특히 유전이라는 것, 즉 타고난다는 것은 매우 큰 의미를 가진다.

태어날때부터 몸이 튼튼한 사람과 튼튼하지 못한 사람이 있는 것과 마찬가지로 사람의 수명 자체도 타고 난다고 할 수 있다. 다시 말하여 수명이 길고 짧은 것도 유전에 의해서 결정되는 것이 아니라고 말할 수 있을듯 싶다. 그러나 환경이라는 것을 빼고 타고 났다는 것, 유전만을 생각할 수 없으며 어디까지나 환경이 있는 조건에서의 유전인 것이다. 이것은 사람뿐 아니라 이 지구상에 살고 있는 모든 생명, 모든 생물은 지구라는 이 대자연의 환경 변화 속에서 태어난 것이기 때문이다.

결국 유전과 환경의 두 가지 요인을 전체적으로 본다면 역시 환경이 선차적이고 유전은 후차적이라고 말할 수 있다. 유전이라는 것은 알기 쉽게 말한다면 '자식이 부모를 닮는다' 는 것, '오이에서는 오이가 열리기 마련이지 가지는 열리지 않는다' 는 것, '솔개는 솔개를 낳지 매를 낳지 못한다' 는 것을 의미한다.

수명이 길고 짧은 문제에 대해서도 역시 그와 같은 것이 아주 크게 관계된다고 말할 수 있을 것이다.

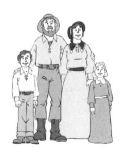

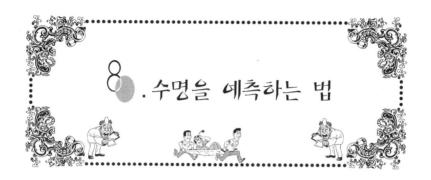

8. 수명을 예측하는 법

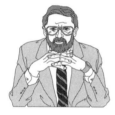

① 유전성과 병으로 인한 가족들의 사망 정형 : 조부모 중에서 어느 한사람이 80살을 넘겼다면 1년을 더하고 두 분 모두 80살 이상 살았다면 2년을 더한다. 어머니가 80살 넘게 살았다면 4년 더하고 아버지가 80살을 넘겼다면 2년 더한다.

부모, 조부모, 형제 자매 중에서 50살전에 심장병, 중풍으로 사망한 사람이 있으면 한 사람당 2년을 덜고, 60살전에 당뇨병이나 궤양병으로 사망한 사람이 있으면 한 사람당 3년을 덜며, 60살전에 위암, 유방암으로 사망한 사람이 있으면 한 사람당 2년을 던다.

② 해산 정형 : 여성으로서 아이를 낳은 일이 없으면 반년을 덜고 해산을 7번 이상 하였으면 2년을 던다.

③ 출생 정형 : 태어날 때 어머니의 나이가 18살이 못되었거나 35살이 넘었으면 1년을 덜고 맏

이로 태어났을 경우 1년을 더한다.

④ **몸무게** : 너무 비대하거나 여위어도 수명이 짧다. 몸무게의 변화 (증가 혹은 감소)가 2kg을 초과하지 않으면 1년을 더한다.

⑤ **음식 습관** : 섬유소가 들어 있는 음식을 매일 한 끼도 먹지 않으면 1년을 덜고, 채소류나 과일을 즐겨 먹으면 1년을 더한다. 매일 3끼 음식을 제시간에 먹지 않으면 1년을 덜고, 기름진 음식, 짠음식, 정제한 흰쌀 또는 밀가루를 좋아하면 매 종류당 1년을 던다.

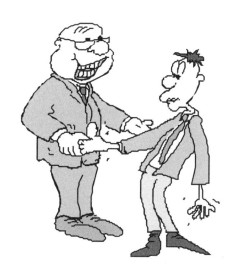

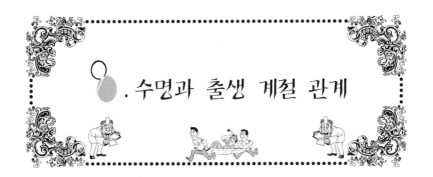

9. 수명과 출생 계절 관계

프랑스의 한 잡지에 실린 자료에 의하면 사람의 수명은 출생 계절과도 관계 된다고 한다.

연구자들은 서로 다른 유형의 노인들을 4개 조로 나누어 고찰해 보았는데 여름철에 출생한 사람들은 수명이 길지 않았다. 그리고 나머지 3개 계절에 태어난 사람들의 수명은 조에 따라 달랐다.

남자 노인들의 경우 1964년부터 1979년까지의 사이에 100살까지 산 노인들 중에서 수명이 제일 긴 사람들은 가을철에 태어난 노인들이었고, 다음으로 긴 사람들은 겨울철과 봄철에 태어난 노인들이었다.

그리고 여름철에 출생한 노인들의 수명이 제일 짧았다.

여자 노인들인 경우에는 겨울철에 태어난 노인들의 수명이 제일 길었고 다음은 가을과 봄, 여름에 태어난 노인들이었다.

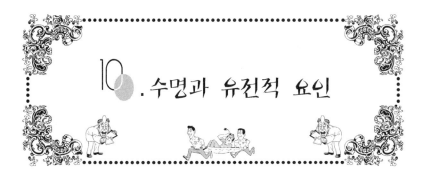

10. 수명과 유전적 요인

유전에 대한 인식은 장수 요인을 이해하는데 필요한 것이다. 그것은 오랜 기간의 논쟁과 연구 끝에 확증된 것이다. 논쟁 출발점의 기본은 많은 후천성 요인들이 객관적 법칙에 대한 우리들의 인식을 방해하고 있는데 있었다. 예컨대 55명의 100살 노인들을 대상으로 그들의 친척들 나이를 조사해 보았다. 그 과정에 건재해 있는 장수 노인 자녀들의 사망률은 72%, 형제 자매들의 사망률은 77%였는데 그 중 62%의 노인들의 양부모가 모두 100살까지 살지 못하였다는 것을 발견하였다. 유전학자들이 실험실 내에서 통제 속에 있는 동식물들의 유전 실태에 대한 연구 사업을 통해 유전 요인의 존재를 확증하였으며, 그밖에 새로운 의학인 유전학은 또한 다음과 같은 3가지 증거를 찾아냈다.

① 고혈압, 동맥경화, 당뇨병 등과 같이 노인들에게 피해를 주는 많은 퇴행성 질병들은 모두 가정적인 유전 역사를 가지고 있다.

② 머리가 희여지고 시력이 원시가 되며 피부가 말라들어 거칠어지는 것과 같은 많은 노인성 체형 특징에서의 변화들이 부모들과 자녀들에게서 일어나는 시기가 거의 같다.

③ 쌍둥이의 수명과 생활 습관이 대체로 같다. 그리고 나이 많은

노인들 중 장수 가문 출신이 많다. 이러한 현상은 75살 조와 50살 조를 대비하여 보면 뚜렷이 나타난다.

575명의 100살난 노인들의 아버지 대는 평균 나이가 70.5살이었고 어머니 대의 평균 나이는 74.17살이었다.

1877~1880년 사이에 출생한 100살난 노인들인 경우에 본래 그들의 아버지 대의 평균 나이는 61살, 어머니 대의 평균 나이는 61.5살이었다는 것을 추리해 낼 수 있다. 그런데 실제로 그들의 아버지 대는 추리한 평균 수명보다 9살, 어머니 대는 13살이나 더 오래 살았다.

분자 생물학의 견해로부터 연구 사업을 진행한 결과를 놓고 보면 장수자 가문에서 출생한 사람은 장수할 수 있다는 것을 잘 보여준다. 물론 장수하는데는 유전적인 요인을 제외하고도 생활방식, 질병과 같은 외적 요인도 작용한다.

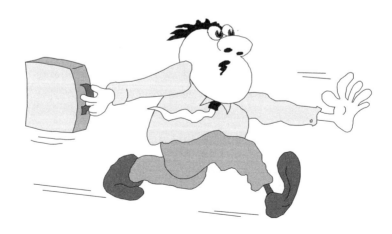

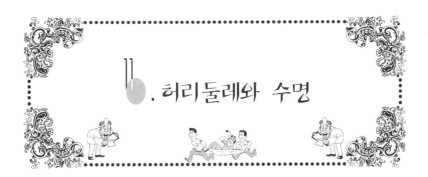

11. 허리둘레와 수명

 스웨리에 전문가들이 850여 명의 남자를 20여 년간, 1462명의 여성을 12년 동안 조사 관찰하는 과정에 몸 형태에 따라 사망 위험율이 상이하다는 것을 발견하였다.

예를 들면 50살된 남자들 가운데서 몸이 실하지 않으면서 배가 나온 사람은 29%가 70살 전에 사망할 위험이 있지만, 몸이 좋으면서 허리가 가느다란 사람은 그 위험성이 5% 밖에 안된다.

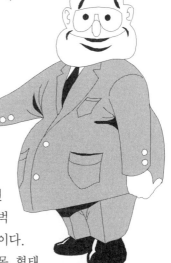

허리띠를 풀면 바지가 흘러내려가는 남자는 허리가 엉덩이 부위 둘레와 비슷하므로 제일 위험한 부류에 속하게 된다.

여성에게서 건강을 위한 이상적인 몸 형태는 흉부와 엉덩이, 어깨, 허벅다리가 보다 실하고 허리가 실한 것이다.

연구 결과가 보여주는 바와 같이 몸 형태

가 이렇게 생긴 여성은 38살부터 60세까지의 사이에 건강상 문제가 생길 우려가 보다 적다. 12년 동안 허리가 가느다란 몸 형태를 가진 여성 100명 가운데서 죽은 사람은 한 사람 밖에 없었다.

　반대로 몸이 약하고 허리가 약한 여성은 사망할 가능성이 7배나 높았다.

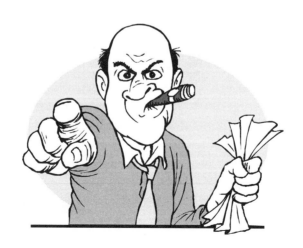

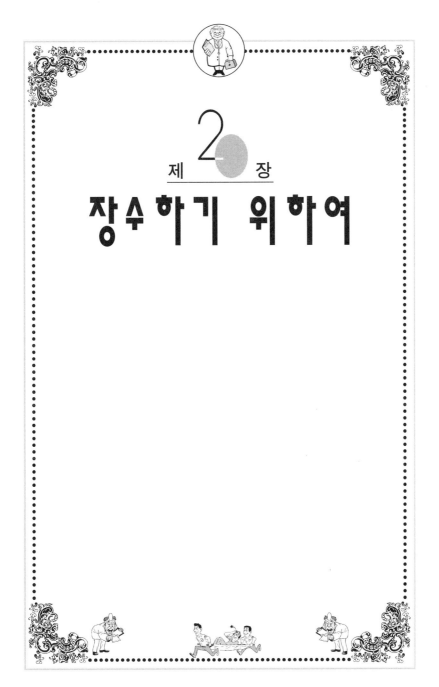

제 **2** 장

장수하기 위하여

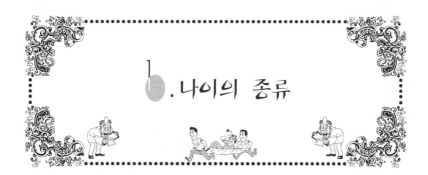

1. 나이의 종류

① 일력 나이 - 사람의 출생년월일에 준하여 계산하는 나이이다.

② 생리적 나이 - 현대 과학에서 X선을 이용하여 실제 생리적 나이 (뼈의 나이)를 확정할 수 있다. 현대 의학에서는 뼈의 나이가 어릴수록 수명이 길어진다는 것을 증명하였다.

③ 심리적 나이 - 일부 젊은 사람들은 진취성이 없고 학습하기 싫어하며 노인티를 내면서 반응이 우둔하고 보수적이고 침체상태에 빠져있다. 반대로 나이 먹은 사람들 중 활기있고 사색하고 좋아하는 일이 많으며, 동심의 세계에서 사고력이 민감하고 일 처리가 익숙하다.

④ 겉보기 나이 - 사람마다 유전성과 후천성, 생존환경 그리고 의료조건의 제약을 받는다.

⑤ 지식 나이 - 지식 나이는 사람의 천성, 교육, 생활경력과 관련된다. 한계가 있는 인생에서 꾸준히 비우고 생활 조작을 잘하며 자기 자신을 잘 알때에만 사회에 더 이로운 일을 할 수 있고 부끄럽지 않게 살 수 있다.

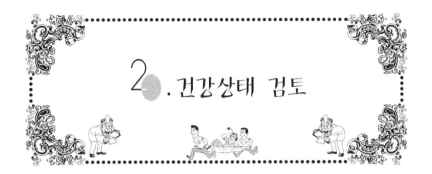

2. 건강상태 검토

 자신이 건강한가를 자가 진단하는 것은 병을 초기에 찾아내어 대책을 세우는데만 필요한 것이 아니라 병에 걸리지 않게 하는데도 중요한 의의가 있다.

날마다 자신이 건강한가를 다음과 같은 항목에 중점을 두고 검토해 보면 병을 초기에 적발할 수 있다.

① 입맛이 어떠한가?

입맛은 사람의 건강상태를 잘 반영한다. 그러므로 입맛이 떨어질 때에는 덮어놓고 소화제 같은 것을 먹지 말고 그 원인이 어디 있는가 밝혀서 대책을 세워야 한다.

② 잠을 잘 자는가?

사람의 건강이 파괴되면 잠을 잘 자지 못하고 이렇게 되면 이러저러한 병적 증상이 나타난다. 즉 집중력이 낮아지고 운동 기능이 약해지며 신경이 예민해지고 간기능도 나빠진다. 따라서 잠을 충분히 자도록 해야 한다.

그러기 위해서는 몸에 알맞는 운동을 하고 잠을 꼭 정해진 시간에 자는 버릇을 붙이며 잠이 잘 오지 않는다고 하여 술이나 약을 먹고 자는 버릇을 붙여서는 안된다.

③ 신경질이 나지 않는가?

정신적인 과긴장상태가 오래되면 신경이 예민해지면서 신경질, 어지럼증, 머리 아픔, 기억력 장애, 피로감 등이 나타나고 소화 장애를 일으키는 경우도 있다. 정신적 과긴장을 피하기 위해서는 운동과 휴식을 합리적으로 배합해야 한다.

④ 대소변이 잘 나오는가?

건강한 어른은 하루 소변을 5~6번 누는데 이보다 횟수가 훨씬 많거나 적은 것은 몸에 이상이 있다는 것을 말해준다. 건강한 때의 소변은 약간 누런색을 띠며 생리적 조건에서 땀을 많이 흘렸거나 운동을 세게한 다음, 맥주를 많이 마신 다음에는 색이 좀 달라진다.

대변의 상태를 보고 위장관의 상태를 어느 정도 알 수 있으며 대변의 색에도 관심을 두고 보며, 변화가 나타나면 곧 주의를 돌리는 것이 필요하다.

⑤ 숨쉬기, 맥박, 체온에 이상이 없는가?

정상 조건에서 1분 동안의 호흡수가 갓난아이는 40~60번, 어린이는 20~30번, 어른은 15~20번이다. 이보다 호흡수가 많으면 숨이 가빠지며 괴로운감을 느낀다.

맥박수와 긴장도, 규칙성은 다 심장의 기능상태를 반영한다. 체온이 0.5℃씩 오를 때 1분 동안의 맥박수가 10번 정도 많아진다.

체온은 대개 겨드랑이에서 재는데 입안에서 재는 때도 있다. 정상 체온은 36~36.9인데 보통 밤에는 낮아지고 낮에는 약간 높아진다.

⑥ 월경이 순조로운가?

건강한 여성의 월경 주기는 보통 28~30일이며 피가 보이는 기간은 3~4일이다. 월경 주기가 7일 이상 차이가 있거나, 월경 기간이 7일이상 길어질 때에는 자기 건강에 관심을 돌려야 한다.

피색은 붉거나 약간 검붉으며 양은 50~100ml 정도이다. 30ml보다 적거나 150ml보다 많으면 병적으로 보아야 한다.

⑦ 혈압이 정상인가?

몸무게는 표준몸무게를 정해놓고 그것이 변하지 않는가를 일상적으로 살펴보면 된다. 표준몸무게는 다음의 공식에 의하여 계산한다.

표준몸무게 = (키 − 100) × 0.9

키가 160cm인 경우 표준몸무게는 (160 − 100) × 0.9 = 54kg이다. 허용한계를 10%로 보기 때문에 키가 160cm인 사람의 표준몸무게는 49~59kg으로 본다.

식사를 제한하지 않는 상태에서 몸무게가 줄어드는 것은 그 어떤 숨은 병이 있다는 증거가 되며 병없이 몸무게가 늘어날 때는 중년기의 비만으로 볼 수 있다.

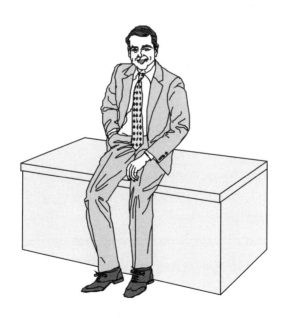

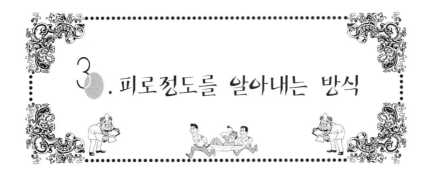

3.피로정도를 알아내는 방식

자체로 피로 정도를 제때에 알아내고 그를 막아야 건강 장수할 수 있다.

아래에 제시된 12가지 문제에 대한 대답으로 자신의 피로 정도를 알아볼 수 있다.

① 아침에 잠자리에서 일어나기 싫어하고 자주 하품을 한다.

② 버스가 와도 달려가 탈 생각을 안한다.

③ 층계를 오를 때 자주 발이 걸린다.

④ 사람들과 만나기를 싫어하고 사교활동에 참가하기를 꺼려하며 늘 멍청히 앉아 있는다.

⑤ 글을 쓸 때 자주 착오가 생긴다.

⑥ 기가 죽은 말을 하며 목소리가 가늘고 약해진다.

⑦ 차나 커피를 지나치게 마신다.

⑧ 기름진 음식을 먹기 싫어하며 음식에 자극성 조미료를 넣어먹기를 좋아한다.

⑨ 손발이 굳어지는 느낌을 자주 받으며 눈을 잘 뜨지 못한다.

⑩ 가까운 친구의 전화 번호를 잘 생각해내지 못한다.

⑪ 원인 없이 몸무게가 줄어든다.

⑫ 오줌이 잦고 잠들기 힘들어 한다.

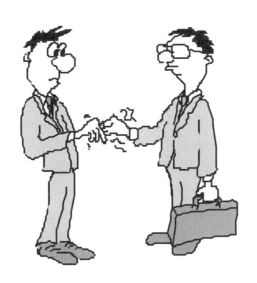 적절한 휴식과 체력단련으로 장수를

　　위에서 서술된 내용 가운데서 '그렇다'는 대답이 1~2개 면 생리적 피로가 약하게 온 것을 의미하므로 휴식에 주의를 돌려야 한다. 또 2~4개면 생리적 피로가 병리적 피로 단계로 넘어간다는 것을 의미하므로 적절한 휴식과 함께 일정한 체력 단련과 영양 보충을 하여야 한다.

　　4~6개 이상이면 병리적 피로에 속하므로 병원에 가보는 것이 좋다.

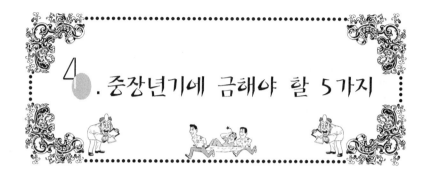

 독일의 한 장수학자는 중장년기에 생활을 절도있게 하여
야 장수할 수 있다고 한다.

① 게으르지 말아야 한다.

누구나 중년기에 들어서면 저도 모르게 다리가 무거워지고 곧 피
로해지기 때문에 활동하기 싫어한다. 이것은 자신도 모르게 노화가
왔다는 것을 의미한다. 그러므로 중년기에 들어서면 게으르지 말아야
한다.

② 과도한 피로를 삼가해야 한다.

중장년들은 사업상 부담뿐 아니라 가정적 부담도 더 커지다보니
인체의 각 기관들이 적당한 휴식을 할 수 없는데 이렇게 많은 시일
이 흘러가면 피로가 쌓여 병이 나고 잠도 잘 오지 않게 되며 입맛이
떨어지고 몸무게가 줄어든다.

③ 과식하지 말아야 한다.

비만한 사람을 보면 혈압과 혈당, 트리글리세리드, 콜레스테롤의
수치가 높다.

이것은 분류성 동맥경화의 형성과 밀접한 관계가 있는데 분류성 동맥경화는 심장혈관과 뇌혈관 질병을 초래하는 화근이 된다.

④ 성을 내지 말아야 한다.

중년기의 사람들에게는 할 일이 많기 때문에 정서상 파동이 쉽게 일어난다. 사람이 성을 내면 정서가 갑자기 변화되면서 교감신경이 극도로 흥분한다.

호르몬 분비가 증가되고 심장이 몹시 뛰며 혈압이 높아지고 그에 따르는 몸의 순환이 시급히 요구된다. 그리고 각 기관의 정상적인 생리적 기능이 장애되며 위장내의 궤양, 고혈압, 관상동맥경화증 등 질병에 쉽게 걸린다.

그러므로 나이가 40살이 넘은 사람들은 자기의 정서를 통제할 줄 알아야 한다.

⑤ 과도한 성생활은 피해야 한다.

성생활이 지나치면 머리가 어지럽고 허리와 다리가 쑤신다. 중장년기에 무병장수를 위해서는 성생활을 자주 하지 말아야 한다.

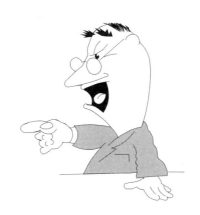

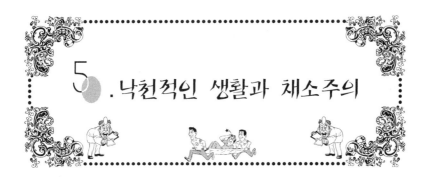

5. 낙천적인 생활과 채소주의

이전부터 건강을 유지하고 장수하기 위한 조건은 운동, 휴양, 영양을 충분히 보장하는 것이라고 이야기되어 왔다. 충분한 영양분을 섭취하고 몸을 늘 움직이고 충분히 휴식하여 피로를 푸는 것이 건전한 생활을 유지하는데서 중요한 조건으로 된다는 것은 두말할 것도 없다.

그러나 과거와는 달라졌기 때문에 이 원칙도 현 시대의 조건에 맞게 적용할 필요가 있을 것이다. 시대가 변천하여 기계 문명의 시대에 이르러 노동은 기계화되고 걷는 것이 적어졌다. 이러한 생활 속에서 신체 활동이 적어지면서 체력이 저하되고 심장의 예비력이 약화되고 뼈와 근육이 약해졌다. 이 결과 '운동부족병'이 많이 생겨났다. 이런 관계로 운동이 필요하다는 것이 널리 이야기 되면서 걷기 운동이 사람들의 관심을 끌게 되었다.

사람은 매일매일의 생활을 활기있게 진행함으로서 자기도 모르는 사이에 운동 부족이 해소된다. 정신적 측면에서도 이와 같은 변화가 생긴다. 그런 사람은 적극적으로 사고하고 무엇인가를 추구하면서 생활을 기쁨으로 느끼곤 한다. 운동은 단순히 '운동부족병'을 고치기 위해 필요할 뿐 아니라 사람의 본성적인 신체적 및 정신적 활동에 대한 욕망을 다시 불러일으키기 위해서 모두 필요하다. 바로 여기에 운동의 의의가 있다고 말해야 할 것이다.

장수자들의 생활 환경을 조사해 보면 그 비결은 훌륭한 물, 불로 장수의 술, 신비한 생활 환경이나 특수한 식품에 있는 것이 아니고 극히 평범한 생활 속에 있다. 러시아 장수학자가 지적한 장수의 비결은 언제나 일하는 것을 그만두지 않는 것, 언제나 많은 아이들, 손자들과 친구들에게 둘러싸여 생활하면서 존경을 받는 것, 그리고 채소와 과실을 많이 먹는데 있는 것 같다. 이 세 가지 점은 민족, 지형, 풍토, 습관이 서로 다른 세계 3대 장수 지방인 러시아의 깝까즈지방과 파키스탄의 한 지방, 에콰도르의 한 장수촌에 공통되어 있는 것으로 생각된다.

일한다는 것은 몸을 움직인다는 신체적 측면 그리고 생산과 노동을 통해 느끼는 마음의 기쁨이라는 정신적 측면과 관련되어 있다.

마음의 문제는 신체 기능이 약해진 노인들에게 있어서는 기력이 왕성한 청년들 이상으로 건강과 살아가는 힘에 직접적으로 영향을 미친다. 그것이 좋게 작용할 때에는 건강 장수의 '묘약'으로 된다. 반대의 경우에는 결정적인 해독을 준다.

장수자들의 식사는 훌륭하지 못하였다.

목축업을 하는 깝까즈지방 사람들은 젖이나 유제품을 상당히 많이 섭취하지만 장수촌 사람들은 대체로 육식은 극히 적게 먹는다. 그 지방에서 수확되는 밀이나 강냉이의 가루를 반죽하여 만든 음식이 주식이다. 따라서 동물성 지방이나 단백질의 섭취량은 상당히 적은 것 같다. 그대신 계절마다 생기는 채소와 과실은 상당히 많이 먹는 것 같다.

그럼에도 불구하고 장수자들은 100살이 넘어도 밭에서 기운차게 일할 수 있었다. 영양분을 반드시 질이 높은 고급 식품에서 얻어야할 필요는 없으며 수수한 것이라도 우리들의 건강과 활동, 수면보장에 이로우면 된다. 오히려 그것이 더 좋을지도 모른다.

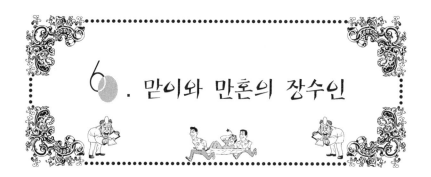

6. 맏이와 만혼의 장수인

 1980년에 한 연구 집단에서 조사한 장수자 조사 과정에 뜻밖에도 연이어 만난 5명의 장수자가 모두 맏이였고, 또한 그들 중 2명은 늦게 결혼하여 아이를 적게 낳은 사람들이었다.

이 두 가지 요소들은 조사 그룹으로 하여금 조사 내용과 조사 방식을 다시 구성하게 함으로써 90살 이상의 100명 장수자들을 조사하여 이 장수자들의 부모들 중에 가까운 친척간에 결혼한 부모가 없으며 63%의 장수자들이 맏이 아니면 둘째라는 것을 발견할 수 있었다.

또한 이 가운데서 14명은 늦게 결혼하여 아이를 적게 낳고 건강 상태가 다른 장수자들에 비해 더 좋았다. 이에 근거하면 수명과 맏이 간에 관계가 있다고 말할 수 있다.

장수자 조사자로는 장수자들 중에 조혼자가 상대적으로 적으며 그들의 태반이 부모들이 청장년 시기에 태어난 사람들이라는 것을 보여 주었다.

늦게 결혼해 자녀 적게 가지면 건강

종합적 자료에서 수명과 맏이간에 밀접한 관련이 있다는

것을 보여준다. 그 주요 내용을 보면 다음과 같다.

우선 수명이 긴 사람들일수록 그들 중 맏이의 비율이 높다. 맏이의 비를 보면 100~111살 그룹에서 47%, 90~99살 그룹에서 39%를 차지하나 60~69살 그룹에서는 21.4%에 불과하다.

셋째 이후의 경우를 보면 이와 정반대이다. 위와 같은 연령 그룹 순서 대로 보면 각각 22.2, 41.5, 59.1%이다. 그것은 수명이 길수록 그들 속에 셋째 이후의 출생자들이 적으며 연령 그룹별 차이가 심하다는 것을 말하여 준다.

조사 대상자들이 태어날 때의 그들 어머니의 나이를 보면 어머니 나이가 20~29살 일때 태어난 사람이 90~99살 그룹에서 58.6%, 60~69살 그룹에서 41.7%를 차지하였다. 어머니가 30살이 지나서 태어난 사람이 90~99살 그룹에서 25.3%, 60~69살 그룹에서 47.2%였다. 여기에서 장수자들의 대다수는 어머니가 20~29살 때 태어났다는 것을 알 수 있다.

다음으로 가까운 친척간에 결혼하는 것은 후대의 수명에 이롭지 못하다. 혼인관계를 보면 90~111살 그룹의 277명 장수자들의 부모들 중에는 가까운 친척간에 결혼한 것이 5%에 불과하다.

또한 늦게 결혼하여 아이를 적게 낳으면 말년에 비교적 건강하다. 낮은 그룹에서는 조혼하여 아이를 비교적 많이 낳았다. 그러나 그 가운데서 28명은 늦게 결혼하고 아이도 적게 낳았다. 그들의 평균 결혼연령은 25살 안팎이었고 아이를 전혀 낳지 않았거나 2명의 아이를 낳았다. 그들의 말년의 건강상태는 아이를 많이 낳은 다른 장수자들에 비해 훨씬 좋았다.

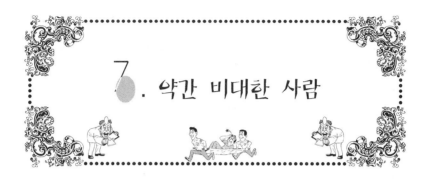

7. 약간 비대한 사람

한 양노원에 있는 노인 200명을 대상으로 5년 동안 비대하거나 약간 비대한 사람들을 제1그룹에, 평균 몸무게를 가진 사람들을 제2그룹에, 여윈 사람들을 제3그룹에 넣어 그들의 생존 기간을 비교해 보았다. 그 결과 생존률이 가장 높은 그룹은 약간 비대한 제1그룹이었다. 반대로 생존률이 가장 낮은 그룹은 제3그룹이었다. 노인은 나이가 들어감에 따라 여러 가지 질병에 걸린다. 그런데 종전에는 뇌졸중이나 심장병에 걸리지 않도록 주의를 환기시키는데 치중하던 나머지 폐렴이나 기관지염의 예방에 관해서는 소홀히 하는 경향이 있었다.

여윈 노인들의 그룹은 비교적 당뇨병이나 심장병에 걸리는 비율이 낮았다. 그러나 이 그룹 노인들은 영양상태가 나쁘기 때문에 뇌졸중으로 죽는 경우가 많고 몸의 저항력도 약하기 때문에 폐렴이나 기관지염 등의 감염증에 걸려 죽는 경우가 많다. 이런 병으로 많이 죽는 형편에서 여윈 노인들은 고혈압이나 심장병을 예방하는 것과 함께 몸무게를 늘리는데 주의를 돌려야 할 것이다.

어떤 생명보험회사가 나이와 몸무게의 관계에 대해 조사한데 의하면 여윈 노인들은 지나치게 비대한 노인들처럼 사망률이 높았다고 한다.

장수에 좋은 이상적인 몸무게는 어느 정도인가? 한 양노원에서 가장 오래 산 비만그룹의 노인들의 몸무게를 측정한 결과에 의하면 키에서 100을 빼낸 숫자가 이상적인 몸무게라는 것이 판명되었다. 가령 키가 160cm의 사람인 경우에는 키에서 100을 빼낸 숫자 즉 60kg이 이상적인 몸무게가 된다.

그러나 개별적으로 차이가 있으므로 이 몸무게에 10%의 편차를 두면 60살이 지나서는 53kg으로부터 66kg까지의 사이가 이상적인 몸무게라고 말할 수 있다.

그런데 종전에는 60살 이상의 사람들의 경우에도 이 숫자에 0.9를 곱한 숫자가 이상적인 몸무게라고 하였다. 60kg에 0.9를 곱하면 54kg으로 된다. 여기에 10%의 편차를 두면 48kg에서 59kg의 사이로 된다. 49kg의 사람은 지나치게 여윈 사람들의 부류에 속하게 된다. 그러나 약간 비대한 것이 좋다고 하여 지나치게 비대할 것을 권고하는 것은 아니다.

60kg의 20% 증가인 72kg 이상은 위험하다고 보아야 할 것이다. 60살까지는 키에서 100을 빼낸 숫자에 0.9를 곱한 몸무게를 유지하는 것이 좋지만 60살을 넘으면 키에서 100을 빼낸 몸무게를 가지는 것이 이상적이라고 말할 수 있다.

그러면 노인들은 어떤 영양분을 섭취하는 것이 좋은가?

같은 70대의 아시아 노인들이 유럽의 노인들보다 체력이 약하다는 것이 확인되고 있다. 그 원인은 전적으로 동물성 식품의 섭취량이 적은데 있다. 동물성 식품이라는 것은 동물성 단백질을 의미하는 것이지 동물성 지방을 의미하는 것은 아니다. 동물성 지방의 섭취는 될수 있는대로 피해야 하지만 지방이 적은 고기와 푸른 색깔의 물고기(정어리, 고등어 등)는 매일 먹는 것이 좋다.

60대부터 70대에 걸쳐 허리가 구부러지고 뼈가 부러지기 쉬운데 이것은 칼슘 섭취량의 부족에 기인된다. 따라서 칼슘이 풍부히 들어 있는 음식을 많이 먹는 것이 필요하다.

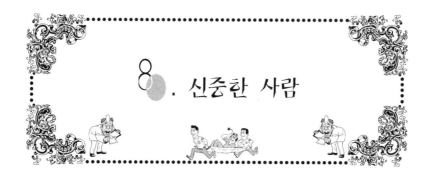

8. 신중한 사람

 60년간 지속 되어온 한 심리학 연구에 의하면 신중하고 진지한 사람이 왕왕 장수하고 방종한 사람의 수명은 길지 않다고 한다.

이 연구는 지능 측정을 발명한 사람 중의 한 사람인 루이스 테이만이 20년대 초에 창시한 것이다.

그는 어느 한 주에 있는 1178명의 어린이를 연구대상으로 선택하였다. 이 어린이들은 모두 상당한 정도로 총명하였고 평균 나이가 11살이었다. 테이만과 그의 협조자들은 20년대부터 80년대까지 이 연구대상들을 정기적으로 조사하였다.

이 어린이들의 부모들과 선생들은 5개 측면의 성격과 특정에 근거하여 그들에 대해 평가하였다.

사교성과, 자존성, 체력과 활약성, 심중성과 진지성, 낙관성이 그 5개 측면이다.

연구 결과는 유아기에 형성된 성격과 특징이 기본적으로 노인이 될때까지 유지된다는 것을 보여주었다.

일을 할 때에 신중하고 진지한 어린이가 제멋대로 행동하는 어린이에 비하여 어른이 된 이후의 사망률이 30%나 적으며 성격상 방종한 어린이가 그렇지 않은 어린이에 비하여 어른이 된 이후의 사망률이 6%나 많다.

신중하고 진지한 성격이 오래 산다.

연구 인원들은 신중하고 진지한 성격의 특징이 무슨 일에서나 재삼 고려한 다음 움직이고, 신용이 있고 약속을 지키며, 도덕관에서는 규범을 지키며, 깨끗하고 질서있게 행동하는 것이라고 지적하였다. 이런 사람들은 보통 원대한 이상을 가지고 있을뿐 아니라 그 이상을 실현하기 위해 노력한다. 그러나 그들은 모험하지 않는다.

전문가들은 신중하고 진지한 사람이 왜 장수하고 방종한 사람이 왜 오히려 수명이 짧은가 하는데 대해 다음과 같이 해석하였다.

신중하고 진지한 사람은 일반적으로 담배를 적게 피우며 술을 조금 마시며 좋은 생활 습관을 가지고 있다. 이것이 적어도 그들이 장수할 수 있는 원인의 한 가지이다. 그러나 방조한 사람들은 맹목적으로 처신할 수 있으며 따라서 생명에 위협을 주는 것을 소홀히 할 수 있다.

하지만 전문가들은 더 깊이 있는 원인에 대해서는 계속 연구해야 한다고 인정하였다.

전문가들은 이 연구에서 또한 자신감과 사교의 정도가 사람의 수명과 직접적인 관계가 없다는 것도 발견하였다.

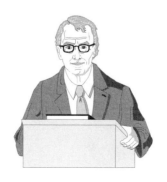

🔖 건강장수백과

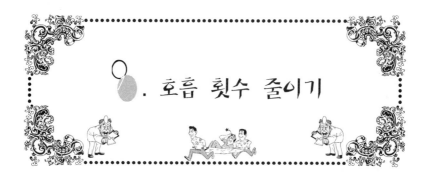

. 호흡 횟수 줄이기

보통사람은 1분 동안에 15~16번 숨을 들이쉬고 내쉬지만 100살을 넘긴 장수자들은 10~12번 호흡한다.

많은 양의 음식을 먹으면 유기체가 그것을 소화시키기 위하여 에너지를 현저하게 소비하게 되는데 이것은 사람의 수명을 줄이는 결과를 초래한다.

호흡 횟수를 1분 동안에 5회까지 낮추면 175살까지 살 수 있다고 강조하였다.

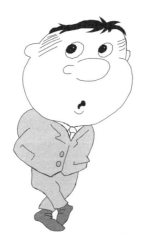

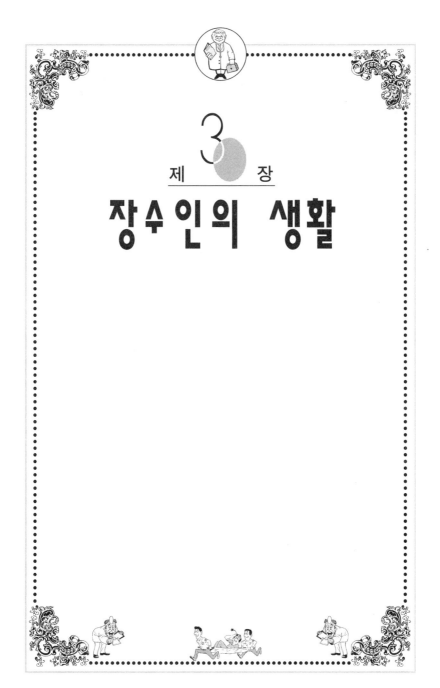

제 3 장

장수인의 생활

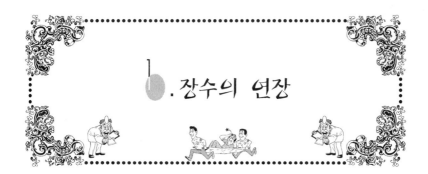

1. 장수의 연장

'클레어 윌리 여사는 102세 나이에 매일 댄스 교습소에 다니며, 생기발랄하면서도 우아함을 잃지 않고 있다.'

미국 노령인구 지표 중에서도 가장 흥미로운 것은 1백세가 넘은 노령층이 증가하고 있다는 것이다.

미 국세조사국 통계에 따르면 90년의 1백세 이상 노인 수는 35,808명으로 10년 전에 비해 두 배로 늘어났다.

이러한 추세로 보아 2080년에는 1백만 명에 이를 것으로 보인다. 그러나 그것은 추정일 뿐이다. 1백세 이상된 노인들의 정확한 숫자가 어떻든 그들에 대한 연구는 점차 활기를 띠고 있다.

1백세 이상의 노인들 중 여성이 남성의 약 2배에 달한다.

나이에 상응한 생리적인 젊음보다 더 좋은 건강 상태를 유지함으로써 노화를 방지할뿐 아니라 더 나아가서 젊어짐으로써 수명을 연장하려는 과학적 수단을 장수법이라고 말할 수 있다. 현재로서는 장수법이 아직 체계적인 방법으로는 되지 못하고 있다. 그러나 노화 방지 또는 수명 연장은 최근 「노인학」의 주요 과제의 하나로 되고 있다. 일반적으로 모든 질병의 예방과 치료는 수명을 연장시키기 위한 전제로 되기 때문에 현대 의학도 큰 역할을 수행하고 있다고 말할 수 있다.

특히 「노인학」은 주로 중노년기에 나타나는 질병의 확인과 그에 대한 예방 및 치료를 목적으로 하고 있다.

적극적인 수명의 연장이나 젊어지는 방법이 있을 수 있다는 근거는 현재의 인간이 원래의 젊음보다 훨씬 빨리 늙어지고 있다는데 있다.

의학적인 장수법으로서 유산균을 마시는 요법이 역사적으로 유명하다. 그후 수혈요법, 성선 엑스주사요법, 정관결속법, 성선 매몰요법 등이 실시 되었으나 이것들은 모두 효과가 확실하지 않다는 것이 밝혀졌다. 사멸하여 흡수되어 버리는 기관의 매몰 대신에 진짜 이식법이 현대 의학으로 가능하게 되고 내분비학이 발전함에 따라 성선을 중요시하는 편향이 시정되었다.

자료에 의하면 늙은 개에게 신성선을 이식하여 늙은 개가 완전히 젊어지게 하는 실험에 성공하였다.

한편 현대 의학 분석은 노화 현상에 초점을 돌리고 간장기능이 감퇴되면 노화 과정이 빨라진다는 것을 인정한다. 그렇기 때문에 간장기능을 높이는 것이 장수를 보장하는 방법의 하나로 된다고 본다.

또한 결합조직의 주요 성분인 콘드로이틴이 결핍되면 노화가 빨리 진행된다는 것이 인정되고 있으므로 콘드로이틴을 보충하면 노화의 진행 과정을 늦출 수 있다고 본다.

다음으로 소극적인 장수법의 하나는 성인병을 예방 및 치료하는 것이다.

노화 현상은 치아가 빠지는 것, 노안, 백내장, 귀가 잘 들리지 않는 것, 근육 및 골격의 위축, 폐기종, 기관지확장증, 위하수, 간실질위축 등으로서 온 몸에 나타난다. 주된 성인병은 본태성 고혈압병, 동맥경화증, 협심증, 급성심근경색증, 만성심근변성증, 뇌출혈, 뇌연화증, 암, 당뇨병, 전립선비대증 등이다 이것들 중에서 동맥경화가 노화 현상의 본질로서 중요시 되고 있다.

이러한 성인병들을 예방 치료하는 것은 장수를 위해서 소홀히 할 수 없는 요소이다.

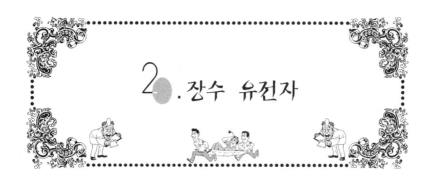

2. 장수 유전자

 100살 이상의 장수자들의 경우에는 생체의 면역에 밀접한 관계를 가지고 있다고 하는 유전자가 특정한 상태를 하고 있다는 것이 최근 연구에 의해 밝혀졌다.

이런 유전자들은 자기 자신과 다른 사람의 세포를 구별하는 표식으로 되는 조직적 적합항원(HLA항원)을 결정하는 것이지만 100살 노인의 면역 기능은 80대의 사람과 같은 정도의 수준이라는 것도 판명되었다. 이 발견은 유전적 요인이 수면에 관여하고 있다는 가능성을 보여주는 자료로써 영국 의학잡지 「안 세트」에 발표되었다.

HLA항원은 10종 이상에 달하고 있으며 그것들의 결합상태는 사람마다 상이하다. 자기의 세포와 다른 형의 세포가 몸 안에 들어오면 면역 기구가 발동되어 그것을 죽여버린다.

이것은 장기 이식 때의 거절 반응의 원인으로 되고 있다.

한 의학자가 100살 이상의 노인 82명을 포함한 각 연령층의 사람들이 어떤 HLA항원을 가지고 있는가를 검사한 것에 의하면 'DKwq'라는 항원을 가진 사람은 80대 이하에서는 약 30%였는데 90대 이상에서는 10% 미만으로 급격히 줄어들었다고 한다. 이 항원을 가진 사람은 80대까지 사망할 확률이 높다고 하였다.

이와는 달리 'DRI'이라고 하는 항원을 가진 사람은 80대 이후에서는 0.5% 정도에 불과하였지만 90대 이상에서는 10% 가까이 증가하였다고 한다. 이 항원을 가진 사람은 장수할 가능성이 높은 것으로 생각된다고 한다.

당뇨병이나 류마티스 등의 자기면역 질병에 걸린 환자들의 경우에는 'DRI'를 가진 사람이 적고 'DRwq'를 가진 사람이 많다.

이런 사람들은 장수자들과 정반대의 경향성을 가지고 있으며 'DRwq'를 가진 사람들은 이러한 질병으로 몸의 균형이 허물어지기 때문에 장수할 수 없는 것으로 생각된다고 한다.

다른 한편 면역기능을 측정하는 시험에서 'DRI'를 가진 사람의 임파구는 'PHA'라고 하는 당단백에 반응하여 증식되기 쉽다는 사실과 수명이 긴 계통의 쥐의 임파구도 'PHA'에 대해 높은 반응을 표시한다는 사실이 밝혀진데 비추어 보아 수명과 면역의 관계도 과학자들의 주목을 끌고 있다.

이에 비추어 각 연령층 사람들의 임파구에 'PHA'를 첨가하여 실험하였더니 임파구의 증식력은 80대와 같거나 그 이상이었다.

또한 다른 생리활성 물질로 특수한 세포의 증식을 조사하였더니 100살 이상에서는 40대 이하의 사람들보다도 증식력이 높았다. 이것에 비추어 보아 100살 노인은 면역의 측면에서 보면 40대 이하의 사람들과 다른 특별한 집단에 속한다는 것이 명백해졌다.

이 학자는 "젊은 때부터 면역기능이 높았는지 80대 이후에 면역기능이 거의 저하되지 않았는지는 알 수 없지만 100살 노인들의 면역기능은 일반사람의 저항 경향에 비추어 보면 20살 이상 젊은 상태에 있다고도 생각된다. 앞으로 면역의 어떤 요소가 기능 저하를 억제하는가를 조사하고 HLA항원과의 관계도 밝히고 싶다"고 말하였다.

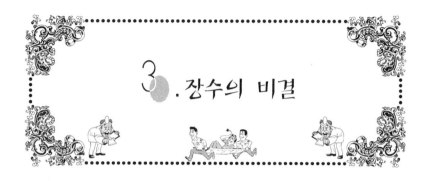

3. 장수의 비결

노화의 정체와 노화 억제의 가능성 등을 중점적으로 고찰해 보면, 어떤 한 가지 단인자(單因子)적인 문제의 해결로 되는 것이 아니고, 다인자(多因子)의 복합적 작용에 관하여 다각적으로 연구되고 추구되어야할 어려운 숙제이다.

이 연구에는 ① 유전자 체질 및 환경 요인의 문제, ② 인류, 생태학적 방법 ③ 노화의 병리, 생리적 측면, ④ 면역 병리학적 방법 ⑤ 사회, 심리 정신학적 방법, ⑥ 영양, 식생활 개선적 방법 ⑦ 예방의학적 방법, ⑧ 성인병 관리적 측면 ⑨ 장수 의학적 방법, ⑩ 특수 약리학적 연구 방법 ⑪ 비방(?)회춘, 불로장수의 영약이 있을까? 등의 문제로 매우 어려운 숙제이다. 그러므로 어떤 특별한 비결은 없다.

현재로선 내인성인 유전적 Program 의 변화로 개인의 생물학적 Life Span 을 최대한 연장토록 하는 의학적인 노력과, 외인성인 환경 요인 등의 개선 조절 등으로 수명을 연장토록 연구하고 추구하는 것이 과학적인 장수의 비결이 되겠다. 쉽게 요약하면 각종 질병 특히 성인병과 사고를 예방하고 영양과 식생활을 더욱 개선하며, 생태 및 생활 환경을 보다 적극적으로 좋게 개선시키면서, 노화억제와 건강, 장수를 구현하기 위하여 의·과학적 및 사회복지 등 총체적인 온갖 노력을 경주하고 추구함이 가장 중요하다고 하겠다.

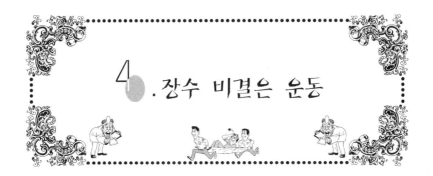

생명은 운동과 밀접히 관련되어 있고 세계 많은 장수자들은 운동이 장수의 비결이라고 말한다. 그러나 운동은 그 방식이 다종다양하여 운동을 통해 건강해 지고자하면 자신의 특성에 맞게 운동 종목을 과학적으로 선택해야 한다.

뇌를 튼튼하게 만드는데는 운동이 제일 좋다.

산소 공급량을 증가시키는 건강 운동들은 다 뇌를 튼튼하게 하는 작용을 한다. 그 중에서 뜀뛰기 운동은 그 효과가 특별히 좋은데 줄넘기운동, 제기차기, 춤과 같은 것들이 뇌를 튼튼하게 만드는 좋은 운동으로 될 수 있다.

노화를 막는데 가장 적합한 운동

인간이 노화하는 것은 무엇 때문인가? 최근 연구 과정에서 얻은 결과에 의하면 산소 유리기라는 유해 물질이 체내에 축적되는 것이 인간의 노화현상을 촉진시키는 데서 결정적 역할을 한다.

갑작변이를 일으키는 산소 유리기는 여러 가지 질병의 화근이다.

전문가들은 이 문제를 해결하기 위한 연구 과정에 과산화물 분자
변위조 효소로 산소 유리기를 없애버릴 수 있다는 것을 발견하였다.

과산화물 분자변위조 효소의 활성을 높이는데서 가장 좋은 방법은
운동을 하는 것인데 가장 적합한 운동은 건강달리기를 하는 것이다.

혈압을 내리는데 가장 적합한 운동

운동 치료법은 경한 고혈압을 치료하는 비약물 요법으로,
치료 운동은 산보와 자전거 타기, 수영 등이다.

이 운동을 10주 동안 계속하면 혈압이 떨어지기 시작하며 20주부
터는 혈압이 안정된다. 특히 빈혈로 인한 심장 및 뇌혈관 질병치료에
좋으며, 심근경색이 일어날 수 있는 위험성도 줄인다. 그러나 부정맥
이 심하거나 빈혈증이 있는 사람, 뇌혈관경련증과 협심증 등을 앓는
사람은 일시 운동을 중지하고 안정하여야 하며, 운동한 후에 잠이 잘
오지않고 머리가 아프거나 어지러우며 메스껍고 토하는 등의 증상이
나타나면 운동량을 줄이거나 일시 그만두어야 한다.

몸무게 줄이기에 가장 적합한 운동

건강운동 중에서 가장 적합한 운동은 스키와 수영이며
그 다음 자전거 타기, 계단 오리기, 산보, 천천히 달리기 등이다.

권투와 역기는 배에 찐살을 빼는데는 그 효과가 특별히 좋다.

근시를 막는데 가장 적합한 운동

운동을 통해서도 근시안을 치료할 수 있는데 그 중에서
제일 좋은 것은 탁구이다. 근시 초기에 탁구를 꾸준히 진행하면 시력
회복률이 90% 이상에 달하게 된다.

임신 시기에 가장 적합한 운동

임신 시기에 가장 적합한 운동은 수영이다.

물의 부력은 자궁이 배의 안벽에 주는 압력을 덜어주며 골반에 어혈이 지는 것을 막고 혈액 순환을 촉진시켜 임신부의 발이 붓는 증상과 정맥류 허리 아픔을 없애며 물결의 부드러운 마찰과 수영할 때 몸의 위치 변화가 태아 위치를 바로 잡아주어 임신부가 순산할 수 있게 한다.

주의할 것은 임신 기간중 안정한 기간으로 볼 수 있는 중간기에만 수영을 해야 하며, 시간은 오전 10~12시에 하는 것이 좋으며 물 온도가 낮으면 안된다. 유산하였거나 조산한 적이 있는 임신부, 심장병과 고혈압, 전간증이 있는 임신부들은 수영을 하지 말아야 한다.

신석증 치료에 가장 적합한 운동

각종 달리기와 뜀뛰기 운동은 다 신석증 치료에 효과가 좋다. 한쪽에만 돌이 생겼을 때에는 한쪽발 뜀뛰기 운동을 하는 것이 좋다.

건강미 보장에 가장 적합한 운동

일상 생활에서 늘 있게되는 앉거나 서는 일반적인 동작으로부터 시작하여 균형보장 훈련을 강화하는 것은 건강미를 보장하는 가장 적합한 운동이다.

균형훈련 체조는 다음과 같이 하는 것이 좋다. 벽과 마주서서 두 팔을 쭉 펴면서 손바닥을 벽에 바싹 가져다 붙이고 온 몸이 일직선 되게 한다. 그 다음 팔굽을 구부렸다 폈다 하면서 온몸을 앞뒤로 움직인다. 이런 방법의 체조를 하루에 8~9번 하는 것이 좋다.

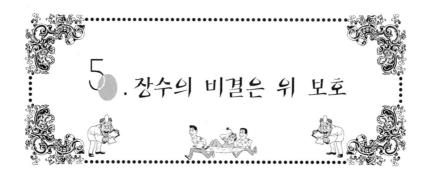

5. 장수의 비결은 위 보호

 위는 건강한 신체의 보루가 된다. 포만감을 느끼지 않게 먹고 식사는 천천히, 맵고 짠음식은 피하고 무절제한 음주는 금물이다.

오래 살려면 위를 잘 보호해야 한다. 건강을 유지하기 위해서는 영양분의 섭취는 필수적이다. 입을 통해 체내로 들어온 음식물은 위 속에서 분해된다.

건강을 유지하고 에너지를 발산하기 위한 영양분 공급은 위의 쉴 새없이 진행되는 운동에 의해 이루어진다.

이렇게 중요한 역할을 하는 위가 무절제한 식사 습관과 자극적인 음식물에 의해 고통받을 때가 많다.

위는 음식물이 한정된 시간내에 너무 많이 공급되면 제기능을 발휘하지 못하게 되는데 이것이 바로 소화 불량인 것이다. 지나치게 많이 먹고나면 몸이 나른해지고 머리가 흐려지게 마련이다.

사람의 위는 위치상 불안전하게 놓여있다. 기둥에 매달린 것처럼 횡격막 아래 매달려 있다. 그리고 위장 바로 뒤에는 대동맥이 자리잡고 있다. 그래서 많은 음식물로 인해 소화 불량이나 위장 장애가 일어나면 대동맥을 압박해 혈류(血流)가 방해를 받게 된다.

결국 심한 경우 위장 장애 뿐만 아니라 대동맥 압박으로 인해 모세혈관이 파괴될 수도 있다는 것이다.

음식은 항상 위장에 80% 정도가 찰 때까지만 먹는 것이 위장을 위하는 것이다.

식사 후 배부르다고 탄성을 지르는 사람은 "아아, 이래서 빨리 죽겠구나"라고 말하는 것과 같다.

또 적당량의 음식 섭취와 함께 입속에서 음식물을 완전히 분해하여 위로 내려보내는 작업이 위를 보호하는 방법 중의 하나이다.

예부터 우리 나라 사람들은 식사할 때 조용히 빨리 먹는 것을 예의로 잘못 인식해 오고 있다.

건강한 치아로 음식을 잘게 씹어서 위로 보내야 적당량의 위액으로 원만한 위장의 수축, 이완 작용이 일어나는 것이다.

될 수 있으면 식사할 때 음악도 듣고 이야기도 나누며 음식을 천천히 잘게 씹어 먹도록 하자. 기계도 과부하가 되면 고장이 일어나기 마련이다.

위는 자극성 있는 음식을 싫어한다. 짜고 매운 음식은 위에 큰 부담을 주게 되며 여기에다 무절제한 음식 습관은 위벽을 헐게 만들어 위궤양을 불러 일으킨다.

이러한 위궤양이 방치되면 위암으로까지 발전하게 되는 것이다.

규칙적으로 적당량의 식사를 하자. 저자극성의 음식을 충분히 씹어서 먹자. 그러면 당신의 위는 1백세까지 장수할 수 있도록 체내의 영양분 공급처로 일해 줄 것이다.

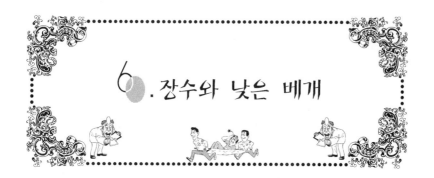

6. 장수와 낮은 베개

 "고침단명(高枕短命)"이란 말이 있다. 이 말은 과학적으로 볼 때 높은 베개는 뇌의 혈류(血流)를 감소시키고 척추신 경을 자극함으로 생명을 단축시킨다고 풀이될 수 있다.

사람은 인생 70년 중 20년을 잠으로 보낸다. 어떻게 하면 편안한 잠으로 건강을 유지 할 수 있을까? 쾌적한 수면이 건강 유지에 좋다 는 것은 삼척동자도 다 아는 일이다.

그런데 매일 밤 무심코 베고 자는 베개가 안면에 큰 영향을 준다 는 사실을 아는 사람은 그리 많지 않다.

다시 말해서 머리가 높으면 목덜미가 굽어 머리로 통하는 정·동 맥이 수축된다. 이 때문에 혈액 순환이 지장을 받아 안면(安眠)을 방 해하게 되는 것이다.

또 허리도 굽어져 척추 사이의 공간이 좁아지고 척추신경이 자극 받게 되는데 40대 이후의 사람은 이 때문에 디스크와 같은 증상을 겪게 되는 것이다.

높은 베개를 베면 호흡이 빨라지고 맥박도 높아진다. 베개가 낮을 수록 이같은 현상은 줄어들게 된다.

주로 우리가 많이 쓰는 베개의 높이는 15cm 정도(성인기준)인데, 안면(安眠)에 좋은 베개 높이는 이보다 훨씬 낮은 6~8cm 이다.

초·중·고생의 경우는 3~4cm 정도가 좋으며 유아는 3cm 내외가 되어야 안면을 즐길 수 있다.

특히 유아의 경우 베개가 너무 높고 푹신하면 질식사고의 위험도 있기 때문에 베개 속은 건조하고 방열성이 좋은 메밀 껍질이나 겨 등 주로 딱딱한 것으로 채워야 한다.

이러한 의미에서 한국 고유의 낮은 목침은 좋은 베개라고 권장할 수 있다.

현대 사회에서 애용되고 있는 합성면과 우모 등이 들어간 베개 등은 머리를 누일 때마다, 움직임이 머리속을 통해 느끼게 되어 안면이 방해된다. 그러나 모든 사람에게 낮은 베개가 좋은 것만은 아니다.

심장병이 있는 사람은 높은 베개가 좋다. 심장으로 가는 피가 하체로 쏠려 심장의 부담을 덜어주기 때문이다.

갑자기 숨이 찰 때도 높은 베개를 베고 누워 있으면 안정을 찾을 수 있다.

베개의 길이는 너비의 2배 정도인 70cm 정도가 좋다.

이는 하룻밤새 잠을 자며 머리를 뒤집는 횟수가 20~30회(성인기준)라고 볼 때 머리가 땅에 떨어지는 것을 막아주는데 적당하다.

다시 말해서 베개가 높으면 혈액순환에 지장이 있고, 딱딱한 것이 좋다.

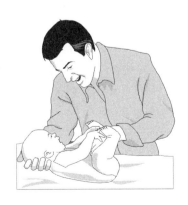

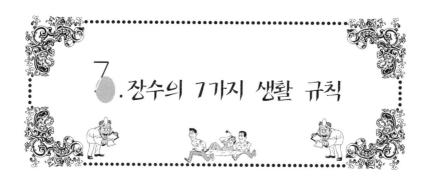

7. 장수의 7가지 생활 규칙

 사람들이 생활 규칙을 잘 지키기만 하면 수명을 7~11년 연장시킬 수 있다고 일부 과학자들은 말하고 있다. 그들은 수명을 연장시킬 수 있는 7가지 생활 규칙으로,

① 지정된 시간에 식사하고 끼니 사이에 군것질을 하지 말아야 한다. ② 매일 아침 식사를 건너지 말아야 한다. ③ 매일 저녁 8시간 동안 푹 자야 한다. ④ 정상적인 몸무게를 유지하여야 하며 정상적인 몸무게를 너무 초과하거나 너무 미달하지 말아야 한다. ⑤ 담배를 피우지 말아야 한다. ⑥ 매일 한두 잔 정도로 적은 양의 술을 마셔야 한다고 한다. ⑦ 정상적으로 운동하여야 한다.

과학자들의 연구 자료는 50살이 된 남자가 이 7가지 규칙을 잘 지키기만 하면 그의 건강 상태가 이 7가지 규칙 중에서 한두 가지만 지킨 25~30살의 청년보다 못하지 않다고 지적하였다. 또한 45살이 된 남자가 6~7가지 생활규칙을 지키면 아직도 평균 33년을 더 살 수 있고 4~5가지만 지키면 이제부터 평균 28년을 더 살 수 있으며 3개조항 정도 지키면 21.6년을 더 살 수 있을 것이라고 지적하였다.

45살이 된 여자가 6~7가지만 지키면 이제부터 34년을 더 살 수 있으며 3개 조항 정도만 지켜도 평균 28.6년을 더 살 수 있다고 연구자료는 지적하였다.

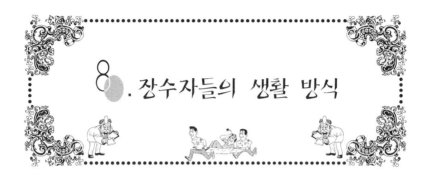

8. 장수자들의 생활 방식

'죽을 때까지 배워도 다 배우지 못한다'는 속담이 있다. 배움이란 젊어서만 필요한 것이 아니라 일생 동안 필요하다.

한 노화 방지 전문가는 '학습이 수명을 결정한다'고 주장하고 있다. 그는 사람은 여러 시대를 거치는 동안에 점차 오래 살게 되고 지구상의 아무리 추운 곳에서나 더운 곳에서도 적응되어 살아왔는데 그것을 가능하게 한 결정적 요인은 학습이라고 보아야지 달리는 생각할수 없다고 말하고 있다. 인류의 진화와 번영도 사람이 머리를 쓰고 학습하고 정보를 전달함으로써 이루어진 것이다. 장수자들의 좋은 경험과 현대 과학이 준 지식에 기초하여 건강 관리를 잘 하면 누구나 오래 살 수 있다.

장수자들의 생활에서 공통성을 띠는 특징

① 근면하게 일하고 일상적으로 몸 단련을 한 것이다.

우리 나라 황해도 해주시 학현동에서 살던 전덕순 노인은 험한 산밭을 오르내리면서 사냥도 하고 농사일도 하면서 107살까지 살았으며 평안북도 정주시에서 살던 김소아지 할머니는 재봉도 하고 집안

일도 도우면서 110살까지 살았다.

1985년에 생일 151돌을 맞이한 아제르바이쟌의 알리하로바 할머니도 일생 동안 손에서 일손을 놓지 않았으며 능숙한 솜씨로 고운 주단을 짰다고 한다.

② 장수자들은 또한 생활을 절도있게 규칙적으로 하였다.

이탈리아의 111살난 할머니는 자기의 생일을 축하하러 온 기자가 "장수의 비결은 어디에 있는가"라고 묻자 다음과 같이 대답하였다. "식사를 규칙적으로 다양하게 알맞게 하며 오랜시간 신선한 공기 속에서 지내며 산보하는 것이다"라고 하였다.

많은 장수자들은 노동과 휴식, 식사와 운동을 적당히 하였으며 하루 생활을 규칙적으로 하였다.

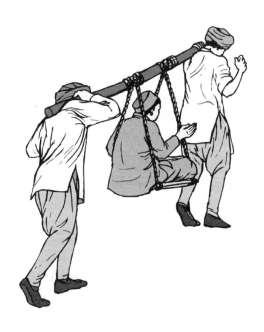

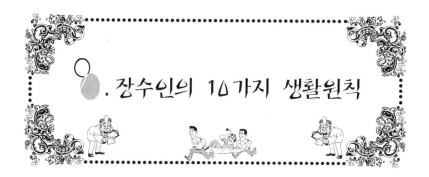

 자료에 의하면 세계 일부 나라들에서는 100살까지 산 사람들의 경험을 토대로 10가지 생활 원칙을 제시하고 그대로 생활하고 있다고 한다. 그 10가지 원칙은 다음과 같다.

① 자기의 나이를 잊고 낙관적인 태도를 가지고 생활하게 되면 장수에 유리하다.

② 자기를 사랑하거나 자기가 좋아하는 사람들과 자주 접촉하면 자기가 결코 고목이 아니라는 생각이 들며 때로는 청춘이 되살아 난다는 생각도 든다.

③ 될수록 웃어야 한다. 미소를 지어도 좋지만 호탕하게 웃으면 더욱 좋다. 웃을 때에는 탄산가스가 배출되고 보다 많은 산소가 흡입된다는 것을 잊지 말아야 한다.

④ 만일 밤에 잠을 적게 잤으면 낮에 1~2 차례의 낮잠으로 보충해야 한다.

⑤ 어떠한 부당 압력에도 머리를 숙이지 말고 그것을 하나의 도전 대상으로 보고 될수록 극복해 나가야 한다. 그렇게 하면 도전을 받는 사람은 자연히 활기에 넘치게 된다.

⑥ 만일 자기의 생활이 메마르다고 생각되면 하나의 목표를 세우거나 새로운 취미를 가져야 한다. 목적이 명백하고 취미가 있는 사람은 노화를 느끼지 않는다.

⑦ 될수록 몸 단련 운동을 하거나 일정하게 노동을 하여 몸에 있는 불순물과 지나치게 많은 지방을 없애면 자연히 활력이 증진되며 수명이 늘어나게 된다.

⑧ 어떠한 병도 생기면 곧 의사에게 찾아가서 진단받고 치료하며 위험한 질병으로 번지기 전에 병을 고쳐야 한다.

⑨ 휴식은 제때에 하고 지칠 정도로 무리하게 일을 하지 말며 난관이 있다고 하여 정신적 부담이 되게 고민하지 말아야 한다.

⑩ 경제적으로 어렵건 풍족하건, 가난하건, 부유하건 관계없이 집단적인 활동에 적극 참가하며 고독한 생활을 피하여야 한다.

사람들은 천성적인 수명이 그 어떤 피해도 받지 않는다면 100살에서 120살까지 살 수 있다고 한다.

생기 발랄하게 지내기 위해 휴양을

「심신의 충전＝보양을 중시한 100세 노인에게서 배우는 장수의 비결」이라는 제목으로 한 연구자가 장수를 보장하기 위한 방도에 대하여 쓴 다음과 같은 주장도 있다.

1) 적절한 〈충전＝보양〉이야말로 장수의 비결이다.

'노동'이 찬양되던 시대는 종말을 고하고 인생의 충실과 건강한 노년기를 위해 휴양이 중요하다는 것이 점차 사람들의 주목을 끌기 시작하였다.

그러나 아직 휴양에 관해서는 학문으로서의 체계조차 이루어져 있지 않으며 그 정의조차도 명확한 것이 없다. 일반적으로 휴양이라고

하면 원기를 왕성하게 하기 위해 수면을 충분히 보장하고 몸을 휴식
시키는 것을 말한다.

우리들은 건강하게 장수하기 위해 자주 100살 노인들로부터 장수
의 비결을 탐색해 보곤하지만 그들에게 공통되는 것은 다음과 같은
특징이 있다.

- 심신의 각 기능의 균형이 보장되어 있다.
- 적응성이 있다.
- 체력이 축적되어 있다.
- 심신의 피로를 재치있게 없앤다.
- 심신에 적절한 자극을 주고 있다.

이러한 공통점으로부터 알 수 있는 것은 그들은 피동적인 생활로
우연하게 장수한 것이 아니라 이치에 맞는 적극적인 노력의 결과 장
수를 보장했다는 것이다.

바로 이것이 우리들이 배워야 할 점이며 우리가 제창하는 휴양의
실천과 크게 관련을 가지고 있다. 지금 유행하는 많은 건강법은 몸을
단련하는 소위 운동을 기본으로 하는 것이 압도적으로 많으며 중고
령 사람들의 몸에 적합한 것은 없는 것 같다.

중고령의 몸은 자동차에 비유하면 방전(운동)뿐인 중고품의 축전지
라고 말할 수 있다. 방전과 충전(운동과 휴양) 그리고 영양의 균형이
잡힌 보양활동이 건강하게 장수할 수 있는 생활에 연결된다고 생각
한다. 또한 방전과 충전의 균형은 나이에 따라 달라져야 한다.

젊은 발육기는 응당 방전이 큰 비중을 차지하지만 중년기를 경과
한 시기쯤 부터는 방전보다도 오히려 충전에 힘을 넣고 나이가 높아
질수록 이 충전의 비중을 크게 해야 할 것이다. 영양도 양으로부터
질로 전환시켜야 한다.

2) 보양으로 심신을 휴식시키자.

몸과 마음은 피로해지면 반드시 휴식을 요구한다.

피로는 사람에게 있어서 아픔과 마찬가지로 건강에 대한 경고 반응인 것이다. 하루의 피로는 그날 중으로, 1주일간의 피로는 주말에 그리고 1년의 피로는 연말연시에 완전히 청산해야 한다.

휴양 순환 계획을 단단히 세우고 실천에 옮겨야 한다.

여기서 말하는 휴양이라는 것은 지금까지의 휴양의 개념과는 다른 새로운 것이다. 단순히 몸을 쉬게 하는 수면이나 목욕, 휴식뿐 아니라 기분을 상쾌하게 하는 가벼운 운동을 비롯하여 정신을 안정시켜서 스트레스를 흡수하고 기력을 키우는 여가, 취미, 창작까지 포함하는 폭넓은 것이다. 단순한 휴양이라고 하기보다는 〈기분 전환과 함께 휴식의 보장〉에 약간 가까운 것이라고 생각한다. 각각 자기분야에서 걸출한 사람들의 스트레스도 다른 사람의 2배 이상인데도 모두 활동적이고 자신만만하여 피로를 보이지 않는 것은 이러한 충전의 묘술을 잘 알고 실천하고 있기 때문이라고 생각한다.

우리들도 이제부터의 인생을 더욱 건강하게 더욱 생기 발랄하게 지내기 위해 반드시, 빨리, 진짜 의미에서의 휴양을 인식하고 실천에 옮겨야 할 것이다.

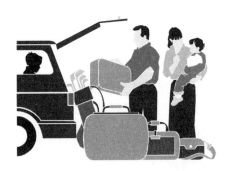

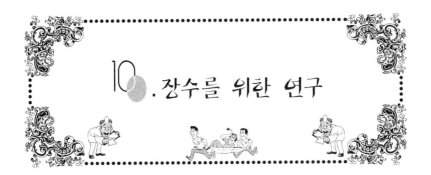

 예로부터 인류는 건강 장수하기 위해 적지 않은 노력을 기울여왔으며 이 분야에서 많은 경험과 성과들을 이룩하였다.

그러나 오늘까지 간단하고 효과적인 장수약과 장수 방법을 아직 찾지 못하였다.

중국에서는 건국 시기부터 많은 장수약들을 만들어냈지만 이 모든 약들은 공통된 특징을 가지고 있었다. 그 약물들을 사용한 후에는 속이 편안하고 정신이 맑아지는 것이 느껴진다.

그러나 매우 위험한 것은 이와 같은 약들 중에는 비소, 수은, 유황 등과 같은 일정한 양의 극약들이 들어 있는 것이다. 처음 먹었을 때에는 몸안에 축적량이 많지 않아 신경에 대한 흥분 작용을 감측할 수 있다. 그러나 한동안 지나면 이러한 약물들이 중독될 정도로 몸안에 축적되어 먹은 사람은 만성 중독 상태로 넘어가며 나중에 병적인 증상으로 나타나게 된다.

그것은 이미 몸안에서 심한 손상을 입었다는 것을 말하여 준다. 이러한 광물질이 함유된 약을 오래 사용한 사람인 경우에는 머리카락, 손톱, 소변 속에서 비소와 수은 같은 것을 추출해 낼 수 있으며 결국 종신토록 다 배출할 수 없게 된다. 때문에 근대에 와서는 금속 및 광물질 약을 대신할 수 있는 보약약물을 쓰게 되었다.

현대 의학 분야에서도 장수법과 장수약을 찾기 위해 한의학 분야에서도 많은 노력을 기울여 왔다. 초기에 신약 분야에서도 장수약을 만들어내는 것에 비소, 수은, 유황 등 분말을 기본으로 하였으며 그이후에는 고체 대신 용액을 이용하였다.

19세기말에 와서 세포학과 내분비학이 나오고 발전하여 연구 방향이 생체조제 분야로 전환되게 되었다.

1866년 프랑스의 내분비학 창시자인 부량쎄게르는 노화를 막기 위해서는 남성생식선체(분비액을 테스토스테론 호르몬이라고 한다)를 인체에 주입하여야 한다는 이론을 내놓았다.

그는 먼저 자기 자신이 직접 실험을 해보았다. 긍정적인 결과가 알려지자 남성생식선의 액체 침전법이 삽시간에 널리 유행되게 되었고 거기다 결핵, 당뇨병, 중풍을 비롯한 각종 질병 치료에까지 적용하게 되었다.

1920년 비단네크라고 하는 오지리 의사는 양쪽 수정관을 자르거나졸라매야 한다는 이론을 내놓았다. 이렇게 되면 정충을 만들어내는 고환의 부분이 수축되게 되고 테스토스테론을 만들어내는 부분의 확대를 가져오게 된다는 것이다. 그 이후 브로노브라고 하는 러시아 사람은 어린 원숭이 고환을 사람의 몸안에 이식하면 수명을 연장하고젊게 만들 수 있다는 이론을 내 놓았다. 그러나 이러한 여러 가지 방법들은 나와서 얼마 안되어 모두 사실에 의하여 부정되었다.

신의학자들 가운데는 독성을 막고 노쇠를 막아야 한다고 주장하는다른 학파들이 나왔다.

이 학파의 창시자인 메치니코프(러시아 사람)는 대장이 지나치게발달되면 그 내부에 여러 종류의 복잡하고 해로운 세균을 가지고 있게 되는데 이러한 세균들이 분비하는 독소들을 섭취한 후에는 인체가 만성 중독증에 걸리게 되며 이것으로 하여 노화 현상이 일어나게된다고 인정하였다. 때문에 수명을 연장하기 위하여 외과의사들이 사람들의 대장을 잘라버리는 것을 언제나 희망하여 왔다. 그의 주장대로 건강한 사람의 대장을 설없이 잘라버리는 것이 아무런 의의도 없다는 것은 뻔하다. 그리하여 메치니코프는 이 문제에서 양보하고 장관 내부의 세균을 억제하여 인체의 중독을 막기 위해 유산균을 먹어야 한다는 것을 제기하였다.

그의 이론적 근거는 대장에 있는 세균들은 알칼리성 환경에서만 성장하는데 유산균을 먹으면 장관 내부 환경이 알칼리로부터 산성으로 전환될 수 있으므로 세균의 번식과 성장을 억제할 수 있으며 그렇게 되면 인체의 중독 현상이 초래되지 않는다는데 있다.

유산균은 쉽게 소화되기 때문에 정상적으로 먹는다면 아마 노인들에게 유익할 것이다. 그러나 1∼2파운드의 유산균으로는 장관 내부의 알칼리성 환경을 변화시킬 수 없을뿐 아니라 장내의 세균마저도 변화된 환경에 적응될 수 있다.

혈청의 노화를 막아야 한다는 다른 하나의 장수법이 러시아의 보거모로쯔와 벨찌끄의 포르단에 의하여 제기되었다.

먼저 인체 골수 내부의 혈액을 말이나 양의 체내에 여러번 반복 주사한다. 이렇게 해서 어느 정도 지나면 주사를 맞은 동물의 혈액 속에는 인체의 혈액 세포를 녹이는 일종의 독소가 생겨난다. 이러한 독소를 함유하고 있는 혈청 즉 망상조직 세포를 막는 혈청(혹은 독소라고 부른다)을 사람 몸 안에 많은 양을 주입하면 커다란 반응이 일어날 수 있으며 결국 허탈 현상까지 일어날 수 있다. 그러나 적은 양을 주사하는 것으로부터 시작하여 일정한 정도에까지 주사량을 점차 늘리면 혈액 세포가 파괴되지 않을뿐 아니라 사람의 조혈기관이 경한 자극을 받기 때문에 오히려 혈액 세포를 증가시키고 체내의 망상조직 세포의 장성을 억제하게 된다.

이 이론에 근거하다보면 노화를 막는 혈청을 주사하기만 하면 노화 방지의 목적을 이룰 수 있다. 그러나 사실은 기대와 어긋났다. 이 방법은 이론적으론 그럴듯했지만 실천적으로는 효과를 증명해 주지 못하였다.

이 주사를 맞은 사람들은 임파선이 부어서 커지고 감염 현상과 알레르기 반응이 생겼을뿐 아니라 몸안의 망상조직 세포가 다시 종래대로 존재하거나 늘어났다.

첫째, 유산균과 여러 가지 비타민 알약과 같은 음식물 성격에 속하는 약물은 가능하면 적당한 양을 적용하면 몸에 유익할 수 있다.

둘째, 부작용은 없지만 뚜렷한 효과가 보이지 않는 약은 쓰지 않는 것이 좋다.

셋째, 부작용이 쉽게 일어나고 결국에는 중독 현상과 알레르기 반응이 생기는 약들인 노화를 막는 혈청, 금석단, 여러 가지 호르몬과 수술을 요하는 접종 등은 일률적으로 쓰지 말아야 한다.

꼭 써야 할 때는 해당 지역 조건에 맞게 병원과 연계를 가지고 의사의 지시에 따라 시험적으로 써보아야 한다.

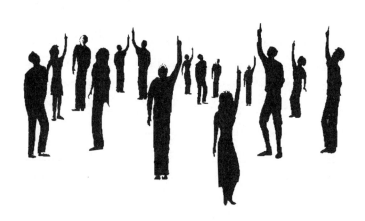

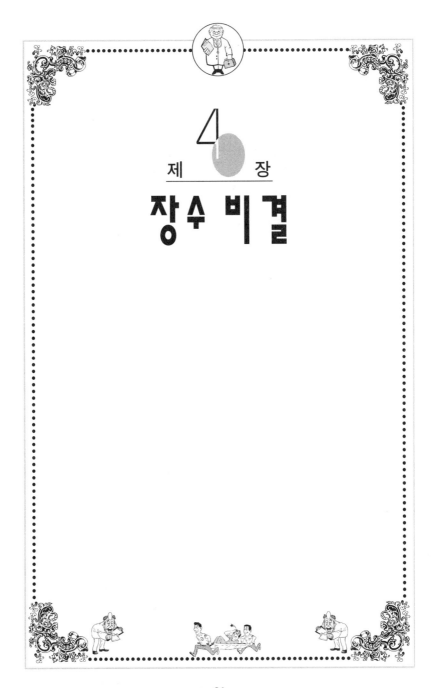

제 4 장

장수 비결

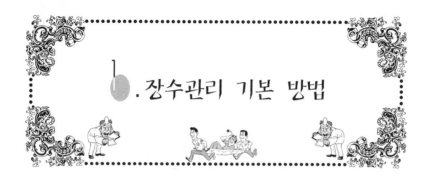

Ⅰ. 장수관리 기본 방법

사람이 건강한 몸으로 오래 살자면 무엇보다 자기의 건
강을 자체로 관리하는데 관심을 돌려야 한다.
　건강을 자체로 관리하는 기본 방법은 다음과 같다.

좋은 생활 습관을 유지하는 것이다.

① 잠을 매일 제시간에 자며 자기전에 조급해 하거나 불
안해 하지 말아야 한다. 잠자기 전에 밖에서 15~30분 동안 산보를
하거나 자기 직전에 목욕을 하거나 발을 찬물에 씻어도 잠을 잘 잘
수 있다. 자기전에 식사를 많이 하거나 담배를 피우는 것, 커피를 마
시는 것은 피해야 한다.
　잠잘 때 가슴이 눌리지 않도록 옷을 벗고 이불을 가볍게 덮으며
너무 푹신한 침대에서 자는 것은 목이나 허리의 아픔을 가져온다. 전
혀 잠들지 못하거나 깊은 잠을 자지 못할 때는 약을 써서라도 자게
하며 수면제를 많이 쓰거나 오래 쓰면 습관될 수 있고 내장 장기에
나쁜 영향을 주기 때문에 주의해야 한다.
　② 늘 명랑하고 유쾌한 기분으로 생활하며 지나치게 걱정하는 것,

쉽게 흥분하며 성내는 것, 쓸데없이 고집부리는 것 등은 다 건강에 해롭다.

③ 담배를 피우지 말아야 한다. 담배를 많이 피우면 사업능률이 오르는 것이 아니라 오히려 떨어지며 흡연으로 인하여 인후두염, 기관지염, 동맥경화증, 악성종양 등 병이 생겨난다.

④ 술을 삼가야 한다. 술은 주정의 농도가 높으면 높을수록 건강에 나쁜 영향을 준다. 술은 많이 마시면 간 기능에 장애를 주고 지방간, 알콜중독성간경변을 일으키며 위점막에 대한 자극이 세기 때문에 위염, 위궤양의 원인으로 될 수도 있다.

⑤ 온도 변화에 주의를 해야 한다. 추울 때 건강한 사람의 혈압도 약간 높아지는데 추운 계절에 뇌졸중이 많은 것도 그것 때문이다. 특히 혈압이 높은 사람들은 추운 계절에 더운 방에서 밖을 나올 때 옷을 잘 입어야 한다.

⑥ 목욕을 미지근한 물로 잘 씻어야 한다. 목욕은 39～40℃의 물에서 하는 것이 좋다. 특히 혈압이 높은 사람들은 뜨거운 물에 갑자기 들어가지 말아야 한다.

병은 조기 발견하여 제때에 치료를

중년기 이후에는 유기체의 반응력이 낮아지므로 병을 빨리 발견하지 못하는 때가 많다. 중년기 이후에 위험 신호로 볼 수 있는 가장 일반적인 증상들은 다음과 같다.

① 계단을 오를 때 가슴이 몹시 벌렁 거린다. 이것은 혈압이 높거나 심장에 변화가 있을 때 흔히 있는 증상이다.

② 어지럼증이 난다. 걸음을 걸을 때 어지러워서 몸의 균형을 유지하지 못하는 것은 뇌동맥경화 때에 흔히 있는 증상이며 뇌출혈, 뇌경색과 같은 심한 병을 예고하는 신호로 된다.

③ 손발이 저린다. 운동 신경이나 지각 신경에는 이상이 없이 손

발 저림이 느껴지는 경우에는 뇌졸중을 일으킬 위험이 있다. 뇌동맥 경화가 있을 때도 흔히 보이는 증상이다.

④ 소변 보는 횟수가 변하는 것이다. 하루 평균 소변량은 남자는 1,500ml, 여자는 1,200ml이다. 밤에 소변을 2번 이상 눌 때는 당뇨병이 아닌가 의심하고 해당 검사를 해보며 소변량이 적어지는 경우에는 콩팥염, 콩팥증, 간염과 같은 병을 생각할 수 있다.

영양을 합리적으로 섭취해야 한다

필요한 열량을 보충해 줄 수 있게 식사의 질과 양의 균형을 잘 맞추는 것이 중요하다.

중년기 이후에는 될수록 무르면서 소화가 잘 되는 음식을 먹는 것이 좋다. 특히 과일, 채소, 물고기가 좋다. 이 시기에 영양물질을 지나치게 섭취하면 몸이 비만해지고 심장에 부담을 주며 고혈압, 동맥경화증, 고지혈증이 생길 수 있다. 또한 영양이 부족하면 저항력이 낮아져 감기같은 병에 쉽게 걸리며 잘 낫지 않을 수도 있다.

단백질 – 하루 열량은 몸무게 kg당 1g이다.

단백질은 낟알류에 8~15%, 콩류에 20~38%, 고기류에 10~25%, 물고기류(신선한 것)에 18~24%, 말린 명태에 80%이상, 말린 새우에 50%이상 들어 있다.

지방 – 하루 필요한 총 열량의 20~25%는 지방으로 보충해야 한다. 지방은 식물성 기름과 동물성 기름으로 보충하되 몸이 비만한 사람은 식물성 기름으로 보충하는 것이 좋다. 기름은 여러 가지 식료품에 다 있으며 채소류에 0.2~0.9%, 과일에 0.2~1.6%, 감자에 0.3~0.4%, 줄땅콩·녹두·팥에 0.5~0.9% 들어있다.

탄수화물(당질) – 하루 필요한 총 열량의 111cal은 탄수화물로 보충해야 한다. 하루 필요량은 150~225g이다. 탄수화물은 쌀에 78~79%, 밀가루·메밀에 75~76%, 땅콩·녹두·팥에 59~60% 들어 있다.

비타민 — 먹는 음식물 중에 비타민이 부족하거나 위장의 기능이 나빠서 비타민을 흡수하지 못하게 되면 비타민 부족증을 일으킬 수 있다. 중년기 이후에 비타민 C 부족으로 입안이 허는 때가 있는데 신선한 채소와 김치를 늘 먹으면 이것을 피할 수 있다.

광물질 — 중년기 이후에 뼈가 쉽게 부러지는데 그것은 뼈속에 단백질과 칼슘이 적어지기 때문이다. 칼슘의 하루 필요량은 0.8~1.0g이다. 콩류, 물고기류, 채소류 등으로 충분히 보충할 수 있다.

중년기에 철분이 모자라면 코피를 비롯한 출혈 증상이 있거나 빈혈이 생길 수 있다. 철분은 고기, 알, 채소 등에 많다. 중년기에는 소금을 제한하는 것이 좋다. 중년기에 소금을 많이 먹으면 고혈압을 비롯한 여러 가지 병이 생길 수 있다.

물 — 하루 물의 필요량과 열량 소모량과는 정비례의 관계가 있다. 1칼로리를 소모하는데 1ml의 물이 필요하므로 중년기에는 하루 1,500~2,000ml의 물을 마셔야 하는 것으로 된다. 물의 필요량은 영양 성분과도 관계가 있다. 즉 단백질을 많이 먹거나 음식을 짜게 먹으면 물의 필요량도 많아지기 때문에 물을 더 마셔야 한다.

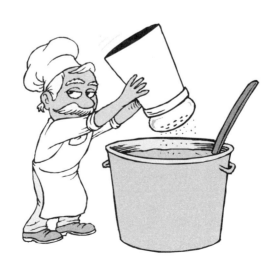

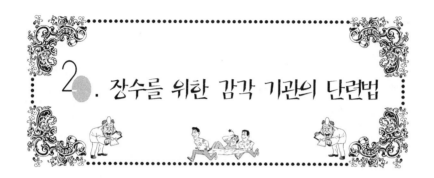

2. 장수를 위한 감각 기관의 단련법

적지 않은 사람들은 50대에 들어서자마자 곧 시력이 떨어지고 청각이 마비되며 동작이 늦어진다. 원인은 감각 기관들이 일찍이 쇠퇴해지는 데 있다.

그렇다면 이것을 막을 좋은 방법이 없겠는가? 전문가들은 한결같이 묘책이 있다고 말하고 있다.

꾸준히 단련하면 몸이 건강해지는 것처럼 감각 기관의 기능도 꾸준한 단련을 통해 본래의 상태대로 계속 유지할 수 있다.

시각 단련법

몸에 있는 감각 기관들 가운데서 눈이 외부로부터 받아들이는 정보량은 전체 정보량의 90% 이상으로 제일 많은 비중을 차지한다. 때문에 의학 전문가들은 시각단련부터 시작하여 감각 단련을 할 것을 권고하고 있다. 시각 단련 방법에는 다음과 같은 4가지 방법이 있다.

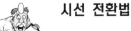

시선 전환법

① 머리를 움직이지 않으면서 왼쪽에서 오른쪽으로, 오른쪽에서 왼쪽으로 시선을 자주 바꾼다.

이때 다음의 두 가지 측면에 주의를 기울여야 한다.

첫째, 될수록 빠른 속도로 시선을 좌우로 돌려야 한다. 속도가 빠르면 빠를수록 그 효과가 더 좋다.

둘째, 시선을 반드시 양쪽 시선 변두리에 있는 물체에 집중시켜야 한다.

이 방법은 주위에 대한 지각 능력을 높이는데 크게 도움을 준다.

② 10초 동안 훑어보기법

방안에 놓여 있는 10가지 상이한 물체를 10초내에 훑어본 다음 이 물체들의 이름과 차례를 말해본다. 이러한 운동을 하는 목적은 눈의 활성과 대뇌의 주의력을 높이는데 있다.

③ 신문보기 운동법

몇 시간 동안 줄곧 책을 읽거나 컴퓨터 앞에서 일하면 눈에 피로가 온다. 이때 〈신문보기 운동법〉을 적용하는 것이 좋다.

그 방법은 다음과 같다.

앉은 자리에서 2.5m 떨어진 벽체에 한 장의 신문을 고정시켜 놓고 15분 간격으로 전면을 본다. 이런 동작을 연속 5번 진행하면 눈의 긴장이 풀리고 눈앞이 뿌옇게 흐려지는 현상이 없어진다.

④ 손가락 운동법

매일 아침 자리에서 일어나면 먼저 새끼손가락을 손바닥쪽으로 구부리는 운동을 하고 그 다음 반대로 새끼손가락을 손등쪽으로 펴는 운동을 하되 각각 10번씩 진행한다. 그리고 제일 마지막에 엄지손가락과 둘째손가락으로 새끼손가락 밑부분을 집고 10번 정도 자극을 준다. 그 다음 새끼손가락을 책상에 대고 누르되 10번정도 자극을 준다. 이렇게 하면 시력을 높이고 눈의 노화를 막을 수 있다.

청각 단련법

청각의 정보 접수량은 시각 다음으로 많다. 청각의 예민성을 높일 수 있는 기본 방법은 듣기 방식을 달리하는 것이다. 청각 단련 방법으로는 눈을 감은채 소리를 주의 깊게 듣는 것이 좋다.

한 안과 전문가는 텔레비전을 볼 때 두 눈을 감는 방법으로 시각의 정보 접수 과정을 중단한 다음 모든 주의력을 소리에 집중시키고 음조의 변화를 통해 방영되는 텔레비전 프로에서 사건의 발생 과정을 이해할 것을 사람들에게 권고하고 있다.

음악을 들을 때에도 위와 같이 노래에서 한 가지 악기의 소리만을 선택할 수 있다. 예를 들면, 저음을 내는 기타 소리를 선택하였다면 기타의 선율만을 듣고 다른 소리에는 개의치 말아야 한다. 비결은 눈을 감으면 주의력에서 청각의 경쟁자로 되는 다른 감각 기관들을 통해 정보 입수 경로가 막혀 사람이 일상적으로 듣는 소리에서 더 많은 세부들을 느낄 수 있으므로 청각의 예민성이 좋아진다는 데 있다. 소경의 귀가 제일 밝은 것도 바로 이와 같은 이치에 의한 것이다.

후각 단련법

후각을 단련하자면 냄새를 맞는 코의 작용과 맛을 알아내는 혀의 작용을 결합시키는 것이 좋다.

즉, 일종의 냄새를 맡을 때 입도 벌려 냄새가 코안으로 들어가고 입안으로도 들어가게 해야 한다. 이런 훈련을 꾸준히 진행하면 냄새에 대한 감각을 예민하게 만들 수 있다.

스위스에는 후각이 매우 발달된 향수 제조자가 있는데 그의 경험에 의하면 힘을 주어 냄새를 빨아들인다고 하여 냄새를 잘 맡는 것이 아니라 가볍게 여러번 맡아야 향기의 특성을 식별할 수 있다. 그러므로 코로 냄새를 맡을 때 너무 힘을 줄 필요가 없다.

미각 단련법

미각의 발달 정도는 사람의 식욕에 직접적인 영향을 준다. 중년에 이르러 사람들의 식욕이 떨어지는 원인의 하나가 바로 미각이 둔해지는데 있다.

미각의 단련 방법은 다음과 같다.

음식을 먹을 때 한 가지 음식물을 다 먹은 다음에는 물을 마셔 혓바닥을 씻어 맛방울에 대한 감수성을 계속 유지해야 한다. 음식물을 잘 씹으면 씹을수록 음식물과 맛 방울의 접촉 횟수가 많아지며 맛방울의 감촉이 강해질수록 미각의 쇠퇴가 떨어진다.

술을 마시는 사람들은 술을 단번에 쭉 마실 것이 아니라 술을 혀 밑에 한동안 머물러 있게 하여 혓마닥 밑부분의 감수기에 가해지는 자극을 세게 해 주어야 한다. 이것 역시 미각을 단련시킬 수 있는 좋은 방법이다.

촉각 단련법

촉각 기관은 온몸을 둘러싸고 있는 피부이다. 촉각 단련에는 〈감각집중법〉이 제일 좋다.

너무 추우면 손가락 끝의 말초 신경이 손상될 수 있으므로 겨울철에는 장갑을 끼여 피부를 보호해야 한다. 그리고 자주 목욕을 해야 한다. 찬물 목욕이나 더운물 목욕을 해도 좋고 찬물과 더운물 목욕을 번갈아 하여도 된다. 이렇게 하면 늘 피부를 깨끗이 할 수 있으므로 피부병의 발생율을 줄일 수 있을뿐 아니라 피부의 탄력성과 감수성을 높여 노화 속도를 늦출 수 있다.

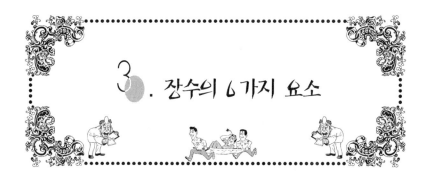

3. 장수의 6가지 요소

 세계의 많은 학자들은 장수의 비결을 경험과 원리를 가지고 여러 각도에서 규정짓고 있다. 그러나 이상적인 식생활과 운동, 유쾌한 정서 등이 그 비결의 공통점으로 되고 있다.

어떤 연구 집단이 1983년에 수명을 연장하는데 직접 작용하는 다음과 같은 6가지 요소를 발표하였다.

① 매일 정시에 세 끼의 식사를 해야 한다.

② 매일 아침식사를 꼭 해야 한다.

③ 매주에 2~3번 절도있는 몸단련을 해야 한다.

④ 적당한 몸무게를 유지해야 한다.

⑤ 한 가지 이상의 취미를 가지고 낙천적으로 생활해야 한다.

⑥ 술을 적게 마시고 담배를 적게 피워야 한다.

그들은 45살이 된 남자가 6가지 요소중 3가지 요소를 견지하면 수명을 평균 22년 연장할 수 있고, 6가지 요소를 다 지키면 33년 더 살 수 있다고 인정하였다.

식사에서는 섬유소 음식물을 많이 먹고 설탕을 적게 먹어야 한다.

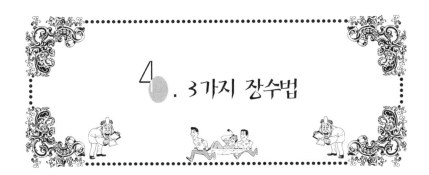

4. 3가지 장수법

최근 널리 도입되고 있는 자체 장수요법은 다음과 같다.

서적요법

최근 독일의 한 병원에서 환자들을 위한 도서실을 꾸며놓고 환자들이 책 속에 파묻혀 있게 함으로써 건강 회복 속도를 촉진시키고 있다.

독서는 사람들로 하여금 정신을 가다듬게 할 수 있고 지식이 부단히 축적됨에 따라 일정한 정도로 정신적 노화를 방지할 수 있게 한다. 책 속에 파묻히면 책 속의 희로애락이 마음을 조절해 주어 치료 작용을 하게 된다.

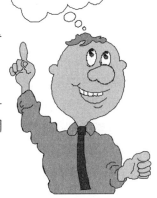

명상요법

명상은 사색을 느슨하게 하고, 피로를 제거하며, 뇌의 기능을 높이고, 질병을 예방하며, 몸을 건강하게 하는 특수한 작용을 한다.

구체적인 방법은 등을 기대고 앉은 후 머리를 자연스럽게 기대거나 기울여 온몸에 맥을 푹 놓고 눈을 감은 채 조용히 생각하는 것이다.

생각하는 내용을 이미 겪어온 가장 유쾌했던 일이나 자기가 돌아본 산천초목, 이전에 보고들은 희극소품, 이로부터 연상되는 여러 가지 풍부하고 다채로운 화폭이다.

명상요법은 왼쪽 대뇌반구를 언어활동에서 해방시켜 휴식 상태에 있게 하고 명상하는 오른쪽 대뇌반구의 직관적 현상, 사유능력을 발현시켜 좌우대뇌로 하여금 효과적인 조절과 단련을 거쳐 균형작용을 하게 함으로써 뇌기능을 높이도록 촉진하게 된다고 의학자들은 인정하고 있다.

오락요법

의학에서 오락요법은 오락에 대한 인체의 여러 가지 반응에 기초하여 질병을 치료하는 변증 치료법의 하나이다.

인체의 심신계통의 흥분이 비교적 강한 오락활동, 이를테면 무용, 음악, 체육무용 등은 양성에 속하고 음악감상, 서예, 낚시, 장기, 바둑, 우표수집 등은 음성에 속한다.

양성 오락활동은 실증환자와 청장년들에게 비교적 적합하고 음성 오락활동은 허증환자들과 노인들에 비교적 알맞다.

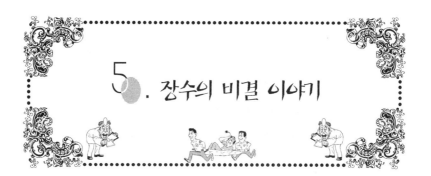

5. 장수의 비결 이야기

오래 살기 위한 인간의 염원과 요구로부터 인류 역사가 흘러온 기나긴 나날 장수에 대한 많은 전설과 비화들이 전해지고 있다. 과학과 지식이 발전하지 못했던 옛날에는 장수를 바라는 마음들이 합쳐 소박한 전설도 꾸몄고 환상적인 이야기도 많이 만들어 냈다.

사회적 진보와 생활의 향상은 사람들로 하여금 건강과 장수를 더욱 지향하게 하였다.

그래서 수많은 과학자들이 장수와 노화 방지의 현대적 대책안에 대한 연구에 심혈을 기울이고 있다. 이대로 하면 꼭 된다는 담보는 아직 없는 것 같으나 세대를 이어온 경험과 현대 과학이 준 혜택으로 하여 여러 학자들이 장수하는 길을 가르쳐 주고 있다. 많은 이론과 원칙, 방안들의 공통점은 이상적인 식생활과 운동, 유쾌한 정서 등이다.

한 연구 집단은 몇해 전에 장수에 이로운 다음과 같은 6개의 생활 조항을 공개하였다.

① 매일 같은 시간에 세 끼 식사를 해야 한다.

② 매일 아침식사를 꼭 해야 한다.

③ 매주일 2~3번 정도 절도있는 몸단련을 해야 한다.

④ 매일 7~8시간의 수면을 취해야 한다.

⑤ 적당한 몸무게를 유지해야 한다.

⑥ 술을 적게 마시고 담배를 적게 피워야 한다.

그들은 45살이 된 남자가 이 6가지 조항중 3가지 조항만을 지켜도 수명을 평균 22년 연장할 수 있고, 6가지 조항을 다 지키면 33년 연장할 수 있다고 하였다.

한 연구 집단은 노화를 촉진시키는 8가지 요인과 앓지 않고 오래 살기 위한 16가지 대책을 담은 흥미있는 방안을 내놓았다. 이 내용을 보면 식생활, 운동, 심리조절, 내적 및 외적 환경의 각도에서 장수의 비결을 찾고 있다. 최근에 한 연구 집단은 올바른 생활 양식을 만들어 세상에 발표하였다. 이들이 내놓은 방안은 몸의 건강은 물론이고 건전한 뇌수의 활동도 예견한 가장 새로운 노화 방지 이론에 기초한 것이다. 즉 앓지 않고 건강하여 균형을 잡도록 생활을 개선해야 한다는 것이다. 사람의 수명에 영향을 주는 요인은 여러 가지인 것만큼 한두 가지 방법으로 장생불로 하려고 생각하는 것은 잘못이다.

사람의 수명에 미치는 부정적 요인들을 없애고 노화를 미리 막기 위한 방법을 탐색한다면 인류는 자기가 바라는 100살을 넘어 살게 되고 오랫동안 청춘을 유지하게 될 것이다.

유전학설에 의하면 우리 몸을 구성하고 있는 대부분의 세포는 어머니 배속에서부터 시작하여 약 50번 분열하며 매 분열 주기는 2년 4개월이고 그 후는 규직적인 분열이 중단되어 죽는다고 한다. 수명을 세포 분열 횟수에 분열 주기를 곱한 곳으로 보고 있는 학자들은 사람의 정식 수명은 $50 \times 2.4 = 120$살로 되어야 한다고 주장하고 있다. 그들은 어떤 방법으로 세포의 분열 횟수를 늘이거나 분열 주기를 연

장시킬수 있다면 수명을 연장시킬 수 있다고 간주하고 그 실천적 방
도를 모색하고 있다. 또한 나이가 많아짐에 따라 세포면역과 체액면
역, 면역 감시 기능이 떨어진다는데서부터 이상적인 면역 기능을 유
지하며 늙음을 더 늦게 할 방도를 찾고 있다.

학자들은 실험을 통해 배양된 사람의 폐세포의 배양기 속에 비타
민 E를 넣어주면 이 세포의 분열 횟수가 50회가 아니라 120회 이
상으로 늘어난다는 것을 증명하였다.

다른 한 과학자는 현대 외과수술을 통해 젊은 세포의 세포핵을 떼
내어 늙은 세포의 세포질 속에 넣으니 늙은 세포가 젊은 세포의 분
열 횟수에 따라 계속 분열된다는 것을 발견하였다.

늙은 세포의 이미 분열된 횟수에 젊은 세포의 아직 분열되지 않은
횟수를 더하여 늙은 세포의 분열 횟수가 크게 늘어남으로써 세포의
수명이 연장되었다.

과학자들은 또한 노화와 관련된 몸안에서의 화학반응은 모두 온도
가 낮아짐에 따라 완만해진다는 것을 발견하고 온도를 낮추면 세포
의 분열 주기를 연장할 수 있다는 것을 추측하였다.

그들은 동물실험을 통해 동물의 체온을 실지 $4\,^{\circ}C$나 낮추었다. 과
학자들은 지금 체온조절 충추인 뇌수의 시구하부에 영향을 주는 방
법으로 체온을 낮추어 장수하게 할 것을 목적으로 연구하고 있다. 과
학자들은 또한 세포의 유전자 기능을 조절하는 방법으로 사람의 수
명을 2~3배나 늘릴 수 있는 방법을 연구하고 있다.

2,000년대에 가서 장수 특효약을 만들어 내며 2,030년에 사람의
평균 수명이 103살에 이를 것이라고 예언하는 학자들도 있다.

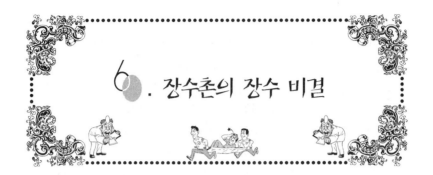

6. 장수촌의 장수 비결

세계에는 이른바 3대 장수 지역으로 불리우는 고장이 있는데 그것은 남미주의 에콰도르에 있는 빌가반자 지방과 이전 소련의 깝까즈 지방, 파키스탄의 훈자 지방이다. 이 지방 사람들의 장수 비결은 많은 학자들에 의해 연구되었으며 여러 가지 신화가 생겨났다.

예를 들면, 에콰도르 빌가반자 지방의 장수비결은 안데스산 줄기에서 흘러내리는 물에 있다고 주장한 학자가 있었다. 안데스산 줄기의 눈녹인 물에 들어 있는 광물질 성분이 사람들의 몸에 좋은 영향을 주고 있다는 것이다. 그런데 그 물을 분석한 결과 많은 양의 대장균이 검출되어 음료수로 적합하지 않다는 것이 판명되었다.

다른 두 지방에 대해서도 장수의 원천으로 되는 음식물과 음료, 장수자의 나이에 대한 여러 가지 전설이 있다. 그런데 충격적인 것은 세계의 3대 장수촌이라고 하는 고장들이 실은 장수촌도 아무것도 아니었다는 사실이다.

이들 지방에는 호적이 없든가, 있어도 부정확하게 정리되었기 때문에 최근 몇년간의 조사에서 장수전설은 완전히 부정되고 있다. 일본에서 조사한 자료를 살펴보기로 하자.

유즈리하촌 사람들이 인스턴트 식품을 먹게 되면서부터 수명이 짧아지게 되었다고도 이야기되고 있으나 현재의 평균 수명이 옛날에 비해 짧아지게 된 고장은 세계의 그 어디에도 없다.

일본의 오까나와 사람들의 장수 비결도 흥미있다고 한다. 그 비결을 3가지로 나누어 설명해 보자.

첫째, 선조에게서 물려받은 식생활 습관에 있다.

매일매일의 식사가 사람의 수명과 얼마만큼 깊이 관련되어 왔는가 하는 것은 장수 지역과 단명 지역 사람들의 식사를 비교하여 보면 잘 알 수 있다.

오까나와 사람들은 전통적으로 돼지고기와 산양고기를 많이 먹었다. 여기에서는 오까나와 현지에서도 장수자가 많은 오오기미촌과 단명현인 아기다현인 난가이촌을 비교하면서 그 차이를 간단히 찾아보기로 한다.

우선 오오기미촌에서는 난가이촌보다 육류와 콩류 그리고 녹황색 채소의 소비량이 압도적으로 많다. 고기 소비량을 보면 오끼나와에서는 한 사람당 하루 95g을 소비한다. 오오기미촌에서는 노인도 고기를 매일 50g 가까이 먹는데 난가이촌에서는 20g정도 먹고 있다.

식물성 단백질의 섭취 원천인 콩류도 오오기미촌 사람들이 많이 먹고 있다. 오끼나와는 예로부터 중국의 영향을 많이 받았으며 콩이나 두부를 많이 먹고 있다.

오끼나와의 두부 한모는 일본 본토의 것보다 2.5배 크며 그것을 잘게 썰어 볶음음식을 만드는데 쓴다. 오끼나와에서는 창풀이라고 하는 두부와 채소볶음뿐 아니라 여러 가지 요리를 만드는데 두부와 콩을 쓰고 있다.

콩은 뛰어난 식물성 단백질로서 혈관을 확장하고 혈압을 내리게 하여 동맥경화의 원인으로 되는 콜레스테롤의 흡수를 저해하는 등 성인병 특히 혈관장애와 심장병을 예방하는 작용을 한다.

또한 오끼나와의 다시마 소비량은 일본에서 첫 자리를 차지한다. 오기나와에서는 돼지고기, 다시마라고 흔히 말할 정도로 돼지고기와 함께 삶은 음식을 비롯하여 온갖 요리에 다시마를 쓰고 있다. 오끼나와 사람들의 장수 원인은 물론 이밖에도 여러 가지가 있다. 그러나 그 가운데서 주되는 것은 동물성 단백질과 식물성 단백질, 거기에 다시마와 채소 그것도 녹황색채소를 균형적으로 섭취하고 있는 것이다. 오끼나와에는 뇌졸중도, 심장병도 일본에서 제일 적은데 이 사실로부터 생각해 보아도 오끼나와 사람들의 식생활에서 배울만한 것이 많다고 할 수 있다.

돼지고기를 콜레스테롤의 덩어리로 보는 것은 오해이다.

고기를 먹을 때 우선 근심하게 되는 것이 콜레스테롤이다. 더구나 돼지고기는 지방덩이처럼 생각하기 때문에 더욱 그러하다. 그러나 여기에는 큰 오해가 있다.

영양성분표에 의하면 등심살이나 넙적다리는 닭의 다리 고기보다 돼지고기쪽이 오히려 콜레스테롤이 적다. 돼지고기를 먹을 때 오랜시간 삶고 위에 뜬 지방을 빼고 요리하면 돼지고기는 매우 질높은 단백질로 된다. 이런 돼지고기를 전형적으로 제일 많이 먹고 있는데가 오끼나와이다.

그러면 돼지고기를 장기적으로 먹어도 일 없는가?

질좋은 단백질이라고 하여 고기를 지나치게 많이 먹으면 뇌졸중을 막는 대신 심장병을 유발하게 된다. 하루 평균 95g 정도가 뇌졸중 방지에 알맞다.

중요한 것은 질좋은 단백질의 섭취 원천인 돼지고기를 될수록 지방을 제거하는 조리법으로 요리하여 50~60g을 적당한 양(중년은 100g아래 60세 이상은 50~60g)을 먹는 것이다. 이것은 튼튼한 몸으로 장수하기 위한 비결이라는 것이다.

*성인병 예방에 가장 적합한 돼지고기요리 〈라프테〉

고기를 분별없이 섭취하면 동맥경화를 촉진하고 성인병을 초래하기 쉽기 때문이다. 그러나 이것을 조리법으로 억제할 수 있다.

오끼나와의 전통적인 돼지고기요리 〈라프테〉는 콜레스테롤, 기타 지방분을 억제하면서도 동물성 단백질을 충분히 섭취할 수 있게 하는 좋은 요리이다.

라프테의 조리법은 돼지고기를 큰 덩이채로 오랜시간 삶는 것이 특징이다. 삶는 방법으로 콜레스테롤을 비롯한 지방분을 빼버린다.

라프테는 간단히 만들 수 있다.

껍질이 붙은 막고기덩이를 불에 구워 우선 표피를 벗겨내고 미지근한물로 씻는다. 그리고 고기가 잠기게 물을 붓고 떠오르는 기름을 떼내면서 한시간반 정도 삶는다. 삶은 고기를 먹기 좋은 크기로 잘라 다시 강고등어를 삶아낸 물과 고기국물, 사탕, 간장, 술을 넣고 끓인 국물에서 한시간반 정도 삶는다.

이 조리법으로는 지방분을 절반 정도 줄일 수 있다.

라프테를 만드는 데는 가죽이 붙은 막고기를 쓰기 때문에 혈관을 튼튼히 유지하는데 없어서는 안될 영양소이며 피로를 제거하고 원기를 내게 하는 원천이다.

동물성 단백질을 충분히 섭취하면 자연히 소금 섭취량이 적어진다. 일부 지방사람들은 퍽 많은 소금을 섭취하고 있는데 이것은 풍토나, 전통, 유전적 요인과 관련되어 있다는 것이 명백하지만 단백질 섭취 방법에도 관계 된다.

단백질 섭취 방법과 소금 섭취량 사이의 관계는 다음과 같은 동물 실험을 통해서도 실증되었다. 쥐를 두 개조로 나누고 돼지고기와 콩단백질이 들어있는 먹이를 각각 주면서 동시에 보통물과 0.7, 0.9, 1.4, 2%짜리의 소금물을 담은 그릇을 나란히 놓고 쥐가 어느 것을 즐겨 마시는가를 조사하였다. 약 2달 동안 실험을 진행하였는데 예상한대로 돼지고기와 콩단백질을 준 쥐는 0.9%짜리 소금물을 잘 마시었다.

0.9%의 염분은 체액과 거의 같은 농도이다.

이 연구 결과 질 좋은 돼지고기를 먹으면 소금에 대한 욕구가 줄어든다는 것을 알 수 있었다. 이와 함께 종류에 관계없이 단백질을 많이 섭취하면 소금에 대한 욕구가 적어지는 것도 알 수 있었다.

예로부터 돼지고기를 많이 먹고 있는 오끼나와에서는 한 사람당 하루 소금 섭취량이 8g정도로서 일본사람 전체의 평균치량 12.7보다 4.7g이 적다.

단백질과 알콜에 대한 기호, 대사의 관계에 대한 실험도 진행하였는데 동물성 단백질을 먹고 있는 쥐는 알콜을 먹어도 대사가 잘 되고 숙취의 근원인 아세토알데히드의 피속 농도도 낮았다.

반대로 콩 단백질을 먹인 쥐는 술에서 잘 깨나지 못하여 간기능 지표도 압도적으로 높았다. 즉, 간 기능이 약해지고 있었다. 돼지고기는 아미노산 균형이 매우 좋으므로 간에 미치는 부담을 줄이고 동시에 간 기능을 높이기 때문이라고 생각된다.

돼지고기는 지방이 적은 것을 충분히 먹으면 염분 섭취량을 줄일 수 있을 뿐 아니라 간장병도 예방할 수 있게 된다.

칼슘을 충분히 섭취하는 것이다.

사람의 몸에는 피속에 칼슘이 부족되면 뼈에서 칼슘을 끌어내어 피의 칼슘 농도를 일정하게 유지하는 기능이 갖추어져 있다. 그러므로 칼슘 섭취량이 부족되면 뼈에서 점점 칼슘이 빠져나와 뼈 내부가 부석처럼 틈새가 많이 생기게 되고 뼈는 약해져서 부러지기 쉽게 되는데 이 상태가 골다공증이다.

일본에는 현재 골다공증에 걸린 사람이 400만 명이며 그 가운데서 200만 명이 압박골절을 일으키고 있다. 칼슘을 섭취하고 이러한 골다공증을 예방하는데 가장 적합한 식품이 유제품이다. 물고기나 바다 나물 같은 것에도 칼슘이 많이 들어 있지만 그 흡수율이 12%로서 효율이 좋은 편이 아니다. 그러나 우유와 유제품의 경우 칼슘 함유량의 50%가 몸에 흡수된다.

보통 한 잔의 우유가 골다공증을 예방한다. 여기에 뼈를 지탱하고 있는 근육을 세게하는 운동과 칼슘의 흡수율을 높이는 일광욕을 하게되면 골다공증을 아주 효과적으로 방지할 수 있다.

달걀을 매일 한알 먹으면 콜레스테롤을 낮추고 장수할 수 있다.

달걀이라고 하면 〈콜레스테롤이 걱정〉이라고 하면서 경원시 하는 사람들이 많다. 달걀의 노른자위에 콜레스테롤이 들어 있는 것은 사실이지만 콜레스테롤은 곧 성인병이라고 생각하는 것은 잘못이다. 우선 알아야 할 것은 우리의 몸 안에서는 하루에 1.5~2g 정도의 콜레스테롤이 만들어지고 있다는 것이다. 그런데 우리가 보통 식사를 하면서 하루에 섭취하는 콜레스테롤량은 대체로 0.5g 정도이다. 예를 들면, 달걀 한 알에 들어있는 콜레스테롤량은 1~2g으로서 몸안에서 만들어지고 있는 양에 비하면 많지 않다. 그보다 콜레스테롤이 걱정되어 달걀과 고기를 먹는 것을 경원시하는 것은 오히려 위험하다.

달걀에 풍부히 들어있는 레시틴은 지방을 녹이는 유화작용을 한다. 콜레스테롤이 혈관의 안벽에 들어붙는 것이 동맥경화의 원인의 하나로 되는데 혈액에 레시틴이 들어가면 지방(콜레스테롤을 포함)을 유화하여 혈액에서 말끔히 녹인다. 이처럼 콜레스테롤이 걱정되어 달걀을 먹지 않는 것은 좋지 않다.

질좋은 단백질의 원천으로서 달걀을 하루에 하나씩 먹는 것이 좋다. 특히 나이를 먹으면 〈달걀을 먹어서는 안된다〉는 주의를 듣게 되는 경우가 많은데 나이든 사람일수록 달걀을 먹는 것이 좋다. 장수자가 많은 지역 노인들도 달걀을 즐겨 먹는다. 그들은 달걀, 고기, 물고기, 콩으로 매우 균형이 잘 잡힌 단백질을 섭취하고 있다.

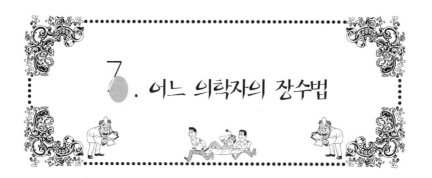

7. 어느 의학자의 장수법

 장수법은 옛날부터 지금까지 세상에 많은 것들이 있지만
요약하면 다음과 같이 분류할 수 있다. 즉 식사건강법,
운동건강법, 피부마찰단련법, 호흡 · 숨조절건강법, 생활규
제법, 명상 · 요가법, 정신위생법 기타이다.

① 식사건강법

건강식품으로서는 알로에, 구기자, 저선인삼, 기와버섯, 솔잎, 마늘,
살구절임, 왕벌젖, 현미, 동물의 내장 등이다.

주의할 곳은 5대 영양소(단백질, 지방, 무기염류, 비타민, 탄수화
물)를 포함하는 것이다. 농후한 가공품이나 인스턴트를 되도록 피하
며 신선하고 생식에 가까운 것을 택하는 것이 건강식이라고 말할 수
있을 것이다. 때로는 단식, 굶기식도 건강법이라고 말하고 있다.

② 운동건강법

운동이나 경기는 체력과 체질에 따라서 그리고 나이, 성별에 따라
서 해야 한다.

가장 보편적인 운동은 걷기이다.

매일 걷기 시간으로서는 다음의 공식을 제기하는 사람도 있다.

$$100 - 나이 = 걷기 \ 시간(분)/일$$

천천히 걸을 때는 대개 그의 1/2시간, 뛸 때는 그의 1/3시간이 좋다.

체조에는 여러 가지 방법이 있으나 취미에 따라서 창작해도 좋고 라디오, 텔레비전을 통한 체조, 건강태권도 등도 계속하면 좋다. 그리고 특정한 운동법과 함께 생활 전반을 운동화(運動化)하여 신체를 부단히 움직이는 것이 좋다.

또 신선한 공기를 호흡하는 것이 좋으며 뜀뛰기와 자전거 타기 등은 정신운동법으로서 좋다.

운동의 강도를 놓고 말할 때 다음과 같이 할 수 있다.

"약한 사람은 걸으며 강한 사람은 뛰며 환자는 의사에게 가라"

③ 피부마찰단련법

피부마찰법은 중추로부터 말초로, 말초로부터 중추로 진행하는 방법이 있는데 이 두 가지를 적당히 배합한 마찰이나 안마식으로 하는 것이 좋다고 한다. 건조마찰보다 냉습포마찰이 더 좋다.

④ 호흡ㆍ숨조절건강법

바른 몸자세에서 호흡을 해야 한다. 흉식호흡을 복식호흡으로 이행하면서 호흡음을 듣거나 호흡수를 세면서 조절하는 것이 좋다.

⑤ 생활규제법

생활시간을 규제하며 수면, 휴식, 운동, 노동, 오락 등을 합리적으로 조절하는 방법이다. 주위 환경의 어둠, 고독, 침묵, 인공조명, 심야방송, 밤늦게 노는 것 등 약간의 환경은 건강에 좋지 않다.

⑥ 정신위생법

정신적 불안과 긴장은 나쁘다.

⑦ 명상ㆍ요가법

명상ㆍ요가법은 기공법의 하나로서 아무런 생각을 하지 않고 정신을 한곳에 집중하는 것인데 건강에 좋다.

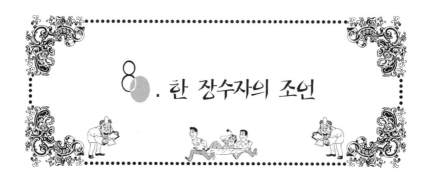

 ① 높은 산으로 둘러쌓인 높은 지대—높은 지대는 여름에는 건조하고 겨울에는 -20C 에 달하기 때문에 한냉은 장수에 관계가 없는 것 같다.

② 건강한 체질의 유전—저기압, 고산지대, 험준한 야산에서 중노동에 종사하면서 형성된 긴장한 체질, 또한 오랜 기간에 걸쳐서 왜적의 침입과 싸워온 용사의 자손의 강인한 소질이 대대로 유전되어 장수촌이 형성되었다고 생각되며 유전 관계가 농후하였다.

③ 주식—주로 보리, 강냉이를 주식으로 하는 것이 좋다.

④ 푸른채소와 산채(약초), 과일—채소는 살짝 데친 것이 좋다. 약효가 있는 것은 산채나 식물에 많다. 차나 콩류가 좋다. 과일은 추운 지방과 열대성 지방의 것이 좋다. 그리고 종자의 핵(씨)을 반드시 먹어야 한다.

⑤ 젖(우유)와 유제품—요구르트와 어패류·해초를 많이 먹는 것이 좋다. 이것들은 건강에 필수적인 단백질이나 칼슘 등의 중요한 물질을 포함하고 있다.

⑥ 알콜음료—술 중에서는 포도주가 좋다.

⑦ 음료수—우물물과 개천의 물 또는 빙하가 녹은 물 등이 철분이외의 많은 광물질을 포함한 미량 영양소 물이기 때문에 필요하다.

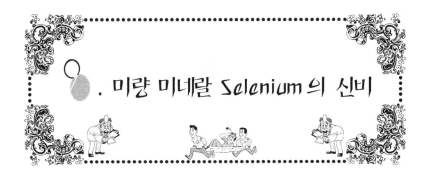

9. 미량 미네랄 Selenium의 신비

최근 미국의 Schrauzer 박사, Passwater 박사, Shamberger 박사 등의 오랜 연구끝에 Selenium이 인체에 필수불가결한 미량 Mineral로서 강력한 항 산화작용과 면역기능 강화작용으로 유전자인 DNA를 보호하고 세포 기능을 활성화시켜 노화과정을 늦추고 동맥경화증의 성인병을 예방하는데 뚜렷한 효과가 있다고 발표되어 전세계적으로 주목을 받고 있는데, Selenium의 주요 작용을 요약하면 다음과 같다.

① 체내의 각각 세포의 막을 보호하고 세포내의 기능질로서 주요한 Organell(소기관)들의 기능을 활성화시켜 세포의 산화를 방지하여 세포 기능의 쇠퇴를 방지한다.

② 생체의 면역계를 강화시키고 중금속, 발암물질 등의 오염을 해독하고 중화시킴으로써 각종 암의 발생을 예방하는데 효과적인 작용을 한다.

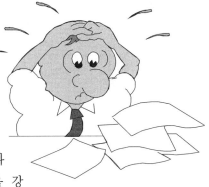

③ Selenium은 Vitamin E와 서로 상승적으로 항산화 작용을 강

화시켜 혈관이나 조직내의 지질의 산화를 방지하여 동맥경화나 조직
의 경화를 지연, 억제, 예방하는데 효과가 있다.

④ 생화학적으로 Selenium을 함유한 Glutathione Peroxidase는 변
이성 과산화물로부터 세포를 보호하며 Prostaglandin의 대사와 백혈
구의 식균작용 등에도 관여한다.

⑤ 또한 Selenium은 Glutathione Peroxidase의 주요성분으로서 죽
상동맥경화증의 원흉물질인 과산화지질의 생성을 억제 방지시켜, 죽
상동맥경화증의 발생을 방지하고, 노화를 억제하는데 주요한 역활을
한다.

⑥ Selenium은 노화를 나타내는 하나의 지표가 되는 노인성 피부
의 황갈색 반점인 Lipofuscin 색소침작을 억제, 감소시키는데 큰 효과
가 있다고 한다.

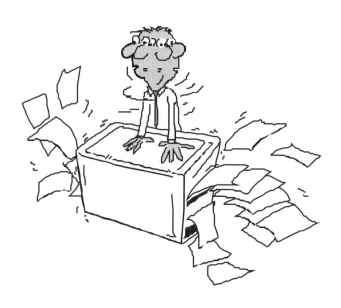

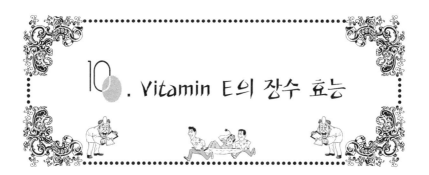

10. Vitamin E의 장수 효능

 비타민 E는 '토코페롤'이라고도 하는데 곡류의 배아에 많이 존재하지만, 식물성 기름과 푸른 잎에도 포함되어 있다. 토코페롤의 효능은 특히 노화 방지와 성인병 예방에 큰 효과가 있다고 할 수 있는데 주요 작용은 다음과 같다.

① 노화억제

비타민 E가 '노화'와 관계가 있다고 알려진 것은 비교적 최근의 일이다. '인간은 혈관과 함께 노화한다'라는 노화설이 있다. 즉 혈관이 튼튼해서 혈액 순환이 잘 되면 노화가 억제되고 늦게 나타난다는 의미가 되겠다.

토코페롤은 온몸의 말초 구석구석에 퍼져있는 모세혈관에까지 혈액의 흐름을 원활하게 해주어 세포의 신진 대사를 도와 조직에 산소와 영양분을 충분히 공급하고 생생한 탄력을 주어 '젊음'을 유지시키는 역활을 하므로 노화 방지에 큰 효과가 있겠다.

② 성인병의 예방

토코페롤은 혈관내의 노폐물이 축적되지 않도록 하고 특히 동맥내벽을 튼튼하게 유지시켜 손상이나 장애를 방지해 줌으로서 고혈압, 동맥 경화증, 당뇨병 등 성인병의 발생을 방지 예방하게 된다. 토코페롤을 충분이 섭취하면 혈관 내벽이나 혈액 성분에 과산화지질의 형성이 어렵게 되어 혈액이 혈관내를 원활하게 흐를 수 있고 각 조직에 산소와 영양분을 충분히 공급할 수 있으므로 혈관 조직이 건강하여, 결과적으로 동맥 경화증 같은 성인병이 발생되지 않을 것이다.

③ 내분비기능 강화

토코페롤은 체내의 호르몬 분비를 조절해 줌으로서 갱년기 장애, 정력감퇴 증상을 해소시켜 활기있는 정상적인 생활을 유지케 해 준다.

④ 피부의 탄력을 유지시키는 작용

토코페롤은 피부를 윤기있고 탄력있게 가꾸어 주어 나이가 들어도 아름다운 피부를 간직할 수 있게 해 준다.

⑤ 말초혈액 촉진작용

토코페롤은 팔, 다리에 경련(쥐)을 일으키는 증상이나 하지무력감 등을 치료, 완화시켜 주며, 또한 말초 혈관의 수축을 막아줌으로써 수족냉증이나 동상 등을 예방해 준다.

⑥ 생리불순, 습관성 유산을 방지하는 효능

「Tocopherol」은 강력한 항불임작용과 혈류촉진작용이 있어 자궁내막을 건강하게 보호, 유지해 줌으로서 습관적 유산의 예방 및 치료에 효과가 있고 또한 생리불순 등을 정상적으로 조절시키는 작용이 있다고 한다.

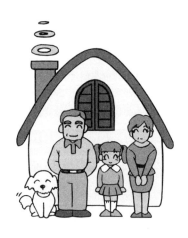

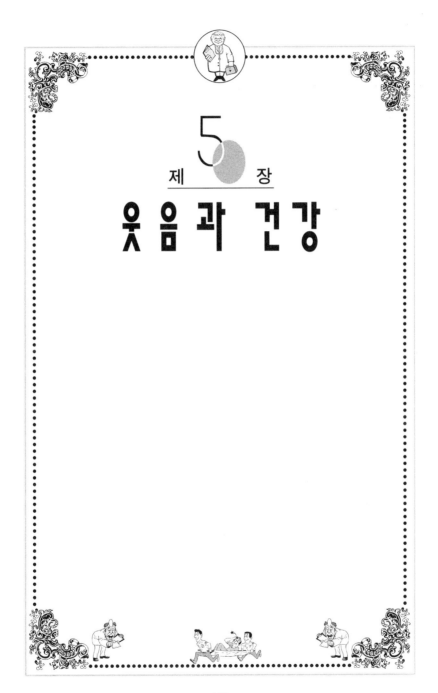

제 **5** 장

웃음과 건강

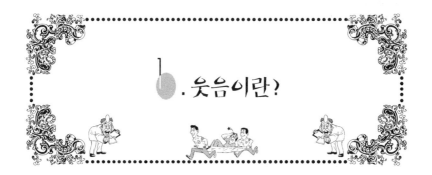

1. 웃음이란?

웃음이란 높은 감정 반응으로 비교적 고상한 지적 생활이나 사회 생활에 부수하여 표출된다. 사람은 기쁘거나 만족스러울 때, 슬프거나 어처구니 없을 때, 남을 업신여기거나 비웃을 때 안면근육을 함께 움직여서 일정한 표정을 짓는다. 이러한 반응을 총칭하여 웃음이라 한다.

다음 선인들의 정의를 보자.

- 플라톤 - 질투의 감정에 쾌감이 가미된 것이 웃음이다.
- 데카르트 - 자기와 비교해서 타인의 단점과 불완전성을 보고 자신의 우월성을 느끼는 것이 웃음을 유발한다.
- 홉스 - 돌연히 나타난 승리의 감정.
- 칸트 - 무엇인가 중대한 것을 기대하고 바짝 긴장해 있을 때 예상 밖의 결과가 나타난다. 그 순간 갑자기 긴장이 풀려 우스꽝스럽게 느껴지는 감정의 표현.
- 쇼펜하우어 - 추상적으로 생각했던 일과 현실 사이의 불일치를 갑자기 파악했을 때 웃음이 유발된다. 예를 들면 귀부인이 바나나를 밟고 넘어진다거나 어린이가 어른의 바지를 입었을 때 등이다.
- 자스틴 - 놀람과 기대의 어긋남에서 웃음이 생긴다.

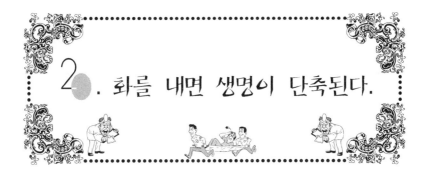

2. 화를 내면 생명이 단축된다.

화를 내는 노기(怒氣)는 혈압을 상승시킨다. 울화가 극도에 달하면 분사(憤死)를 초래한다.

윌리엄스 박사는 「노기는 사람을 죽인다」라는 저서를 통해 감정과 육체의 관계를 과학적으로 고찰했다.

이 책에 의하면 성을 잘 내는 사람은 낙천적인 사람에 비해 50세 이전에 죽을 확률이 5배 이상 높다고 한다.

만성불안형의 사람은 끽연·폭주·과식 등의 나쁜 습관에 빠져 건강을 해치게 되는 것이 십상인데, 적의나 한(恨)과 같은 감정을 오래 간직하고 있으면 병에 대한 면역력이 저하되기 때문에 편두통을 자주 일으켜 위궤양·암·뇌출혈 등의 질환에 걸리기 쉽다고 한다.

이에 대해 미국의 엘머 게이츠 박사는 인간이 토해 내는 숨을 가지고 매우 흥미 있는 실험을 했다.

게이츠 박사는 화를 내고 있는 사람, 슬픔과 고통에 빠져 있는 사람, 후회로 괴로워하는 사람, 기뻐하는 사람들이 토해내는 숨을 채취하여 액체공기로 냉각시켜 보았다. 그러나 침전물이 생겼는데, 이 침전물의 빛깔이 호흡을 할 때의 감정에 따라 달라지는 것을 발견한 것이다.

게이츠 박사는 감정에 따라 빛깔을 달리하는 침전물의 성분을 분석하여 다음과 같은 도표를 도출해 냈다.

▶감정과 육체의 관계

감정의 구분	빛깔	성 분
화를 낼 때	밤색	무서운 독소 화학물질 증가
슬퍼하거나 고통을 느낄때	회색	독소 화학물질 증가
후회할 때	분홍색	독소 화학물질 증가
기쁠 때	청색	각성 호르몬과 엔도르핀의 분비 증가

　기쁠 때 발생하는 여러 호르몬과 엔도르핀은 인체의 노화를 방지하고 활력을 넘치게 하지만, 화를 낼 때나 고통을 느낄 때 발생하는 독소 화학물질은 건강에 치명적인 악 영향을 미친다는 것이다.
　게이츠 박사는 감정에 따라 빛깔과 성분을 달리하는 침전물을 실험용 쥐에게 주사했다. 그 결과 밤색 침전물을 주사 맞은 쥐는 불과 수 분 만에 죽었고, 청색 침전물을 주사 맞은 쥐는 처음보다 월등히 활력이 넘쳤다고 한다. 따라서 만일 한 사람이 1시간 동안 계속해서 화를 낸다면 80명을 죽일 정도의 독소를 발생한다는 것이 게이츠 박사의 실험 결과이다.

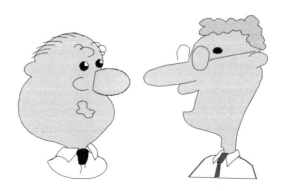

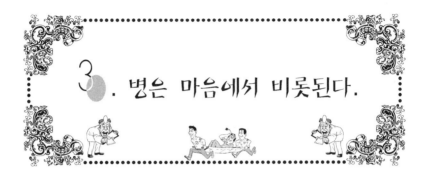

3. 병은 마음에서 비롯된다.

 우리의 몸은 정신에 종속되어 있다. 당신의 생각이 부정적인 것으로 계속되면 당신의 육체는 어느 날 순식간에 질병과 부패의 늪 속으로 빠지게 된다. 실패라는 것도 결국 부패하고 부정한 생각의 산물에 지나지 않는다.

병든 생각은 병든 육체로 나타난다. 질병에는 여러 가지 복합 요인이 작용하지만 심리적인 갈등이 가장 큰 몫을 차지한다고 한다. 근심, 걱정, 시기, 질투, 심술궂은 마음은 육체의 노화를 가속화 시킴과 동시에 온갖 질병을 유발시킨다.

스트레스가 만병의 근원이라는 것은 누구나가 알고 있는 사실이다. 스트레스는 암을 비롯하여 소화성 궤양·궤양성 대장염·기관지천식·고혈압·두통 및 편두통 등의 주 원인이 되는데, 소위 '신경성 질환'에 걸리는 사람의 성격은 비관적이고 내성적인 경우가 대부분이라고 밝혀지고 있다.

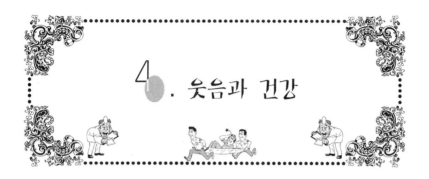

우리 인간은 대부분 건강하게 태어났지만 거친 세상을 살면서 건강을 잃게 되고 결국은 병들어 세상을 하직하는 비극을 맞게 된다. 생명과 건강은 인간이 가장 중요시하는 것이기에 우리의 주변에 그렇게 많은 병원과 약국이 있고, 한의원들이 즐비한 것이다. 뿐만 아니라 건강원이라는 이름을 걸고 개구리, 뱀, 자라, 미꾸라지, 까마귀, 웅담, 죽염, DHEA 등을 파는 가게들이 곳곳에 있다.

우리들이 너무도 흔하게 생각하는 웃음이 건강을 가져다주는 신비한 보약이고, 심지어 상당 부분의 병을 고치는 치료제로 각광을 받고 있다는 것은 우리들에게 호기심을 갖게 하기에 충분하다. 이것은 가끔 한번씩 유행처럼 지나가는 대체 민간 요법이나 신비적 요소를 가진 건강법이 아니라 정통 의학에서 의학적 근거를 바탕으로 한 웃음의 재발견이라는 것이다.

웃음 건강학이 최근에 각광을 받게 된 것은 노만 커신스(Norman Cousins) 라고 볼 수 있다. 그는 미국의 유력한 잡지 토요 리뷰(Saturday Review)의 편집장을 지낸 언론인이었다.

그 사람은 50세로 1964년 8월 강직성 척수염이라는 희귀한 관절염에 걸려 의사로부터 회복될 가망이 없다는 진단을 받았다. 이 병은

500명 중에 한 사람이 회복될 수 있는 치명적인 병이다. 이 병은 골절 마디마디에 염증이 생겨 심지어 손가락도 굽히지 못하는 극심한 고통이 수반되는 병이었다. 의사는 이 질병이 중금속 오염으로 인해 발생했다고 지적하고 있다.

커신스 씨는 이런 극한적인 절망의 순간에 언젠가 읽었던 캐나다 의사 한스 셀리(Hans Selye) 박사가 저술한 「삶의 스트레스」(1954)라는 책이 생각났다. 이 책에서 저자는 부정적인 사고나 감정은 육체에 화학적 변화를 가져오며 부신 호르몬을 바르게 한다고 했다. 그리고 스트레스는 많은 질병의 원인이 된다고 지적하였다. 커신스는 이 원리를 굳게 믿었다.

그의 주치의 윌리엄 헛지그(William Hitzig) 씨는 커신스 씨와 오랜 친분을 통해 서로 마음을 나누는 사이기도 했거니와 희망과 용기, 즐거운 정서가 질병 치료에 큰 도움이 될 것이라는 긍정적인 견해를 갖고 있던 의사였는지라 커신스 씨의 견해에 호의적이었던 것이다.

그는 바로 코메디 영화를 보기 시작했다. 웃음의 효과는 나타났다. 병실을 병원에서 호텔로 옮겨 친구들과 같이 웃음을 자아내는 영화를 보았다. 혼자보다는 여러 사람이 모여서 웃을 때 33배나 더 웃을 수 있다고 한다. 그는 병마에서 벗어난 후 「질병의 해부」라는 책을 1968년에 발간하여 베스트 셀러가 된 바 있다. 그는 말년에 UCLA 의대 교수로 있다가 75세까지 건강하게 살았다. 1989년에는 「희망의 생물학」이라는 저서도 남겼다.

웃음이 건강과 치료에 큰 효과가 있다는 것은 커신스 씨가 처음 발견한 것은 아니다. 구약성경에 마음의 즐거움은 양약이라고 했고, 세계 각국에서 웃음이 병을 고친다는 얘기가 전해 내려오고 있다. 서기 1300년 경에 프랑스의 의과대학 교수였던 헨리 드 몬더빌레(H. De Mondeville)는 다음과 같이 가르쳤다.

"의사는 환자의 기쁨과 행복같은 생활의 전체적인 국면을 돌보아 주어야 하며, 환자의 친척이나 가까운 친구가 그를 흥겹게 하도록 허

락해야 한다. 그리고 환자에게 우스게 소리를 들려줄 누군가를 초청
해야 한다."

17세기의 영국의 의사 토마스 시던행(Sydenham)은 "마을에 좋은
광대들이 오는 것은 당나귀 20필에 실은 약보다 건강에 더 좋다."고
말했다. 영국의 프랜시스 베이컨(F. Bacon)은 마음의 즐거움이 건강
에 좋다고 했고 로벗 버튼(R. Burton)도 웃음이 피를 깨끗이 하고 젊
고 활기차며 건강한 삶을 할 수 있다고 했다. 임마누엘 칸트(I. Kant)
도 비슷한 말을 그의 저서에 기록했다. 웃음의 임상학적 연구로 잘
알려진 로마린다 의과 대학을 1902년 설립한 엘렌 화윗(Ellen White)
여사는 질병의 90%는 마음에서 발생하는 것이므로 마음의 즐거움과
기쁨이 건강에 중요하다고 강조했다. 지그문드 프로이드는 1905년
「유머와 무의식과의 관계」라는 책에서 유머, 위트, 웃음은 걱정, 공
포, 분노와 다른 부정적인 감정을 극복하는 방어제가 된다고 했다.
이런 프로이드의 지적에 따라 정신 분석학을 공부한 심리학자나 정
신과 의사들은 환자들을 치료하는 일에 웃음을 폭넓게 이용해 왔다.

미국 웃음치료학의 체계를 세운 스탠퍼드대 의과 대학의 윌리엄
프라이(William Fry) 교수는 웃음과 유머가 건강에 효과 있다는 것을
발견하고 「치료제로서의 웃음」이라는 책을 펴냈고 1971년과 86년에
웃음과 심장, 순환계의 임상학적인 상관 관계를 밝혔다. 그는 특히
폭소는 건강에 대단한 효과를 보인다고 평가했다.

웃음을 임상적으로 연구한 선구자 중 미국의 베라 로빈슨(V.
Robinson) 박사를 꼽는다. 그는 캘리포니아 주립대(Fullerton) 간호대
학의 교수였다. 그녀는 의료진들에게 웃음의 사용이 왜 중요한가에
대한 논문으로 박사 학위를 받았고, 후에 최초의 웃음요법 교과서인
〈유머와 의료진〉이라는 책을 발간하였다.

캐나다의 심리학자 허버트 레프코트(H. Lefcourt)와 로드 마틴(R.
Martin)은 1986년에 「유머와 라이프 스트레스」라는 책에서 스트레스
와 정서 반응에 대한 연구 결과를 밝혔는데, 특히 웃음과 유머에 대

하여 집중적으로 조명했다. 이들 학자들의 주장에 따르면 스트레스를 해소하는 많은 방법 중에 유머와 웃음이 가장 탁월한 결과를 가져다 준다고 한다.

웃음요법에 대한 의학적인 근거는 로마 린다(Loma Linda)의과 대학교의 두 명의 교수에 의해 전환기를 맞게 되었다. 리 버크 교수와 스탠리 탠 교수는 웃음과 면역체에 대한 연구로 전세계 의학계에 비상한 관심을 불러 일으켰다. 이들은 웃을 때 체내에서 병균을 막는 항체인 인테페론 감마 호르몬이 많이 분비된다는 것을 발견하였다. 1996년 4월 캘리포니아주 산타 모니카에서 개최된 심리신경면역학 연구학회의 연례 모임에서 버크 교수는 이 발견을 발표하여 이 방면의 의학계 권위자가 되었다.

웃음의 치유적 능력에 대하여 홍보하고 있는 사람을 꼽으라면 캘리포니아 데이비스에 살고 있는 패티 우턴(P. Wooten) 씨를 꼽는다. 그녀는 이미 간호사들을 위한 웃음 교본을 두 권 저술했고 1996년도 세계웃음요법학회 회장을 맡았었다. 그녀는 책에서 "전통적인 의과대학에서 웃음을 치료제로 가르치지는 않지만 상황은 바뀌고 있다."고 지적하면서 앞으로 간호대와 의대에서 웃음요법이 정규 과목으로 채택될 것이라고 전망하고 있다.

정신과 생리의 상관 관계를 연구하는 심리신경면역학은 현재 활발하게 연구되고 있는 의학 분야 중의 하나이다. 물론 현재까지 나온 여러 가지 임상학적 보고서에서도 불구하고 웃음요법이 기존의 치료법에 의해 치료를 받고 있더라도 웃음요법을 이용하면 더 빨리 회복되는 결과를 볼 수 있다는 것이다.

이런 면에서 웃음요법은 기존의 의료기관을 전면 부인하는 다른 대체 의학과는 구별된다.

커신스 씨를 통해 불붙은 웃음의 의학적 효력에 대한 연구는 현재 전 세계적으로 확산되고 있으며 미신적인 대체 의학으로 치부해 버리기에는 그 규모나 연구 성과가 너무도 엄청나게 커지고 말았다.

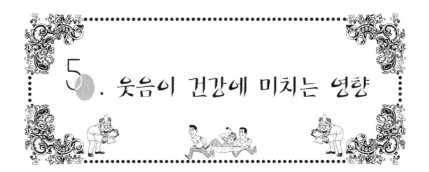

5. 웃음이 건강에 미치는 영향

1) 웃음은 최고의 의술

동의보감에 "웃음은 보약보다 좋다."라는 말이 있다. 웃으면서 유쾌하게 지내는 것이 육체와 정신에 가장 좋은 건강법이라는 사실은 동서고금이 공통으로 주장한 건강의 진리이다. 최근에 발행된 프랑스의 보건전문지 「상테」에 따르면, 프랑스 의사들이 꼽은 가장 좋은 약은 '웃음'이라고 밝혔다. 프랑스 의사들은 다음과 같은 이유를 들어 그 효능이 입증되는 탁월한 치료제라고 했다.

① 허파와 기도(氣道)를 확장시켜 공기의 유입과 배출을 촉진시켜주며, 상부 호흡기를 정소해 호흡을 정상화시킨다.

② 자율신경계에 자극을 주어 동맥과 심장 등 순환계의 작용을 도우며, 장과 간의 작용을 촉진시켜 소화를 돕는 작용을 한다.

③ 웃으면 호흡이 깊어져 공기를 하복부까지 들이마시게 되므로 복부 근육 운동을 촉진시켜 변비를 치료한다.

④ 침과 소화액의 분비를 촉진시켜 콜레스테롤 증가를 억제한다.

⑤ 각종 통증을 완화시키고 억제한다.

웃으면 '엔도르핀'이 생기고 따라서 '티 임파구'가 강해지며, 우리 몸에 침입하려는 모든 병균을 물리쳐 준다. 따라서 웃음은 우리 건강을 위한 즉효약이라고 말해도 과장은 아닐 것이다.

반대로 사람이 화를 낼 때는 우리 두뇌에서 '아드레날린'이란 호르몬이 나오는데 이것은 티 임파구를 매우 약하게 만든다고 한다.

그러니 우리 조상들이 일찍이 '일소일소, 일노일노(一笑一少一怒一老)'라고 말한 삶의 지혜는 얼마나 과학적인가.

웃음을 통한 기분전환이 고통과 불안에 저항하는 능력을 증가시켜 준다고 한다. 웃음은 인체내 각성 호르몬과 천연모르핀인 엔도르핀의 분비를 증가시켜 각종 경련 상태를 예방하고 완화시킨다고 한다.

3) 많이 웃는 사람은 장수함

의학 연구팀에 의하면 사람이 웃으면 알칼리 체질, 울거나 화를 내면 산성 체질이 된다고 한다. 미국의 굳맨 교수는,

"만약 사람이 하루에 열 다섯 번만 웃을 수 있다면 환자는 지금의 반수로 줄어들 것이다."라고 말했다.

백 번의 웃음은 10분간 노를 젓는 것 만큼이나 심장근육에 활력을 준다고 했다. 즉 마음이 유쾌하면 혈액 순환이 원활해 건강에 크게 도움이 되는 것이다. 반면 마음이 불유쾌하면 몸속에 독이 생겨서 피가 흐려지고 잘 돌지않아 건강을 해치게 되는 것이라고 했다.

4) 장수하려면 낙관주의가 되어야

「동의보감」에서는 건강하게 장수하려면 다음의 다섯 가지 사항에 주의할 것을 지시하고 있다.

① 명성을 얻기 위해 너무 애쓰지 말라. 사리사욕을 억지로 추구하는 행위는 단명을 초래한다. ② 대범하라. 사소한 일에도 신경을 쓰고 화를 잘 내는 사람, 너무 자주 감격하는 사람은 장수하지 못한다. ③ 언행을 조심하라. 말과 행동이 정도를 벗어나면 장수하지 못한다. ④ 과음·과식하지 말라. 술과 음식을 많이 섭취하면 장수하지 못한다. ⑤ 정신을 피로하게 하거나 절제 없는 생활을 반복하면 장수하지 못한다.

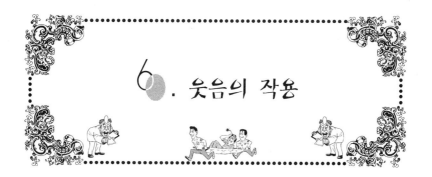

6. 웃음의 작용

① 건강 작용

웃음이 건강에 미치는 영향은 동양의 동의보감이나 최근 서양의 의학자에 의해 많이 증명되고 있다.

웃음이 건강에 미치는 영향은 별항에서 자세히 다루고 있다.

② 친화 작용

우리가 사회 생활을 하면서 모르는 사람을 처음 대한다는 것은 피차에 약간의 긴장감을 느끼게 한다. 이럴 때 웃음을 곁들이면 긴장감은 순간적으로 사라지고 마치 오래 사귀어온 사이처럼 친근감을 느끼고 대화를 부드럽게 이끌어가게 되는 경우를 가끔 경험하게 된다.

웃음은 모든 사람의 마음과 마음을 하나로 엮어주는 융화 작용 및 친화 작용을 하고 있다. 웃음은 인간 관계의 윤활유 역할을 한다. 유머는 인간 관계의 문제를 푸는 열쇠가 되기도 한다.

③ 집중 작용

강연 서두에 모두가 웃을 수 있는 이야기를 함으로써 청중이 집중하게 된다. 특히 졸릴 때 웃기는 이야기는 잠을 깨게 한다.

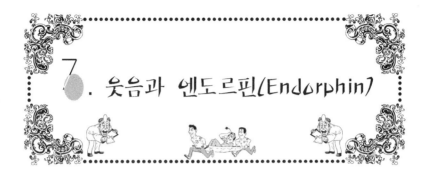

7. 웃음과 엔도르핀(Endorphin)

1975년 영국의 에버딘 대학교 생화학자 한스 코스터리츠 (H. W. Kosterlitz) 박사는 뇌에서 생성되는 엔케팔린 (enkephalins)을 발견하고 다시 연구를 계속하여 아편 같은 기능을 가지면서도 모르핀보다 200배 더 강한 모르핀(morphines)을 발견하고 이것을 체내의 모르핀(morphine)이라는 의미로 엔도르핀이라고 명명하였다. 영국에서 코스터리츠 박사와 그의 제자 존 휴즈스(J. Hughes)박사가 이 신경 호르몬을 발견하던 비슷한 때에 미국의 존스 홉킨스 대학교의 솔로몬 스나이더(S. Snyder) 교수도 동물의 뇌에서 아편과 같은 효과를 내는 물질을 발견하였다.

이후 엔도르핀에 대한 연구는 더욱 왕성해 졌으며 베타 엔도르핀, 감마 엔도르핀, 알파 네오 엔도르핀, 다니놀핀, 프로엔케파린 등의 다양한 엔도르핀들이 속속 보고되었다. 특히 골드 스타인 박사가 발견한 다니놀핀은 엔도르핀의 700배 이상의 진통 효과가 있는 강력한 호르몬이다. 하지만 곧 이어 다니놀핀보다 더 큰 효과를 가진 펩타이드 엔케파린(ECPs)이 발견되었다.

엔도르핀은 지금까지 알려졌던 중독성이 있는 진통제가 아닌 중독이 되지 않는 천연 진통제이다. 몸에 통증이 발생하면 신경 호르몬인 엔도르핀이 생성되어 즉시 그 고통을 막아 준다. 지금까지 알려진 엔도르핀의 기능으로는 신경 활동을 통제하여 근심 걱정들을 덜어주고 뇌의 기능을 도우며 몸의 통증을 막아 주는 것 등이 있다. 그리고 혈액 속에 순환하면서 호르몬의 기능을 발휘하고, 긴장을 조절하고 심장활동을 도와주며, 암환자들에게 치료의 효과를 나타낸다. 특히 엔도르핀은 스트레스의 가장 좋은 치료제로 알려지고 있다. 운동선수들이 거칠게 태클을 당하고 넘어져 깨어지고 찢어져도 별다른 통증을 느끼지 못하는 것은 바로 엔도르핀의 분비와 관련되며 성관계에서 경험하는 절정감인 오르가즘(orgasm)이 엔도르핀과 연관있다는 것도 최근 밝혀졌다.

엔도르핀이 체내에서 자동으로 생성되는 것은 아니다. 이것은 마음의 감정과 관계를 맺고 있다. 마음이 기쁘고 즐거우면 엔도르핀은 많이 생성되지만 우울하고 속상하면 엔도르핀과 정반대의 효과를 내는 아드레날린이 생성된다. 아드레날린의 과다분비는 심장병, 고혈압, 노화촉진, 노이로제, 관절염, 편두통 등의 원인이 된다는 연구 논물들이 발표되고 있다.

그리고 한번 분비된 엔도르핀의 절반은 대개 그 효과가 5분 정도이다. 그러므로 계속하여 체내에서 엔도르핀의 효과를 얻기 위해서 생성시키는 가장 효과적인 촉진제이다. 상황이 어떠하든지 우리의 몸이 얼마나 아프든지 상관없이 우리가 웃을 수만 있으면 우리의 체내에서 모르핀 보다 수백배 더 강한 엔도르핀이 생성되어 고통 속에서 우리를 보호해 준다는 사실이 알려졌다.

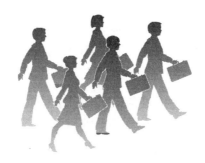

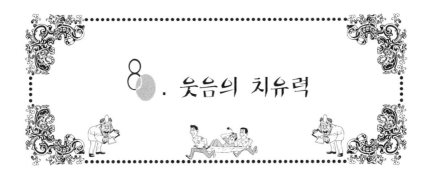

8. 웃음의 치유력

웃음은 현대인들의 가장 무서운 질병의 원인이 되는 스트레스에 대한 최고의 해소책이고, 스트레스 자체의 발생을 미리 막아주는 예방 주사이다. 웃음은 체내에서 면역계를 강화시켜 세균의 침입이나 확산을 막아주며, 엔도르핀이라는 강력한 천연적 진통제가 분비시켜 육체의 고통을 경감시켜 준다.

1996년 2월 27일자 뉴욕타임즈에는 "웃음은 여러 가지로 유익하다."라는 제목으로 미국 사회에서 확산되고 있는 웃음요법에 대한 기사를 게재했다. 이 기사를 요약하면 다음과 같다.

아기들은 생후 2-3개월부터 웃기 시작하여 급속하게 웃음의 횟수가 많아진다. 보통 6세의 아이의 경우 하루에 300회 웃는다. 하지만 성인이 되면 하루 100회에서 15회 정도 웃으며 개인에 따라 차이가 있기는 하지만 점점 줄어든다.

학자들은 우리가 크게 웃을 때 신체에서 혈액 순환을 증가시키고 상체의 근육을 운동시키며 심장 박동수를 높여주며 허파에서 노폐된 공기를 바깥으로 내 보내준다고 말한다. 로마린다 의대의 리 버크 교수의 실험에 의하면 웃음이 면역계와 신경내분비계에 큰 영향을 미친다고 했다. 웃음은 체내에서 스트레스 호르몬인 코티졸과 에피네프린의 양을 줄여 주고, 동시에 몸의 항체인 T 세포와 NK 세포 등 각종 항체를 분비시켜 더욱 튼튼한 면역체를 갖게 한다. 스탠포드 의대의 윌리엄 프라이 박사는 「약으로서의 웃음」이라는 책에 웃음의 생리적 효과를 다음과 같이 요약했다.

① 뇌하수체에서 엔도르핀(endorphines)이나 엔케팔린(enkephalins) 같은 자연 진통제(natural painkillers)가 생성된다.

② 부신에서 통증과 신경통과 같은 염증을 낮게 하는 신비한 화학 물질이 나온다.

③ 동맥이 이완되었기 때문에 혈액의 순환과 혈압이 낮아진다.

④ 웃음은 신체의 전 기관에 긴장완화를 준다.

⑤ 웃음은 혈액내의 코티졸(cortisol)의 양을 줄여 준다.

⑥ 스트레스와 분노, 긴장의 완화로 심장 마비를 예방한다.

⑦ 웃음은 심장 박동 수를 높여 혈액 순환을 돕고 몸의 근육에 영향을 미친다.

⑧ 뇌졸중의 원인이 되는 순환계의 질환을 예방한다.

⑨ 암 환자의 통증을 경감시킨다.

⑩ 3-4분의 웃음은 맥박을 배로 증가시키고 혈액에 더 많은 산소를 공급한다.

⑪ 가슴과 위장, 어깨 주위의 상체 근육이 운동을 한 것과 같은 효과를 얻는다.

학습 활동에서의 유머를 연구한 엘 앤드슨(L.W. Anderson) 씨는 다음과 같은 결론에 도달했다.

웃음은 :

① 이해와 기억을 돕는다.

② 학급에서 긍정적인 학습 분위기를 만들어 준다.

③ 학생들의 학습 참여도를 권장한다.

④ 학생들의 주의력을 잡아준다.

⑤ 인지적 발달을 돕는다.

⑥ 바람직하지 못한 행동을 막아 준다.
⑦ 학생들의 자긍심을 개발한다.
⑧ 학생과 교사의 삶의 질을 높여 준다.
⑨ 고민감을 줄여 준다.

펜실베니아주 웨스트 체스터대학교의 연구진은 유머 감각이 뛰어난 학생들은 학업 생활의 각종 스트레스를 긍정적인 태도로써 극복한다는 것을 발견했다. 또한 학습 과정에서 웃음은 학생들에게 흥미를 유발하고 지식과 정보에 대한 기억력을 증진시키고 교사와 학생간의 학습을 가로막는 감정적 장애가 되는 긴장을 완화시켜 준다고 했다.

캘리포니아대(UCLA) 통증치료소의 책임자였던 데이빗 브래슬러(Bresler) 박사는 극심한 통증을 호소하는 환자들에게 한 시간에 두 차례씩 거울을 보고 웃게 하였다. 심지어 가짜 웃음을 웃는 사람도 상당한 효과를 보는 것을 발견했다.

오하이오 주립대의 낸시 렉커(Recker) 교수는 「웃음은 참으로 좋은 약이다」라는 기사에서 웃음의 효력을 다음과 같이 요약하고 있다.

웃음은 :

① 힘을 준다.
② 극복할 능력을 준다.
③ 상호간에 대화와 마음의 통로를 열어 준다.
④ 긴장감을 완화하여 준다.
⑤ 분노를 몰아내고 공격성을 없게 한다.
⑥ 학습 효과를 높여주고 기억력을 증진시킨다.
⑦ 진단의 도구로 사용될 수 있다.

미 아리조나주의 패트릭 플래너갠(Flanagan) 박사는 웃음이 체내의 안전 밸브이고, 스트레스 호르몬을 감소시키고 엔도르핀 같은 유익한 호르몬을 대량 생성한다고 보았다. 심지어 "거짓 웃음(Faking laughter)"도 진짜 웃음과 비슷한 화학적 반응이 체내에서 일어난다고 주장하고 일부러 웃는 척해도 그런 행동은 진짜 웃음으로 바뀐다고 했다.

웃음은 과거나 지금이나 인간 생활에 뗄래야 뗄 수 없는 감정의 표시이고, 이 인간의 독특한 감정은 마음의 즐거움과 행복 뿐만 아니라 신체의 건강을 가져다주는 치유제로 재발견 되고 있다. 미국의 경우 4월은 '전국 유머 강조의 달'로 제정하여 각지에서 각종 행사를 거행한다.

지금까지 열거한 것 외에도 웃음과 건강 관계를 연구한 여러 논문들은 다음과 같은 웃음 생리적 효과를 지적하고 있다.

① 몸의 면역체를 강하게 한다.
② 육체적 고통을 완화시킨다.
③ 몸의 온도를 적정 수준으로 높여 준다.
④ 살 빼기 운동을 돕는다.
⑤ 불면증을 고쳐준다.
⑥ 감기에 덜 걸린다.
⑦ 혈압을 내려 준다.
⑧ 심장혈관 기능을 강화시켜 준다.
⑨ 위산을 줄여 준다.
⑩ 암의 확산을 늦추어 준다.
⑪ 산소 소비를 줄여 준다.
⑫ 관절염 증상을 완화해 준다.
⑬ 천식 증상을 완화해 준다.
⑭ 수명을 연장해 준다.

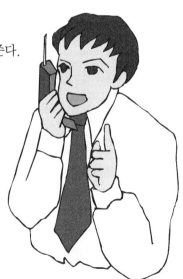

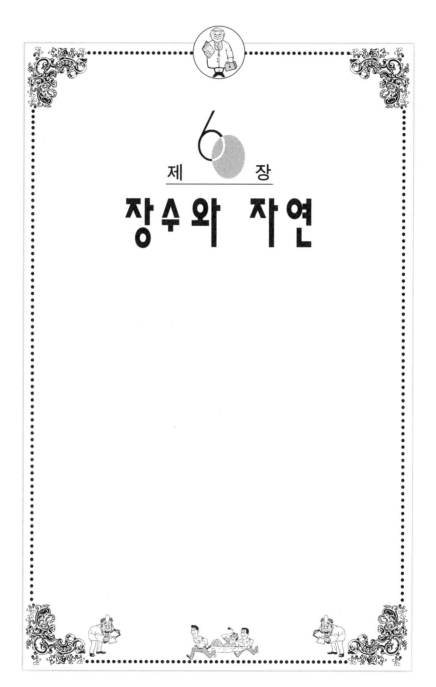

제 6 장

장수와 자연

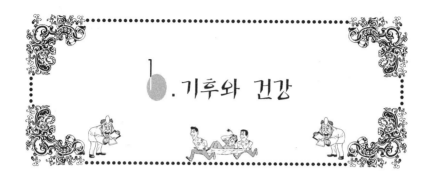

기후와 사람의 건강 사이에는 매우 밀접한 관계가 있다. 사람들이 수명, 수면, 기억력은 자기도 모르는 사이에 기후의 영향을 받는다. 대체로 사람들은 여름이면 몸이 여위고 겨울이면 몸이 좋아진다. 즉 여름철에는 온도와 습도가 높고 인체의 물질 대사가 더디며 위액의 분비가 적어지고 위장 운동이 약해지며 입맛이 떨어지는 것과 함께 운동으로 인한 열량 소모가 섭취량보다 많기 때문에 몸이 여위워진다. 반대로 겨울에는 인체의 물질 대사가 강화되고 입맛이 높아지기 때문에 몸무게가 늘어난다.

기후는 사람들의 정서와도 매우 밀접한 관계를 가지고 있다.

폭우가 쏟아지기 전에 우뢰가 울고 번개가 칠 때면 공기중의 음이온 함량이 늘어나므로 사람들은 거뿐한 감을 느끼게 되고 겨울철의 햇빛은 사람들의 마음을 우울하게 한다. 그러나 비가 오기전의 저기압상태는 어린이들의 심정을 안절부절하게 만들고 흐리고 비가 오는 날씨는 사람들의 정서를 저하시킨다. 이밖에도 저기압 상태에서 기온이 높아지기 하루이틀 전에는 사람들의 정서가 초조해지고 쉽게 노하며 행동이 늘어진다. 그러므로 이런 때에는 차사고도 많다.

기억력은 사람에 따라 다르지만 사람마다 기억력이 좋고 나쁠 때가 있는 것이다. 기억력이 제요소들의 영향을 받는 외에 기후의 영향도 받는다. 적합한 기후는 대뇌가 정보를 체계화하고 기억하는데 이롭다. 고기압 상태에서의 낮은 온도와 습도는 흔히 사람들의 사유를 민감하게 하고 명석하게 한다. 이른 아침이나 깊은 밤에 기억 효과가 좋은 것도 바로 그 측면의 요소들이 작용하기 때문이다.

찌는듯한 더위는 사람들의 시력에 나쁜 영향을 준다. 피지제도에 사는 사람들은 30살을 넘기기가 바쁘게 모두 돋보기를 끼는데 이것은 높은 온도가 시력 기능에 장애를 주기 때문이다. 인체의 건강에 가장 좋은 기후 조건은 15~18℃. 상대 습도가 36~60%이며 기압이 표준대기압이며 부드러운 햇빛이 비치고 산들바람이 부는 날씨이다.

고기압 조건에서 급성심근경색 발병률이 제일 높고 1~2월에 뇌출혈로 인한 사망률이 제일 높으며 그 다음 7~8월에 심장병으로 인한 사망률이 높다. 이것은 찌는 듯한 더위와 살을 에이는 듯한 추위 때문이다. 이밖에 여름, 가을에는 이질, 위장염, 간염 등 질병이 제일 많이 발생하는데 이것도 역시 흔히 보는 기후병이다.

건강 생활을 유지하는데는 기상이 중요한 역할을 한다는 것은 이미 널리 알려져 있다. 사람은 기상으로부터 여러 가지 영향을 받지만 그 영향의 증감 정도는 사람마다 다르다. 명백한 원인이 무엇인지 알 수는 없지만 그 영향의 느낌 정도는 사람마다 다르다. 기분이 좋지 않다고 느낄 때에는 뜻밖에도 기상이 그 원인으로 되는 경우가 많다.

① 편두통 – 편두통의 원인이 저기압인 경우가 종종 있다. 폭풍우가 닥쳐 올듯한 하늘 모습, 기압이 변동될 때에는 양이온이 과잉 상태로 되면서 그것이 뇌의 세로토닌의 양에 영향을 주어 편두통을 일으키는 사람이 많다.

② 관절염과 신경통 – 저기압과 높은 습도 그리고 낮은 기온 때 관절의 아픔이 늘어난다. 폭풍우가 오기전에 기압이 떨어질 때부터 고통이 심해지는데 높은 습도와 낮은 온도 때에도 증상이 나빠진다. 그 변화가 급격할수록 고통도 심해진다.

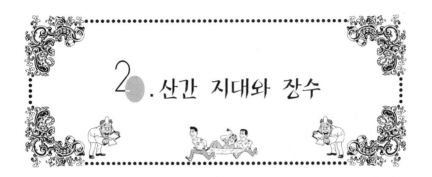

2. 산간 지대와 장수

아배르바이잔이 장수자가 많은 곳인데 거기에서도 나고르느이 까르바흐가 으뜸가는 장수 지역으로 인정되고 있다. 깝까즈 산줄기의 중턱에 자리잡고 있는 이 지역에는 주민 10만명당 100명이 100살 또는 그 이상 되는 장수자들이다. 이곳에 사는 한 여성은 얼마전에 100돌 생일을 맞이하였는데 70명의 아들, 딸, 손자, 증손자, 고손자들이 모여 그의 생일을 축하해 주었다고 한다.

이 할머니는 동년배들과 마찬가지로 힘들지 않은 일을 계속하고 있는데 경험있는 양탄자 제조공인 그는 직접 양탄자를 짜면서 청년들에게 가르치고 있다.

이 지방의 장수자들은 주로 산 중간에 살고 있다. 그들이 살고 있는 마을은 해발 900~1500m의 높이에 자리잡고 있다. 거의 모든 시간을 밖에서 보내며 샘물을 마시면서 살고 있는 그들의 기본 직업은 목축업, 농업, 뽕나무 재배업이다.

최근 장수자들을 연구하는 과학자들은 지금 장수하고 있는 사람들과 옛날 장수자들에 대한 문헌들을 조사 연구하는 과정에서 다음과 같은 현상들을 발견하였다.

사람의 수명은 여러 가지 환경 요소, 정확한 식사와 생활 방식 등에 의하여 결정되지만 장수한 사람들의 대부분은 해발고가 1,500~2,000m 되는 높지도 낮지도 않은 산간지대에서 생활한 사람들이었다. 이와 같은 산간 지대는 기후가 덥지도 않고 춥지도 않으며 초목이 무성하고 공기가 맑다. 더욱 중요하게는 이런 지대의 공기속에는 〈공기 비타민〉이라고 불리우는 음이온 특히 산소음이온이 많이 분포되어 있는데 이런 음이온은 사람의 심장발육에 좋은 생리적 역할을 한다. 이와 같이 공기는 질소, 산소 등 기체 분자들로 이루어진 혼합체이다.

자연계에서 일부 기체 분자와 원자는 우주선, 자외선과 지각표면 방사선의 작용으로 전자를 잃고 정전기를 띤 양이온으로 되고 자유전자를 잃은 분자 또는 원자는 음이온으로 된다.

공기 가운데 산소 음이온이 많으면 공기가 한결 신선하다.

산간 지대나 산림 구역, 바닷가, 강가, 호수가 부근의 공기보다 신선한 원인은 이런 지대의 공기 속에 신선한 음이온이 많기 때문이다.

과학자들은 많은 연구 사업을 통하여 산소 음이온은 호흡기 계통, 심장혈관, 비뇨기 계통 등의 질병에 보조적인 치료 작용을 돕고 인체의 물질 대사를 촉진시키며 신경 기능을 조절함으로써 인체내의 합성과 비타민 저장을 촉진시킨다는 것을 증명하였다.

장수자들이 살고 있는 산간 지대를 보면 보슬비가 자주 내린다.

과학자들의 연구에 의하면 보슬비는 식물의 생장과 동물의 발육에 촉진적 작용을 할 수 있다고 한다. 산간 지대에서 살고 있는 사람들은 어릴때부터 자연 환경에 적응된다. 그리하여 그들은 산간 지대의 급격한 기후 변화에 습관되고 비바람과 더위를 두려워하지 않으며 신체의 활동량이 크다. 일부 노인들은 80~100살이 다 되어도 몇 십 리쯤은 어렵지 않게 걸어다닌다.

산보는 다음의 원칙에서 하는 것이 좋다.

① 침엽수가 많은 곳을 골라서 걷는 것이 좋다.

일반적으로 활엽수보다 침엽수가 테레빈유를 더 많이 가지고 있으므로 소나무나 낙엽송이 많은 곳을 선택하여 산보하면 좋다.

② 여름은 삼림욕의 효과가 가장 높은 계절이다.

테레빈유의 방출량은 6~8월에 걸쳐 제일 많고 9월에 들어서면 줄어들고 겨울이 되면 극히 적게 나온다. 여름과 겨울을 비교해 보면 여름에는 겨울의 약 5배의 양이 방출된다.

또한 겨울에 낙엽을 밟으면서 산림 속을 걸어다니면 독특한 향기가 풍겨온다. 이것은 나뭇잎들이 분해되는 과정에 상당한 양의 테레빈유가 나오기 때문이다.

③ 저녁때보다 이른 새벽이나 오전 중에 산보하는 것이 좋다.

낙엽림 속에서 오전 6시, 10시, 오후 3시의 3번에 걸쳐 테레빈유의 양을 조사해 본 결과 오전 10시에 제일 많으며 그것은 오전 6시와 오후 3시의 2배에 달한다는 것이 확인되었다.

매일 산보하는 것이 불가능하면 주에 한번, 휴일의 오전 중에 산림 속을 천천히 산보하면서 삼림욕을 하면 육체적으로나 정신적으로 축적된 피곤을 풀고 상쾌한 기분을 가지며 다음 생활을 활력있게 해 나갈 수 있다.

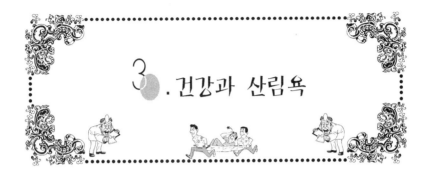

3. 건강과 산림욕

산림이나 수풀 속에 들어가면 기분이 상쾌해지는 것은 누구나 다 느껴지는 것이다.

수풀 속의 상쾌한 공기는 대단히 좋은 작용을 한다. 상쾌한 기분을 주는 것은 식물에서 발산되는 〈피톤치트〉라고 하는 휘발성 물질 때문이다. 그 중에서도 상쾌하고 향기로운 냄새를 풍기는 것이 테레빈유라고 하는 물질이다. 수풀 속에서 향기를 내는 이 테레빈유를 몸에 충분히 흡수하면 건강을 증진하자는 것이 삼림욕의 목적인 것이다.

테레빈유 중에는 세균이나 곰팡이를 죽이거나 사람의 피부나 점막을 자극하거나 또는 뇌의 중추 신경에 작용하여 그 기능을 활발하게 해주는 물질이 들어 있다. 이러한 유료성분을 식물에서 추출하여 그것을 의약품으로 쓰고 있다.

또한 산림 속의 공기 중에 포함되어 있는 테레빈유는 뇌의 중추 신경을 자극하여 잠에서 깨어나게 하거나 정신을 집중시키게 한다는 것이 이전부터 알려지고 있다. 그렇기 때문에 산림 속에 들어가면 기분이 상쾌해지는 것이다.

그러면 어떤 나무에 테레빈유가 어느 정도 들어있는가. 수삼나무에는 잎 100g당 테레빈유가 3.1mg, 낙엽송에는 0.3mg, 은행나무에는

0.4mg 들어 있다. 산림에 있는 거의 모든 나무에는 적고 많음의 차
이는 있으나 다 테레빈유가 들어 있다.

그리고 꽃들의 향기속에도 테레빈유가 들어 있다.

산림의 공기가 몸에 좋다고 하여도 그렇게 자주 등산할 수는 없
다.

그러나 우리 주위를 좀 살펴보면 집근처나 직장근처 또는 도시에
도 나무가 우거진 곳이 드문드문 있다. 산림이라고는 할 수 없지만
나무가 많이 우거져 있는 공원 등이 있으며 도로의 양 옆에는 서늘
한 바람을 보내주는 가로수들이 우거져 있다.

산보를 할 때 그런 곳을 선택하여 걸으면 삼림욕의 효과를 얻을
수 있다.

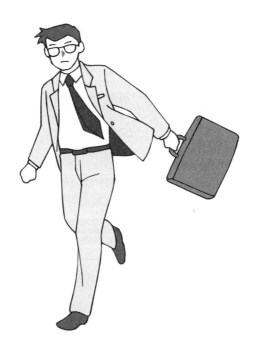

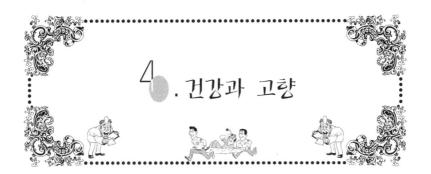

4. 건강과 고향

 새의 첫 발원지는 고향이다. 프랑스의 한 학자는 "당신이 오래 살려면 고향을 자주 찾으라"고 하면서 이런 주장을 하였다.

당신은 아버지, 어머니의 자식일뿐 아니라 태어나서 자란 고향의 자식이기도 하다.

고향의 독특한 기후며 특이한 환경, 자기 마당과 그 땅에서 나는 낟알들은 모두 당신에게 깊은 자취를 남겨 놓는다. 비록 당신에게 자기 부모들에게 맹아의 형태로 있을 때나 그 다음은 어머니 배속에 태아의 형태로 있을 때나 어머니 젖을 빨게된 유기체는 이미 정해진 기능에 따라 당시의 전생애에 영향을 미친다는 것은 의심할 여지가 없다.

게다가 어린시절에 마음으로 느끼던 감정들과 느낌, 그때 받은 인상들은 깨끗한 뇌수에 깊이 새겨져 지울 수 없는 자욱을 남긴다. 그래서 당신은 주기적으로 고향에 찾아가 고향 산천의 공기를 다시 마시고 그전 자기 마당 속에 몸을 잠그며 그 땅에서 나는 낟알들도 먹고 어린시절의 추억을 되살리기도 하여야 하는데 이것은 육체를 더욱 건강장수하게 하는 동시에 정신적으로도 신선해지게 한다. 태어난 고향, 요람으로 가는 것, 이것은 이미 알고 있는 길을 가는 것이다고

도 할 수 있으므로 심신을 가볍게 하며 우리라는 존재의 뿌리깊은
생활의 흐름을 다시금 외부 세계와도 조화를 시켜 건강장수의 문을
활짝 여는데 필요한 열쇠를 찾게 하는 것이다.

　그렇지만 그들도 어느 정도는 작게나마 자기들이 태어나도 어린시
절에 보낸 구역과 거리, 자기집에 애착을 가지고 있다고 한다.

　사람들이 인생 말년에 고향에 가서 여생하겠다는 말뜻도 바로 여
기에 있는 것 같다.

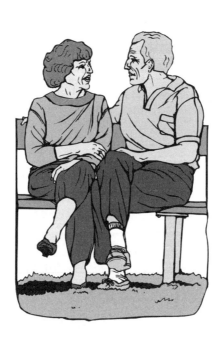

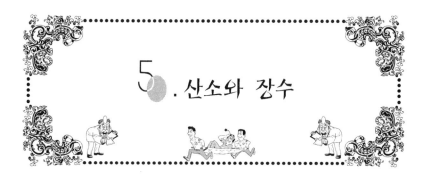

5. 산소와 장수

어느 나라 신문에서는(산소가 희박한 환경이 장수에 이롭다) 라는 제목으로 다음과 같이 보도하였다. 관계 부문의 자료에 의하면 중국의 장수자들과 이름난 장수향, 장수촌은 그 절대 다수가 산간 지대에 있다. 이것은 세계 각국의 장수자들이 대부분 해발이 비교적 높은 고원 지대에서 살고 있는 현상과 똑같다.

이러한 특이한 현상은 국제 사회의 주목을 끌었으며 각국의 과학자들은 이에 대해 깊은 연구를 진행하였다. 그 결과 산간 지대의 산소가 희박한 현상이 바로 장수의 주요 원인이라는 것을 보여 주었다.

인체는 공기가 희박하고 대기압의 낮은 생활 환경에 처하게 되면 심장 활동이 빨라지고 심장의 혈액 방출량이 많아지며 관상 동맥이 확장되고 그의 확산 능력이 높아지며 피속의 총세포와 총단백도 이에 따라 늘어남으로써 혈액 산소의 운반 능력이 높아지고 혈액 산소가 인체조직에 확산되어 그 효능이 높아지게 된다. 결과 인체의 산소 이용률이 높아지게 된다.

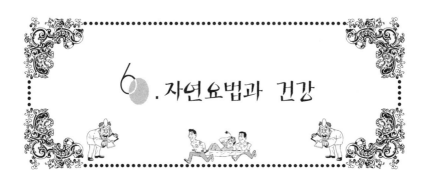

6. 자연요법과 건강

 중국 화룡시 룡성향 태양촌에 사는 한 주민은 간경련, 위출혈 신장염, 결장염 등 여러 가지 병이 합병되어 여러 병원을 찾아다니며 좋다는 약은 다 써보았으나 조금도 효과를 보지 못했다. 병이 점점 악화되어 지난해 3월에는 사형선고나 다름없는 간경련으로 인한 복수 말기라는 진단을 받았다. 병원에 입원하여 3개월간 약물 치료를 받았으나 운신조차 할 수 없는 형편에 처하여 복수를 뽑아내지 않으면 안되었다.

그는 민들레, 간냉이수염, 백굴채, 호두속살 등을 함께 달여 그 물을 마시기도 하고 엿을 달여 환을 지어 먹기도 하였다. 그랬더니 날마다, 병세가 호전되어 가기 시작하였다. 3개월이 지나자 복수가 빠지기 시작하였고 6개월이 지나면서 집안 일도 할 수 있게 되었다.

그는 가공하지 않은 자연 상태의 음식물을 먹었고 화학 약제는 남용하지 않았으며 고기를 멀리하고 푸른색 채소를 많이 먹었다.

그리고 지네 30마리, 뱀 20마리, 오소리 한 마리를 꿀 50근에 재워 먹었으며 민들레와 밭미나리를 장복하였다.

또한 아침 일찍 일어나 시원한 맑은 공기를 마시면서 산보나 가벼운 운동을 하는 것을 정상화 하였다.

결국 그는 자연요법으로 자신의 건강을 되찾았다.

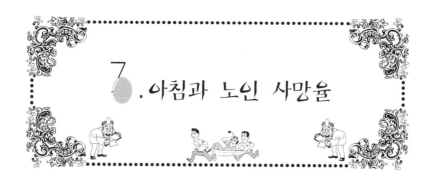

7. 아침과 노인 사망율

 노인들은 특히 이른 아침에 사망하는 경우가 많다. 이는 주로 아침 6~9시 사이에는 심근경색, 심장마비, 뇌졸중의 발병률이 비교적 높기 때문이다.

일부 사람들은 인체내에는 몸의 기능을 자동적으로 조절하는 기전이 있는데 이러한 기전의 통제하에 인체의 기능이 매일 24시간의 상이한 시간에 끊임없이 변한다고 인정하고 있다.

아침 4시경에는 생명 활동이 최저 상태에 놓이고 몸안의 모든 기관의 활동도 생명을 겨우 유지할 정도의 기초 수준으로 저하된다. 예를 들면 심장 박동과 호흡 속도가 떨어지고 여러 가지 요소의 활성이 낮아지며 물질대사가 떨어지고 열 생산이 감소되는 현상이 나타난다. 이때가 생명이 가장 취약한 시기에 놓인 때이다.

노인이 경우에는 심장 박동과 뇌동맥의 경화

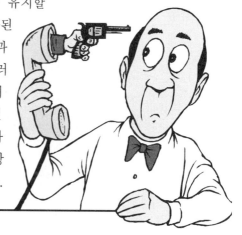

가 쉽게 일어나고 동맥 혈관이 좁아지며 내막이 매끈매끈하지 않고 거칠게 되고 동맥 혈관벽이 굳고 취약해지며 탄력이 저하되어 파열되기 쉽다. 이 밖에 노인들의 혈액은 점성이 높기 때문에 응고되기 쉽다. 특히 잠을 잘 때 심장박동이 터짐에 따라 이 피가 좁고 내막이 거칠은 동맥혈관 안으로 흐르다 보니 자연히 피흐름 속도가 떠지기 때문에 응고되기 쉬워 뇌동맥 혹은 심장동맥 혈전이 초래될 수 있다. 때문에 환자들인 경우에 흔히 잠자리에서 일어난 후에 몸에서 이상변화가 생겼다는 것은 알게 되며 아침에 죽을 수도 있다.

잠을 잘 때에는 인체내의 모든 생명 기관들이 일종의 〈밤수면〉 상태에 있게 된다. 날이 밝으면 사람은 생물시계의 영향을 받고 잠에서 점차 깨어나게 되며 몸안의 모든 기관기능도 활약하기 시작하여 호흡과 심장박동이 빨라지고 혈액의 흐름이 빨라지며 혈압이 높아지게 된다.

이렇게 되면 좁아지고 취약해진 동맥은 혈액의 흐름이 빨라지고 그 압력이 증대된 조건에서 파열되며 출혈하기 쉽다. 심장혈관과 뇌혈관이 파열되면 어떤 일이 초래될 수 있다는 것은 말하지 않아도 알 수 있을 것이다. 밤자리에서 일어날 때 생기는 이러한 혈관 파열 현상은 어떤 의미에서는 고혈압 환자와 외동맥경화증 환자들이 정서

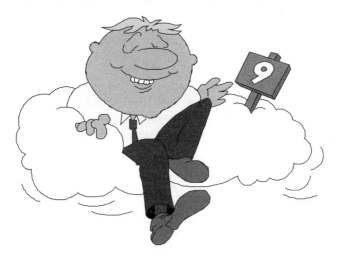

가 격동되었을 때 쉽게 일어나는 뇌졸중 현상과 같다.

최근에 앵근랜드의 한 잡지 보도에 의하면 의사들이 15명의 건강한 사람들을 실험대상으로 정하고 하루 24시간 동안에 3시간 간격으로 한번씩 피를 뽑아 혈소판의 응고상태를 측정해 보았다. 결과 아침 6~9시 사이에 혈소판 응고성이 뚜렷하게 높아지고 있었다. 아침시간에 혈소판 응고성이 높은 것은 심근경색과 심장마비, 뇌졸중 증상이 많이 나타나는 것과 관련되어 있다. 위에서 언급된 요소들과 비추어 보면 노인들인 경우에 다음의 문제들에 주의를 돌려야 한다.

① 고혈압과 동맥경화증에 걸린 환자들은 제때에 치료를 받아야 한다. 혈압을 낮추어 정상 수준을 유지하며 잠자리에서 일어날 때 혈압이 상승하여 뇌졸중이 일어나지 않도록 해야 한다. 만약 혈액점성이 좋아지는 것 같으면 제때에 의사의 지시에 따라 혈액응고를 막는 약을 적당히 쓰거나 물을 충분히 마셔야 한다.

② 특히 노인들은 잠자리에서 눕기전에 심장박동을 뛰게 하고 깊이 잠들게 하는 수면제를 먹지 말아야 한다.

③ 노인들인 경우에 잠자리에서 천천히 일어나며 잠에서 깨어난 후에 갑자기 일어나서 옷을 입는 현상을 피해야 한다.

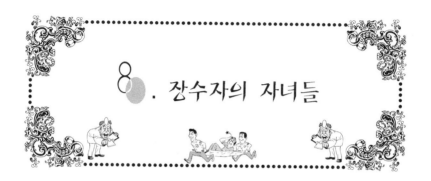

8. 장수자의 자녀들

부모와 자식의 수명은 상관 관계만 국한시켜 본데 의하면 그의 상관 계수는 크지 않다고 할 수 있을 것이다. 알기쉽게 말한다면 부모가 오래 살았다고 하여 아이들도 오래 산다고는 말할 수 없으며 부모의 수명과 자식들의 수명과의 사이에는 큰 관계가 인정되지 않는다는 것이다. 그러므로 만약 어떤 사람의 부모가 일찍이 죽었다고 하여 그의 자식들은 조금도 비관할 필요가 없다고 말할 수 있다.

부모와 자식의 생활 환경은 흔히 비슷한 것으로 생각할 수 있는 것이며 장수와 단명의 요인이 어디까지가 유전적인 것이고 어디까지가 환경과 관계되는 것인가에 대해서는 어른들에게 알아보기는 대체로 힘들다고 말할 수 있을 것이다. 다만 뇌출혈이라든가 암이나 심장병에 걸린다든가 그와 같은 성인병에 걸리는가 걸리지 않는가 하는데도 일정한 유전 관계를 생각할 수 있는 측면이 있으며 타고난 소질이라는 것은 역시 수명에 크게 관계가 있을 것이라고 본다.

다만 부모의 수명과 자식의 수명의 관계만으로는 수명이 길고 짧고하는 문제에 대해서 아무것도 말할 수 없는 것이다. 따라서 어떤 사람의 부모가 오래 살았다는 것은 그의 자식들이 오래 사는데 있어서 유리할 것 같으나 그만을 기대한다는 것은 참말로 믿음성이 없는 것이라는 것을 강조하고 싶다.

건강하다고 반드시 오래 사는 것은 아니다.

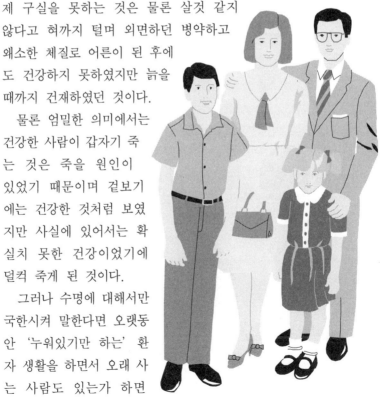

일반적으로 건강하면 오래 살 수 있다고 생각한다. 건강과 장수와의 사이에는 확실히 상관 관계가 있다고 단정할 수 있을 것 같으나 이 상관 관계도 반드시 완전하다고 말할 수 없을 듯 싶다.

기운이 있어 건강해 보이는 사람이 덜컥 죽는 일이 있는가하면 늘 병을 앓으면서 약하다고 보는 사람이 뜻밖에도 오래 사는 수가 있다.

세계적으로 이름을 날린 물리학자 뉴턴은 조산아로서 체구가 작아 제 구실을 못하는 것은 물론 살것 같지 않다고 혀까지 털며 외면하던 병약하고 왜소한 체질로 어른이 된 후에도 건강하지 못하였지만 늙을 때까지 건재하였던 것이다.

물론 엄밀한 의미에서는 건강한 사람이 갑자기 죽는 것은 죽을 원인이 있었기 때문이며 겉보기에는 건강한 것처럼 보였지만 사실에 있어서는 확실치 못한 건강이었기에 덜컥 죽게 된 것이다.

그러나 수명에 대해서만 국한시켜 말한다면 오랫동안 '누워있기만 하는' 환자 생활을 하면서 오래 사는 사람도 있는가 하면

얼핏 건강한 것처럼 보이는 사람도 곧 쇠약해져서 죽는 일이 있다는
것도 사실이다.

　여기에도 유전이라는 것이 많이 관계되는 것 같다. 어쨌든 사람마
다 제각기 유전이 다르고 타고난 체질에는 이러저러한 차이가 있기
때문에 장수를 위한 공통적인 처방전이나 공통적인 생활방식 같은
것을 찾아낸다는 것은 매우 어려운 것만은 사실이다.

　결론적으로 말해서 장수를 위한 묘약이란 좀처럼 얻어질 것 같지
않다. 어떤 사람은 술을 많이 마시면서도 아주 오래 사는 사람이 있
는가 하면 고기나 기름진 것을 많이 먹으면서도 오래 사는 사람도
있다. 이러한 사실들은 모두 유전과 관계되는 것이라고 본다.

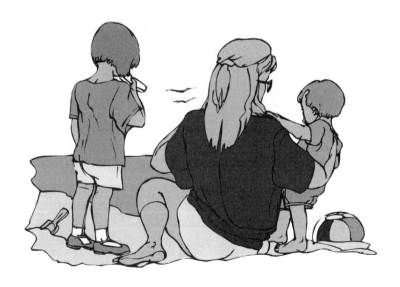

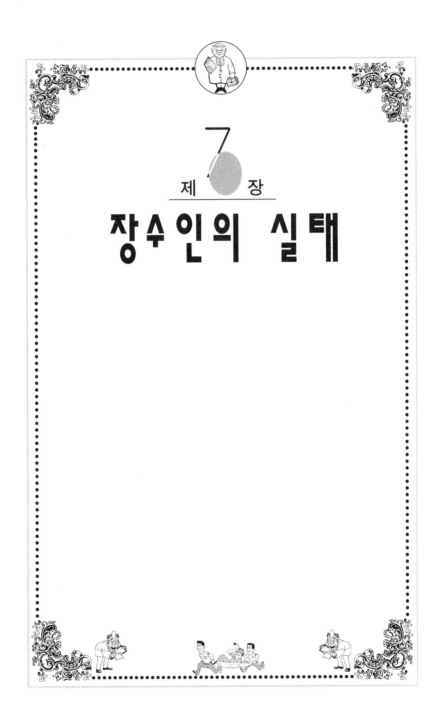

제 7 장

장수인의 실태

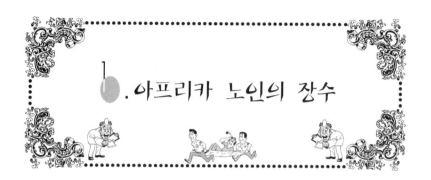

1. 아프리카 노인의 장수

 아프리카 남부의 짐바브웨에 나이가 114살의 장수자가 살고 있다. 그의 말에 의하면 시력은 젊을 때 보다 못해 졌지만 기억력은 아직도 괜찮다고 한다. 이 노인은 1845년 7월 말라위 수도 부근의 한 농촌 마을에서 출생하였다.

80년전에 그는 직업을 찾아 짐바브웨에 왔다가 그때부터 줄곧 이곳에서 살게 되었다. 그는 오늘에 와서도 100년 전에 있었던 일부 사건의 과정들에 대하여 구체적으로 설명할 뿐 아니라 가까이 지내던 일부 선교사, 철공, 석공들의 이름까지도 기억하고 있다. 그는 또한 오늘에 와서도 이름있던 아프리가의 학자 러본스톤의 이름까지도 기억하고 있다.

그에게는 지금 25명의 증손자가 있다. 그들이 때로는 그의 생활적 부담을 덜어주기 위하여 그에게 밭에 나가 일하지 말고 휴식하라고 권고하면 그는 그 권고에 대해 불쾌하게 생각한다.

그러면 이 노인의 장수 비결은 어디에 있는가?

이 노인 자체는 자기가 장수하는 비결은 육체적 노동을 계속하고 술을 전혀 마시지 않는데 있다고 인정하고 있다.

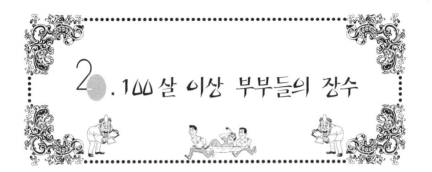

2. 100살 이상 부부들의 장수

치아 한 대가 새로 난 100살 부부

중국 베이징에 왕원무와 왕 손씨라는 100살 장수부부가 살고 있다. 그들은 결혼한 지 77년이나 되었다. 왕원무는 외교인원봉사국에서 요리사로 일하였는데 이전 사회의 곡절많은 풍파를 겪었으며 지금은 4대의 자손들과 함께 한 가정에서 화목하게 살면서 행복을 누리고 있다. 그의 딸의 말에 의하면 이들은 하루 3끼 식사를 정시에 어김없이 하며 바깥일도 하고 때로는 빗자루를 들고 마당도 쓴다. 이 두 노인은 여러해 동안 병으로 누워 앓은 적이 없으며 할머니에게는 이빨 한 대가 새로 나왔다.

50살에 결혼한 105살 이상 부부

중국 강소성에 100살 넘은 한쌍의 부부가 살고 있다. 설형좌라는 바깥노인은 107살이고 안노인은 105살이다. 이들 부부는 아직도 건강 상태가 좋다.

그들은 청나라 시기에 태어났다. 설형좌는 낡은 사회에서 반생을 방랑 생활로 보내다가 50여 살이 되어서야 장가를 들었다. 온나라가

해방된 후에는 대원장에서 발을 붙이고 살았다. 이들 부부는 자식이 없기 때문에 여러해 동안 집단의 보살핌 속에서 살아왔다.

100살이 넘은 이 노인들은 지금도 자유자재로 걸어다니며 두뇌가 맑고 식사도 정상이다. 이들은 일생 동안 술을 마시지 않았으며 물고기와 고기, 채소, 과일을 즐겨 먹었으며 위생을 지키는데 관심이 높은데 이부자리의 일광욕을 정상적으로 하며 옷을 자주 빨아 갈아입는다. 안노인은 매일 머리빗는 일을 잊지 않고 한다.

생의 마지막까지 성생활을 하는 부부

중국 상해시 노인의학 연구소에서 100살 이상 된 노인 100여 명을 대상으로 조사 사업을 진행하였는데 그 중에서 나이가 같은 100살 이상의 부부 노인들도 들어 있었다. 이들은 결혼 생활을 한 지 80년이 되었는데 84살까지 성생활을 하였다는 것을 밝혔다.

국내외의 일부 단위의 연구자료에 의하면 몸이 튼튼하고 마음이 편안한 노인들인 경우에는 성욕이 생의 마지막까지 있게 되며 화목한 성생활은 노부부의 감정과 건강장수에 매우 이롭다.

담배나 술을 모르는 105살 이상 부부

중국 호북성에 100살 이상 되는 한 쌍의 장수 부부가 있다. 남편은 105살이고 부인은 107살이다. 이들은 결혼생활을 한 지 87년이 되었다. 자식들의 말에 의하면 이 두 노인은 아직도 정신상태가 좋으며 두뇌가 맑고 말소리가 우렁차며 글자를 정확히 쓴다.

이 부부는 일생 동안 노동에 종사하였고 1년 내내 소식을 위주로 하였다. 담배를 피우지 않고 술도 마시지 않았으며 성미가 좋고 부부 사이가 화목하며 성을 내지 않고 정신적으로 유쾌하게 보낸다. 이것들이 이들이 장수하게 된 중요 원인으로 된다고 볼 수 있을 것이다.

바늘귀를 꿰는 113살의 부부

타이의 리쿤부나웨군에 타이에서 가장 나이 많은 한 쌍의 장수 부부가 있다. 남편은 농촌에서 태어나 고무나무 재배업으로 살아왔는데 지금은 매일 아침저녁으로 자기의 고무나무 재배원을 돌아보곤한다. 부인은 지금도 자기집 주변을 자유자재로 걸어다닌다.

그들에게는 100여 명의 자손이 있다. 자손들이 찾아올 때마다 부인은 그들에게 직접 요리를 만들어 주곤 한다. 부인은 시력이 대단히 좋은데 바늘에 실을 꿰여 바느질을 하곤 한다. 이들이 장수하게 된 비결은 안정된 생활을 하고 언제 한번 성을 내어 보지 않은데 있다.

〈장수 부부 기록〉 - 122살 이상 부부

러시아 연방의 얀사 마을에 장수 부부가 있다. 바깥노인은 126살이고 안노인은 122살이다. 그들은 부부생활 기간이 106년으로서 세계적으로 보기 드문 장수 부부의 기록 보유자이다.

그들에게는 12명의 자녀와 207명의 자손이 있다. 바깥노인은 자기들이 장수하게 된 비결에 대하여 말하면서 노동, 휴식, 벗들과 춤추기, 노래 부르기 등이 자기들의 생활을 사랑해주었기 때문에 두 노인이 이렇게 오래 살 수 있었다고 말하였다.

결혼생활을 가장 오래한 122살 부부.

이전 소련에 장수 부부가 있었는데 결혼한 지 102년으로서 세계에서 결혼 생활을 가장 오래한 한 쌍의 부부였다. 바깥노인은 122살인데 젊었을 때 양을 방목하는 일을 하였다. 부인은 117살이다.

그들에게는 190명의 자손이 있다. 결혼 102돌을 기념할 때 온 가문이 성대한 경축모임을 마련하였다.

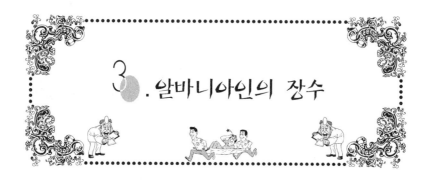

알바니아 남부 도시인 피에르 교외에서 살던 120살난 여성농민 뻬메 에미리가 얼마전에 죽었다.

알바니아의 최고 장수자로 되는 이 여성은 6명의 아이를 낳았고 사실상 일생 동안 앓은 적이 없었다. 그는 10년전에 단한번 병원에 입원하였는데 그때 충수염 수술을 받았다.

뻬메 에미리는 담배도 피우지 않았고 술도 마시지 않았고 매일 아침 잠자리에서 일어나면 먼저 장미꽃즙을 한컵씩 마시는 것을 생활화 해왔다.

아마도 바로 여기에 그가 장수하게 된 비결이 있는 것 같다고 사람들은 말하고 있다.

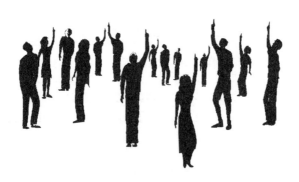

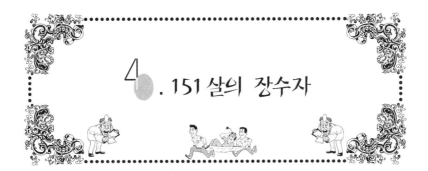

4. 151 살의 장수자

 아제르바이쟌의 고산 지대 마을 주민 굴란담 알라하로바 (여자)가 1985년 설 명절에 자기의 생일 151돌을 맞이하였다.

고령임에도 불구하고 알라하로바는 한 세기반 동안 고향 사람들의 생활에서 있었던 수많은 뜻깊은 일들을 잘 기억하고 있다. 소베르 정권이 수립된 후 그는 남편과 함께 산간 지대에서 꼼무나의 우수한 착유공(기름짜는 노동자)으로 일하였다.

알라하로바는 늘 일거리를 갖고 있다. 집안 일을 돌보는가하면 여전히 능숙한 솜씨로 고은 방주단을 짜기도 한다. 그의 회고담들은 이곳 산간 지대의 역사를 적지않게 펼쳐놓을 수 있게 하였다. 이곳 향토박물관에 가면 그것을 알아볼 수 있다.

알라하로바는 15명의 아이를 길렀다. 그의 세 아들은 제2차 세계대전의 전쟁에서 돌아오지 못하였다. 장수자의 딸인 104살의 굴란바르에게는 10명의 자녀가 있었다.

아제르바이쟌에는 90살이 넘은 사람이 약 1만 5,000명이나 된다. 그 중 1만명이 100살을 넘었다.

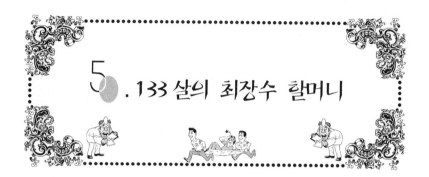

5. 133살의 최장수 할머니

 일본에서 120세 장수의 할아버지가 있다고 자랑을 하고 있는데 우리 나라에서는 1백 33세의 최장수 할머니가 계시니 일본을 이겼다고 할 수 있다.

국내 최장수 김진화 할머니(서울 성수2가)가 1백 33번째 생일을 맞이하였다.

1852년이면 철종 3년 태생.

"생일을 잊은지 오래됐어. 몇 살인지도 모르겠고...... 오래 살면 이빨이 다시 나고 머리카락도 다시 검어진다고 하는데 모두 헛소리여."

치아도 하나없이 다 빠지고 머리카락은 백발, 얼굴에는 검버섯이 수없이 돋아나 있지만 말만은 또박또박 한다.

김 할머니는 이산가족으로 6.25가 나면서 제주로 피난한 뒤 그대로 남쪽에 눌러살게 됐다. 해방직후 무슨 사연인지 아들들은 놔둔채 다섯살 먹은 시조카 이현옥 씨(45세 간이식당 경영)만 데리고 고향을 떠나 지금까지 이씨집에서 살고 있다.

김 할머니는 지팡이에 의지 해야만 걸을 수 있지만 허리는 아직도 꼿꼿하다.

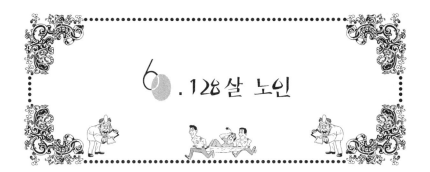

6 . 128살 노인

 87명의 자녀, 손자, 손녀, 증손, 고손들이 있는 그루지야의 고산 지대 마을 쓰헤프의 가장 나이 많은 주민인 메불루다 다비따재는 1985년에 128살이 되었다.

일생 동안 그는 담배 공장에서 일했으나 자신은 한 번도 담배는 피우지 않았다.

최근 40년 동안 다비따재는 힘든 일에서 물러났다. 그러나 매일 한 두 시간씩 터밭에서 일하고 있다. 이 마을 연장자인 그는 한 번도 앓은 일이 없었으며 약을 먹어본 일이 없었다.

그의 세 아들 오스만(90살), 메메드(87살), 자파르(80살)도 역시 담배 재배업자들이다.

지금 다비따재의 대가정에는 의사, 기사, 교원들도 있다.

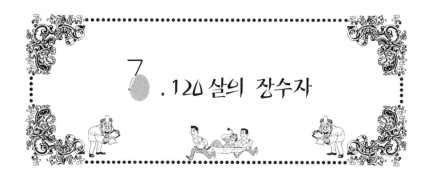

7. 120 살의 장수자

 일본 가고시마현에서 살고 있는 세계적인 장수자의 한 사람인 이즈미 시게시는 1985년 6월 29일 120살의 생일을 맞이하였다.

1865년생인 이즈미노인은 도주마섬의 사탕수수밭으로 둘러싸인 주택에서 친척들과 함께 살고 있다. 한 세기를 훨씬 더 산 사람같지 않게 정정한 그는 지금도 아침 6시에 깨어나서 산보를 하는 것이 일과로 되어 있다.

그는 하루에 아침, 점심 두 끼의 식사를 할 뿐이고 저녁식사는 사탕수수로 만든 음료를 마시는 것으로 대신하고 있으며 밤에 텔레비전을 시청하는 것을 즐겨한다.

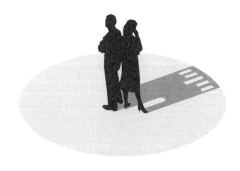

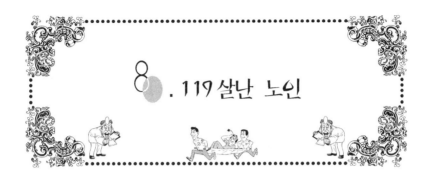

8. 119살난 노인

아제르바이쟌 남부의 작은 고산 지대 마을인 빌라반도의 학교에 다니는 많은 교원들과 학생들은 게이다로브라는 한가지 성을 가지고 있다. 그들 모두는 119살의 아브돌라의 자손들이다. 그는 이변강에서 소비에트 정권이 승리한후 성년이 되어서야 글을 배웠다.

총명한 노인을 농촌 청년들의 첫째가는 조언자이다. 그러가 그가 말하듯이 자신은 일생 동안 아이들과 손자들한테서 배우고 있는데 노인에게는 손자들이 76명이나 된다. 그들과 함께 과학의 이치를 깨닫고 있는 아즈돌라는 문학을 특별히 좋아한다. 이 과목 담당 교원인 그의 아들 알리케이다르에게서 사사를 받았다.

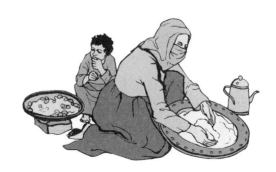

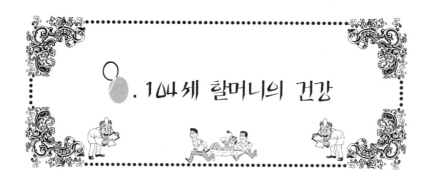

조정숙 할머니는 현재 LA근교 파사디나에 살고 계신다.

1890년 4월 29일생 104세인 장수 비결이라면, "내가 1백세가 넘도록 장수를 할 수 있었던 것은 항상 편안한 마음을 갖도록 노력했거든, 물론 살다보면 어려운 일이나 괴로운 일을 겪게 되지만, 그때마다 마음을 진정시키고 모든 일을 사실 그대로 받아 들이려고 힘썼지."

1백세가 넘은 나이에도 할머니는 약간 안들리는 것을 제외하고는 매우 건강한 모습입니다.

현재 딸과 함께 살고 있는 조 할머니는 자신의 내의는 자신이 직접 빨아 입는다고 한다.

강원도 원주가 고향인 조 할머니는 92세 되던 해인 지난 82년 미국으로 왔다.

조 할머니는 슬하에 아들 다섯과 딸 하나를 두었는데 현재 아들 3형제를 먼저 보내고 다섯째 딸인 김보현 씨(63)와 함께 살고 있다.

딸이 말하는 어머니는 평생 남의 욕 한 번 한 일이 없었다는 것.

"어머니께서 일평생 남에게 사과하는 모습을 본 적이 없습니다. 남에게 사과할 짓을 왜 하느냐는 것이 어머니의 말씀입니다. 실제로 남들이 모두 욕하는 사람일지라도 어머니께서는 절대로 욕을 하지 않습니다."

더욱이 남에게 해꼬지를 한다는 것은 어머니의 일생에 있을 수 없는 일입니다.

이러한 생활 방식이 장수의 비결이 아닐까 생각한다는 딸은,

"어머니는 또 여자로서의 기본적인 시샘마저도 감추는 편안한 마음을 갖고 있어 누가 무슨 물건을 하든지, 누가 어떤 장신구를 지니든지, 부러워한 적이 없고 지금까지 남들 다하는 화장 한 번 해본 적이 없다"고 한다.

조 할머니의 하루하루 일과는 보통 할머니들과 크게 다를 것이 없다.

1백세가 넘으면 다시 신생아가 된다는 말이 있듯이 지난 1년 사이 흰 머리 사이사이에 검은 머리카락이 돋아나는 조 할머니의 기상 시간은 오전 9시쯤, 오전 9시에 자리에서 일어난 후 9시 30분쯤 아침식사로 된장찌개와 나물류를 주로 먹고 지팡이도 없이 아파트 주변 산책을 즐긴다.

30분에서 1시간 가량 산책을 마친 뒤 한국비디오를 보든가 휴식을 취한 뒤 1시쯤 점심식사. 식사를 마치면 매일매일 낮잠은 필수. 조 할머니는 한 두 시간 낮잠을 즐긴 뒤 동네 아주머니들과 함께 이야기를 나누기도 하면서 시간을 보낸다.

저녁식사는 7시 30분 딸과 함께 식사를 마치고 TV를 보며 딸과 이런얘기 저런얘기 하고 난 뒤 9시 정도에 취침하는 것이 하루 일과다.

별로 특별한 것이 없는 104세 조 할머니의 건강관리다.

조 할머니의 식생활은 거의 대부분이 장수 비결과 마찬가지로 채식위주.

콩나물, 시금치, 도라지 등 나물들을 즐겨 먹는다는 조 할머니는 육식은 어렸을 때부터 좋아하지 않았다고 한다.

특히 좋아하는 음식은 만두, 딸 김보현 씨는 어머니를 위해 1일 3

끼를 항상 준비하고 있다.

마음을 편하게 먹고 남에게 해를 끼치지 않으며, 채식을 주로 하는 조 할머니는 몸은 비록 기력이 쇠했을지 몰라도 정신은 아직까지 맑다.

특히 기억력이 뛰어나 가디나에 사는 막내 아들 김동린 씨(56)가 몇 년전 명절 때 사온 과일 종류까지 기억하고 있다.

선비 집안에 시집와서 일평생을 조선의 여성으로 살아온 조 할머니는 첫인상이 참 곱게 늙었다는 생각이 들 정도로 깨끗한 자태를 간직하고 있다. "어머니는 비록 종교는 없지만 평생 개미새끼 한 마리 죽여 본 적이 없다."는 불교신자인 딸이 덧붙인다.

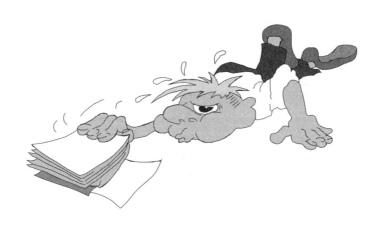

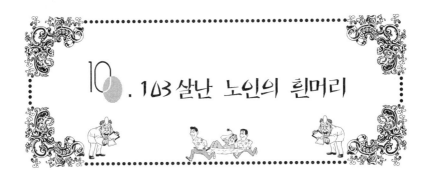

10 . 103 살난 노인의 흰머리

중국의 103살난 노파의 흰머리칼이 검어져서 주의의 사람들을 놀라게 하고 있다.

이 노파는 중국 호남성에서 살고 있는 주진련이다. 그는 한 해전 6월 중순경부터 머리 뒷부분에 검은 머리칼이 나오기 시작하였는데 다음해 1월 중순에는 전체 머리는 60%가 검은 머리칼로 변하였다. 이 노파 일가는 120명이 동거하고 있는 대가족인데 이 노파는 항상 명랑하다. 자기 옷은 스스로 빨며 매일 아침 정해진 시간에 목욕을 한다.

식욕이 왕성한 이 노파는 신것을 좋아한다.

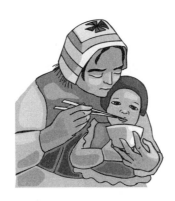

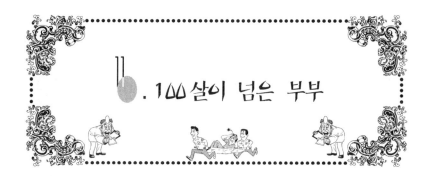

.100살이 넘은 부부

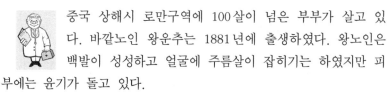

중국 상해시 로만구역에 100살이 넘은 부부가 살고 있다. 바깥노인 왕운추는 1881년에 출생하였다. 왕노인은 백발이 성성하고 얼굴에 주름살이 잡히기는 하였지만 피부에는 윤기가 돌고 있다.

그는 자주 다른 사람들과 말을 주고 받으면서 자신의 기억력과 사유능력이 매우 좋다는 것을 보여주곤 한다. 이 노인의 집에서는 큰 수박들을 쌓아놓고 먹곤 한다. 왕노인은 자기 집에서 수박을 많이 먹고 있는데 대해 다음과 같이 말하였다.

"우리는 거의 매일 수박을 먹는다. 그것은 수박은 갈증을 없애고 이뇨작용을 하며 특히 102살이 된 노친네가 수박을 먹어야 오줌을 눌 수 있고 더위를 적게 타며 아랫다리가 붓지 않기 때문이다."

이들은 이가 빠졌기 때문에 소화 기능이 약해 될수록 소화가 잘 되는 빵이나 죽을 먹고 있으며 특히 파와 마늘을 좋아한다.

이들 부부의 금실은 좋아 한번도 다투어 본적도 없이 계속 화목하게 지내 왔다. 왕노인은 과거에 서당에서 글을 배웠다. 그는 서예를 좋아하므로 자주 글쓰는 연습으로 정서를 키우며 생활을 조직해 나간다. 이 노인은 성격이 쾌활하고 사람들을 사귀기 좋아하며 찾아오는 사람들을 따뜻이 대해주곤 한다.

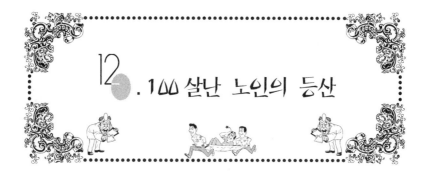

12. 100 살난 노인의 등산

일본 후꾸시마현에 사는 100 살난 노인은 1985 년 7 월말에 높이 3,776m 나 되는 산에 올랐다.

등산을 좋아하는 그는 96 살 때에 산에 오른 일이 있는데 이번에는 둘째 아들 61 살을 비롯하여 손자들까지 모두 15 명을 데리고 등산길에 올랐다.

노인이 산마루 20m 앞에 이르렀을 때 등산객들이 감격하여 그를 떠메고 올라가는 소동이 벌어졌다고 한다.

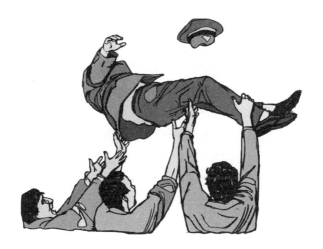

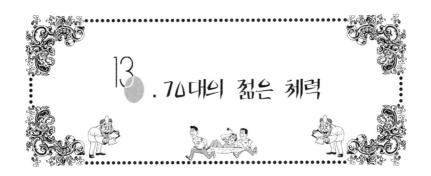

13. 70대의 젊은 체력

 만 70살에 5,895m의 높은 산봉우리에 올라간 일본 구루메대학 명예 교수 와기사까는 1983년 5월에 후구오까시에서 진행된 체력 및 운동 능력 검정 10개 종목의 종합 판정에서 20~30대의 체력을 가지고 있다는 평가를 받았다.

교수는 30여 년전 40살경에는 몸무게 80kg 키는 161cm의 비만체로서 혈압도 높고 고갯길을 걸으면 숨이 차곤 하였다고 한다.

그래서 그는 1955년 정월 초하루에 결심을 다지고 독특한 몸단련 운동을 시작하고 식사 내용도 근본적으로 고쳤다. 그는 우선 식사에서 높은 단백질과 낮은 칼로리를 보장하고 소금량도 줄이도록 하였다.

처음에는 쌀밥 대신 두부를 주식으로 하였지만 단백질의 양이 적다는 것을 알고 콩을 주식으로 하였다. 콩은 흰쌀보다 단백질이 5배반 이상이나 많고 지질은 21배나 많다. 이 지질은 동맥경화를 방지하는 불포화지방산이다. 또한 콩의 섬유질 성분은 흰쌀보다 14배나 많다. 식사 이외에 육체적인 단련도 건강유지에 극히 중요하다.

교수는 등산과 웅크렸다가 일어나는 굴신운동, 현수, 냉수마찰, 심호흡을 배합하여 하루 도합 35분 동안 운동을 하고 있다.

일반인들 역시 자기에게 적당한 운동을 매일 계속하는 것이 건강 증진에 필요하다는 것을 확신하고 생활화 해야 한다.

제 장

장수촌

장수촌에 대한 정의는 장수의 정의와 같이 힘들며
사람의 장수를 몇 살 이상으로 보는가 하는 문제와 관련된다.
장수를 80 이상으로 하면 80살 이상의
노인들이 살고 있는 지역을 장수촌이라고 해야 할 것이다.
그러나 세계에서 말하는 장수촌은 일반적으로
100살 이상의 노인이 몇 명 있는가에 따라서,
즉 다른 지역보다 훨씬 많을 때에 장수촌이라고 정의한다.

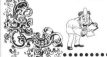

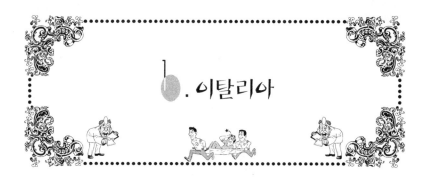

1987년 현재 이탈리아 사람들의 평균 수명은 77살이었다. 평균 수명에서는 여자들이 남자보다 높다. 약 3,700만의 인구를 가진 이 나라에서 반세기 동안에 90살이상 노인 인구가 6배로 늘어났다.

100살이상 장수자들은 516명(남자150명, 여자366명)이 있다고 한다.

이들은 물좋고 경치가 좋은 이탈리아반도 해안의 섬에 집중되어 있다. 떠들썩한 도시와 멀리 떨어져 있는 이 지역들에 106~107살된 쾌활한 노인들이 적지 않다.

장수자들이 제일 많은 마르게주 소재지인 안고나시 시장은 이 지역사람들이 장수하게 된 원인이 이곳 환경이 사람들에게 적합하고 생활이 편리하며 공기가 맑고 공포심을 주는 현상이 없으며 범죄율이 낮은데 있는 것 같다고 말하였다.

음식은 가리지 않으며 소박한 음식에 고단백을 섭취하는 것이 아마 장수의 비결인 것 같다.

이탈리아 반도에서 사는 사람들은 산속의 공기를 마신 사람이 장수한다고 하는데 바다를 가까이 하는 사람일수록 더욱 장수한다는 것을 발견하였다. 예를 들면 연해 도시인 나폴리와 바리의 사망자 수가 적다.

유럽의 화원으로 불리우고 있는 이 나라에서 사람들은 일반적으로 정치적으로 적색구역과 분홍색구역에 사는 사람들의 수명이 백색구역에 사는 사람들에 비하여 오래 살기 때문에 장수는 또한 거의 정치적 요소를 내포하고 있다고 인정하고 있다.

이밖에 작은 도시에 사는 사람들이 떠들썩한 대도시에 사는 사람에 비하여 수명이 길다는 것도 확실하다. 그러나 수도 로마오 공업도시 밀라노와 같은 도시는 출생률이 높기 때문에 사람들의 평균 수명이 중간 자리를 차지하고 있다. 수도는 호흡기 계통 질병이나 교통사고로 죽은 사람 수가 제일 많고 밀라노는 암으로 죽은 사람 수가 수도보다 많다.

장수하는데는 객관적 요인이 있는 것 외에 남자나 여자의 장수자들에게는 다같이 생활을 사랑하고 노동을 사랑하며 노인 예술을 알고 있는 것과 같은 하나의 공통점이 있다.

이름있는 작가 몰라비아는 사랑과 예술로 충만되어 있었다. 그는 80살 때 "될수록 열성적으로 생활하고 사랑할 뿐만 아니라 사랑을 불러일으킬 줄 알아야 하며 특히 한 여성을 사랑하는 것이 제일 중요하기 때문에 한 여성만 사랑해야 한다."고 말하였다.

90살난 이탈리아의 한 여성 배우는 다음과 같이 말하였다.

"나는 늙음에 대해 생각해 본 적이 없기 때문에 자기가 늙었다는데 대해서도 느껴보지 못하였다. 나는 동란과 가난을 겪으면서 생활하였으며 새벽에 잠들었다가 아침 6시에 기상하여 온종일 일하였다. 사람은 움직이지 않고 들어 앉아 있으면 노쇠하고 쇠약해 진다."고 말하였다.

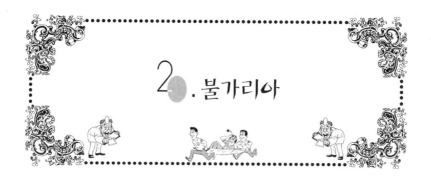

20. 불가리아

많은 전문가들은 남부 불가리아 쓰몰랸쓰크주를 장수촌이라고 부른다.

쏘피아 프레쓰통신디자는 20년이상 쓰몰랸쓰쿠주에서 장수하는 사실을 연구하고 있는 한 박사였다. 박사는 다음과 같이 말하였다.

"장수자 수(인구당 비률로 계산하여)에 있어서 쓰몰랸쓰크주가 불가리아뿐 아니라 전세계에서 첫 자리를 차지한다는 것을 아는 사람은 많지 않다. 10만 명당 53명이 100살이라는 숫자가 이것을 증명하고 있다. 가장 늙은 사람은 마단의 비나 제빠르쥐에바 할머니이다. 1984년 7월에 그는 120살이었다.

쓰몰랸쓰크주의 장수자들의 건강 상태는 어떠하며 생활 양식은 어떠한가?

의학자들이 비나할머니의 심장을 여러번 연구하였는데 젊은 사람들한테서도 이 할머니보다 더 좋은 심전도를 찾아보기 드물 것이라고 말할 수 있다. 혈압은 120/80mmhg, 시력은 정상이며 청각이 약간 약할 뿐이다. 다른 장수자들에 대하여 언급한다면 일반적으로 그들의 건강상태는 좋다. 이들 중 불과 약 2%만이 인테리들이다. 나머지는 농민, 목축업자 등 육체노동을 하는 사람들이다. 대다수가 아이가 많은 가정의 출신이다. 그들 자신한테도 아이들이 많다. 모두가 노동생활을 하였다. 그러나 피곤을 느끼면 휴식하기를 거절하지 않았으며 배고픔을 느끼면 밥상에 마주 앉았다. 흔히 말하듯이 자연 적응성의 생활 양식을 유지하였으며 가장 중요한 것은 스트레스 상태를 느끼지 못한 것이다. 다른 어떤 요인들이 장수에 영향을 주는가.

유전성이 기본적인 내적요인이다. 쓰몰랸쓰크주의 대다수 장수자들의 부모들 역시 매우 오래 살았다. 이 사람들의 대부분이 25살미만의 젊은 부모들한테서 태어났다는 것도 중요하다.

외적요인들 즉 지리적 및 기후적 조건, 태양열방사 등도 적지 않게 중요한 역할을 하고 있다. 쓰몰랸쓰크주는 다른 긍정적인 외적 요인들과 함께 적당한 태양열 방사와 인체에 산소가 가득 차도록 도와주는 공기의 양성이온화가 특징적이다.

모든 장수자들은 정확한 섭생법을 견지하고 있다. 아침식사는 6~7시, 점심식사는 12~1시 사이, 저녁식사는 19~20시 전에 한다. 과식하지 않으며 중요하게는 자연식료품들 즉 우유, 빵, 감자, 강남콩을 식품으로 쓴다. 신선하고 시큼한 우유는 그들에게서 매일 주식으로 되고 있다.

양사양고장인 도로뻴 같은데서는 기름기가 있는 자극성이 있는 요리가 없이는 연회상을 차리지 않는다. 그러나 그것은 오직 한 해에 2~3번 명절 때만 차린다. 양고기, 소고기, 염소고기 등 고기는 보통 한 주일에 한 번 먹는다. 하루에 빵을 1kg, 닭알은 한 주일에 2~3알, 그리고 채소와 산열매를 먹는다. 저녁식사는 로도뻴에서 특징적인 기름기 없는 음식들 즉 구운감자. 삶은 강냉이 혹은 기름을 바른 호밀 등이다.

많은 학자들의 견해에 의하면 사람 생명의 생리적 한계선은 140살이다. 이로부터 지금 사람들은 보통 정해진 기간의 절반만을 살고 있다고 볼 수 있다. 장수자들의 경험은 자연적응성의 생활양식이 일찍이 노쇠하는 현상을 막는 중요한 수단이라는 것을 보여주고 있다.

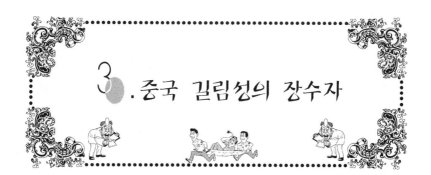

3. 중국 길림성의 장수자

 중국 길림성에는 106살난 한 장수 노인이 살고 있다. 그는 아직까지 청각이 못쓰게 되지 않고 눈도 밝으며 허리와 등도 구불지 않았다.

고영이라고 부르는 이 노인은 아직 기억력이 매우 좋으며 약간은 집안일도 하고 있다.

지금도 반나절이 못되는 시간내에 20여 리를 걸어갈 수 있다.

중국 길림성 구대현 로가향에 살고 있는 이 노인은 청나라 말기에 5년간 살았다.

그는 가난한 가정에서 태어나 한평생을 농사꾼으로 살아왔기 때문에 일하기를 좋아하고 고생을 달게 여긴다. 그는 매일 일찍 자고 일찍 일어나며 오침을 하지 않는다. 그는 할 일이 없을 때에는 산보하기를 좋아한다.

그는 담배를 피우지 않으며 설명절에나 약간의 술을 마신다.

고영노인의 후손들로는 증손자까지 있는데 그의 가문은 모두 63명이다.

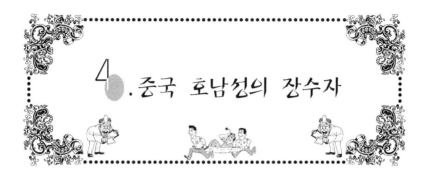

4. 중국 호남성의 장수자

 연연히 뻗어내린 높고 낮은 눈덮인 산봉우리 밑에 자리 잡고 있는 호남성에는 서균화라고 하는 장수자가 있었다. 그는 중국 청나라 시대인 1871년 2월 15일에 출생하였는데 1986년에 115살이었다.

전국 인구 조사 사업을 통하여 그가 중국 호남성 남자들 가운데서 제일 나이 많은 사람이라는 것이 밝혀졌다. 서균화 노인은 오랫동안 가난을 겪으면서 살아온 농민이다.

그는 생애에 머슴, 석공, 재재공, 기와 검사공으로 일하기도 하였다.

젊었을 때 그는 체력이 점차 약해지기는 하였으나 의연 건강하여 손에서 일을 놓지 않았다.

그는 귀가 그전처럼 밝지 못하지만 시력은 젊었을 때보다 못하지 않아 두 눈에는 정기가 어려있다. 더욱이 기억력이 특별히 좋고 사고력이 빠르며 말을 시작하면 재미있게 청산유수와 같이 하곤한다. 길을 가다가 돌다리를 건너는 때도 다른 사람이 부축하지 않아도 되며 발걸음도 자연스럽다. 지금도 평지에서 30~35kg 되는 짐을 메고 다니곤 한다. 그의 자손들이 편안히 휴식하면서 여생을 즐겁게 보내라고 권면를 하지만 그는 하루도 쉬지않고 산에 올라가 나무를 해오지 않으면 들에 나가 채소밭에 물을 주고 때로는 먼곳에서 손님이 오면

직접 바지가랭이를 걷고 강물에 들어가 물고기와 새우를 잡아오곤
한다.

얼마전에는 중국의 관계자들이 이 장수 노인을 직접 만나보려고
그의 집을 찾았다.

이 노인의 집은 나무들이 무성하게 자란 푸른 산들로 에워싸여 있
고 작은 시냇물이 집앞을 흐르고 있어 사람들에게 청신한 모습을 주
었다. 참으로 산 좋고 물 맑은 고장이며 사람들이 살기에 알맞는 경
치좋은 마을이었다.

이 노인을 찾은 이들은 그에게 장수의 비결에 대해 이야기해 달라
고 하자 그는 다음과 같이 말하였다. 나는 1년 365일 동안 매일 일
을 하였으며 하루 세 끼 변변치 않은 음식물을 먹고 잠은 딱딱한 침
대 위에서 자곤하였다.

그는 술을 마시지 않고 담배를 피우지 않는다.

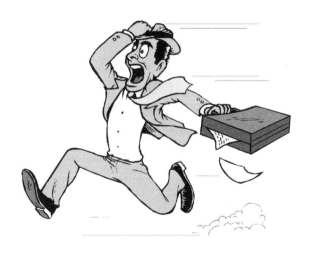

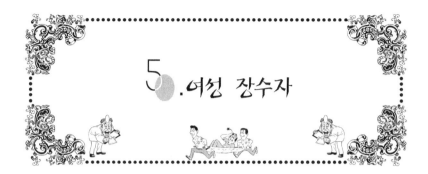

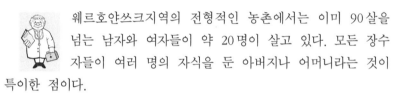

웨르호얀쓰크지역의 전형적인 농촌에서는 이미 90살을 넘는 남자와 여자들이 약 20명이 살고 있다. 모든 장수자들이 여러 명의 자식을 둔 아버지나 어머니라는 것이 특이한 점이다.

예컨대 95살의 알렉쎄이 암모쏘브는 18명의 자식들을 길러냈다.

흔히 장수자들은 상쾌한 대가옥에서 육체 노동을 하는 것을 장수의 기본 요인으로 간주하고 있다. 의사들의 견해에 의하면 올바른 생활 방식이 그들로 하여금 엄혹한 야뀌쩌야의 기후 조건에서도 건강을 유지할 수 있게 한다. 그들은 어린 시절부터 육체 노동을 즐겼으며 식사를 절도있게 하고 술을 마시지 않으며 담배를 피우지 않는다.

아탈리아 해안의 섬에 살고 있는 여인의 나이는 111살로서 그 나라의 최고 연장자로 존경받고 있다.

생일날에 그의 대가족인 아들, 딸, 손자, 손녀와 가까운 친척들이 다였는데 근 100명에 달하는 그들 중 많은 사람들이 이미 오래전에 70살, 80살을 넘어선 사람들이었다.

나미아나 세떼의 장수 비결은 규칙적이고 다양하며 적당한 식사, 될수록 오랜 시간 신선한 공기 속에서 지내는 것과 산보이다.

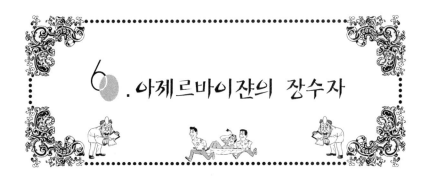

6. 아제르바이쟌의 장수자

 아제르바이쟌의 고산 지대인 메쯔따귤라르 마을 주민들은 한 마을에 사는 아제찌 보쓰까냔의 생일 100돌을 맞이하였다.

생일 잔치에 참석하기 위해 여러 도시에서 온 그의 7명의 아들, 딸과 70명의 손자, 손녀, 증손 및 고손들이 생일상에 둘러앉았다.

농민인 보쓰까냔은 제1차 세계 대전 참가자이며 50여 년전에 소깝까즈의 산기슭에 조직된 집단 농장에 선참으로 온 사람 중의 하나이다.

현재 그는 연금을 받고 있지만 농장과의 관계를 끊지 않고 있다. 사람들은 그의 총명성과 경력을 평가하고 있다. 이 장수자는 몸이 불편함을 느끼지 않으며 가벼운 육체 노동을 하고 있다.

다년간 포도 농장에서 열성스레 일한 그의 92살난 아내인 쏘냐도 아름다운 모양으로 사람들을 경탄시키는 모전을 짜고 있다.

아베찌쓰와 쏘냐가 살고있는 나고르노 까라바흐쓰끼야 자치주에는 110만명당 100명이 90살이상의 고령자들이다.

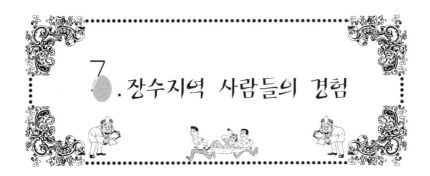

7. 장수지역 사람들의 경험

장수는 인류의 지향이며 의학계에서 오랜 기간 탐색하고 연구해 온 대상이다. 비록 장수의 원인이 지금까지도 아직 완전히 밝혀졌다고 말할 수 없지만 세계 각지의 장수자들은 이미 수많은 실제적인 경험을 쌓았다. 그의 몇 가지 실례를 보면 다음과 같다.

에꽈도르의 장수자들은 일반적으로 3가지에 주의를 돌렸다.

첫째, 과식하지 않고 동물성 기름을 많이 먹지 않았으며 술주정을 하지 않았다.

둘째, 체육 활동과 육체 노동에 진지하게 참가하였다.

셋째, 원기왕성하게 문제를 사고하고 환경오염 특히 불결한 공기는 사람들의 노화를 촉진시키는 악마의 하나라고 인정하였다.

파키스탄의 작가이며 기자인 라히는 116살에도 지능, 시력, 동작에서 젊은 사람과 같았다. 그는 건강에 대한 물음에 다음과 같이 대답하였다. 걱정을 모르고 담배를 피우지 않았으며 생활을 규칙적으로 하고 매일 6마일의 거리를 산보하였다. 주요한 음식은 차, 채소, 빵이다.

1979년에 전국대중 서예작품 현상 모집에서 1등상을 받은 중국 상해시 주포공사의 100살난 화가 노인 소구간은 90년을 하루와 같이 매일 200자 이상의 붓글씨를 썼으며 음식을 적게 먹는 것을 기본으로 하였다. 담배와 술을 몰랐으며 생활을 규칙적으로 하였다.

광주시의 96살난 화가 풍강백, 106난 요수휘, 감소성 태주시의 서한강, 광서 산간 지대의 127살난 봉아마도 모두 생활이 규칙적이었고 술도 담배도 몰랐다.

이상의 실례에 대한 보충 자료로서의 일부 사람들의 분석 자료를 다음과 같이 첨부한다.

세계적으로 세 곳의 사람들이 가장 장수한다. 즉 에쾨도르의 웨라비모바, 깝까즈산, 파키스탄관활하의 카슈미르이다. 이곳은 모두 농사를 짓는 산간 지대이다.

사람들은 생존을 위해 힘들게 일하고 걷지 않으면 안되며 먹을 것은 지방과 단백질이 적으며 첨가재와 방부제를 쓰지 않은 음식물이었다. 가정 관계가 좋고 심리적 부담이 적었다. 다시 말하여 생활에 대한 애착이 수명 연장의 가장 좋은 방법의 하나라는 것이다.

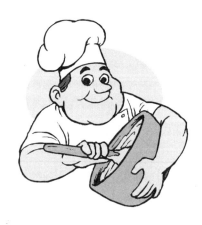

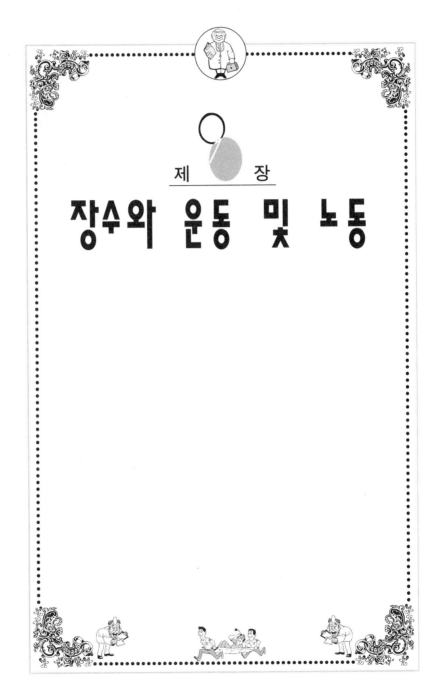

제 **9** 장

장수와 운동 및 노동

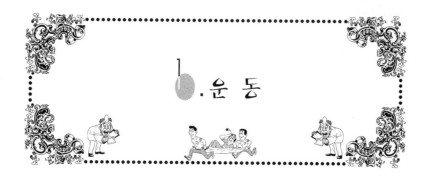

1.운 동

"만일 당신이 건강하게 오래 살고 싶으면 움직이십시오"
이 권고는 새로운 것이 아니다. 한 연구소가 13,000명이
참가한 8년간의 조사 결과에서 그 과학성을 알 수 있다.
　연구에 의하면 생활 방식이 주로 앉아있는 사람들은 그렇지 않은
사람보다 조기사망률이 약 3.5배 높다. 여성들을 보면 그러한 경우에
고령의 나이까지 살 수 없다는 확신성이 약 4.5배나 높아진다.
　조사 자료에 의하면 육체 노동의 부족은 지나친 몸의 비대 혹은 고
혈압과 피의 콜레스테롤 증가의 원인으로 보아야 한다는 것이다.
　매일 30분~1시간 정도 빠른 속도로 2km 거리를 산보하면 충분하
다. 그런 경우에 하루 종일 책상에서 시간을 보내는 사람들에 비하여
우선 기분이 좋은 것을 느끼게 된다. 육체적 운동은 심장 혈관질병
및 암과 같은 위험한 질병의 〈방지수단〉으로 된다.
　그러나 흡연은 육체 운동의 모든 우월성을 말아 먹을 수 있다.

⑴ 늙어서도 운동은 건강에 좋다.

　사람들은 60대 중간기에 들어서면 자기의 육체적 능력의
약 3분의 1을 상실하지만 여전히 운동으로부터 혜택을 받을 수 있다.

노화에 관한 종전의 연구는 사람이 40살부터 매일 육체적 능력을 약 1%씩 상실한다는 것을 보여주었다. 그러나 정상적인 운동이 그런 상실을 절반씩 줄일 수 있다.

젊은 운동선수와 35살 이상의 늙은 운동 선수의 성적을 대비 연구한데 의하면 위의 1%의 약 절반은 노화 과정과 관련된다. 이런 능력상실의 나머지 0.5%는 활동하지 않은 결과 생기는 것이므로 이것을 불필요한 상실이라고 한다.

여러해가 지나는 과정에서 그러한 불필요한 상실이 늘어나 종국적으로는 큰 양에 도달할 수 있다. 나이든 사람들은 자기들이 일을 많이 할 수 없다고 느끼는데 그렇게 느끼게 된 이유의 일부는 여러해에 걸쳐 근육의 힘이 약간씩 상실되는 결과 산소 운반 능력이 크게 상실된데 있다.

운동은 단순한 근육 단련보다도 더 많은 이득을 준다.

(2) 나이가 따르는 운동

꾸준한 운동은 사람의 몸을 튼튼하게 하는 가장 좋은 방법이다. 그러나 운동을 전혀 하지 않던 사람이 자기 체력으로 감당할 수 없는 무리한 운동을 갑자기 하면 오히려 몸에 해롭다.

운동은 나이와 체력에 맞게 꾸준히 해야 효과를 거둘 수 있다.

나이에 따르는 적합한 운동들은 다음과 같다.

1) 20~30대

특별한 병이 없는 사람들은 어떤 운동을 해도 좋다. 그러나 평소에 운동을 전혀 하지 않다가 갑자기 너무 심한 운동을 하면 몸에 무리가 올 수 있다.

아무리 바쁘더라도 한 주일에 3번 정도는 자전거 타기, 줄넘기, 달리기 등 운동을 하여 땀을 흘리는 것은 몸을 단련하는데도 좋다. 운동을 할 때는 5분 정도 가벼운 준비 운동으로 몸을 푼 다음 시작하는 것을 해야 한다.

또한 운동이 끝나면 다시 가벼운 체조로 몸을 푼 다음 간단한 샤워나 목욕으로 근육의 긴장을 풀어주어야 한다. 그래야 운동의 효과성을 높일 수 있다.

2) 40~50대

힘, 순간힘, 속력, 지구력이 떨어지기 시작하는 시기인 40대에 들어서면 대부분 몸의 기능과 체력이 급격히 떨어지므로 운동을 시작하기 전의 신체 상태나 운동 능력에 대한 진단을 받아 보는 것이 좋다.

운동 시간도 20~30분을 넘지 않도록 하고 준비 운동을 철저히 하여 몸이 상할 위험을 덜어야 한다. 골프나 정구 등을 치려고 할 때는 관절, 인대 등에 무리가 가지 않게 조심하고 가벼운 걷기, 아령 운동이나 수영, 등산, 자전거 타기, 가볍게 달리기, 줄넘기 등을 꾸준히 하는 것이 좋은데 너무 갑작스럽게 빠른 동작을 요한 격렬한 운동은 피하고 심장과 폐의 기능을 높일 수 있는 운동을 택해야 한다.

3) 60대

반드시 전문가의 의학적 평가를 받은 후에 처방에 따라 운동 종류를 선택해야 한다. 무리가 없는 운동으로는 걷기, 자전거 타기, 골프, 천천히 하는 등산 등이다.

이 시기에는 관절이 약해지므로 딴딴한 아스팔트 길을 걷는 것보다 흙위를 걷는 것이 관절에 가해지는 충격을 1/10로 줄일 수 있다. 특히 추운 겨울이나 환절기에 운동할 때에는 보온에 주의를 해야 하며 운동을 하고 난 후에는 땀이 식은 상태에서 오래 있지 말아야 한다.

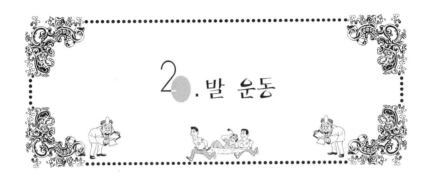

(1) 발가락 주므르기

발끝은 심장으로부터 제일 멀리 떨어져 있기 때문에 혈액 순환이 저해를 받고 혈액이 정체되기 쉬운 곳이다.

또한 발목 아래에는 26개의 뼈가 있는데 발가락은 손가락 만큼 갈라져있지 않고 자유롭게 움직이지 않는다.

특히 구두를 신고 생활하는 현대 사람들은 발가락의 운동부족이 온몸의 건강에 장애를 일으키기 쉽다.

발끝은 몸을 지탱하고 걷는 것이 임무이기 때문에 뼈들은 질긴 섬유로 결합되어 있고 운동이 제한을 받고 있다. 그뿐 아니라 그 좁은 뼈 사이에는 그것을 보호하는 세포 혈관이 꽉 차 있다.

심장에서 보낸 혈액은 이런 많은 뼈와 든든한 근육이 꽉 차 있는 속을 흐르고 있다. 그러므로 발의 혈액 순환들을 촉진하기 위해서는 적극적으로 발을 움직여 자극을 주고 발 전체의 혈액 순환을 개선하여 혈액을 순탄하게 심장에 다시 보내주어야 한다.

머리만을 쓰는 관계로 발의 운동 부족에 빠지기 쉬운 현대 사람들은 하반신의 혈액 순환이 나쁘고 그 양만큼 상반신에 흐르는 혈액량이 많아지므로 머리가 띵해지고 안절부절 못하는 상태에 빠지는 경우가 많다.

발에 자극을 주고 발에 가는 혈액량을 증가시키면 불안감과 불면증 등 현대병이 상당히 줄어들 것이다.

또한 구두에 의해 여러 가지 발병이 생기고 있다. 발가락은 밑단에 있기 때문에 그것 만으로도 혈액 순환 장애가 일어나기 쉽고 작은 구두는 더욱 혈액 순환을 저해한다. 이렇게 되면 아프고 잘 낫지 않는 발가락 자체의 질병을 일으킬 뿐만 아니라 몸 전체가 나빠지고 내장이 압박을 받으면 온몸에 병이 생기기 쉽다.

왼쪽 발가락을 열리게 하려면 우선 오른쪽 손가락 하나하나를 왼발의 바닥으로부터 발가락 사이에 깊이 밀어넣는다.

손가락이 뿌리까지 깊이 들어가게하고 그 손으로 발끝을 싸주는 시늉을 하며 발가락과 손가락을 서로 마주 잡는다.

다음으로 왼쪽 손가락을 왼쪽 발등으로부터 발가락 사이에 하나하나씩 깊이 밀어넣는다.

또한 발가락을 앞뒤로 구부려 굳어져 있는 관절을 부드럽게 해주어야한다.

특히 발가락 뿌리 부분의 관절을 잘 움직여야 한다. 발가락이 비틀어졌을 때에는 그 하나하나를 펴거나 돌리면서 옳은 위치에 되돌려 놓고 형태를 바로 잡아 주어야 한다.

또한 오목한데가 있는 상태의 발가락은 누르고 주물러 주어 유연성을 회복해 준다.

발가락 하나하나를 끈기있게 그리고 세게 누르고 주무르며 빙빙 돌려준다. 이렇게 3분 정도 주무르면 된다. 발가락 중심의 오목한 곳이 굳어있을 때에는 누르거나 탕탕 주먹으로 치면서 자극을 준다. 이렇게 하면 발의 냉증과 피곤이 없어지고 온몸이 가벼워지며 발가락 중심의 오목부위도 유연해진다. 이렇게 발가락에 자극을 주는 발가락 주무르기 동작은 크게 도움을 주게 된다.

발가락에 힘을 주고 걸으면 노화 방지에 좋다.

사람의 몸에는 먼 옛날 네 발로 다니던 때의 구조가 아직도 그대로 남아있다. 등뼈는 원래 수평으로 유지되게끔 생겼는데 사람이 꼿꼿이 서게 됨에 따라 앞발이 팔이 되고 머리의 무게가 모두 등뼈에 걸리게 되었다.

발은 몸의 전체 질량을 받드는 역할을 담당하게 된다.

사람은 두 발로 서서 걷기 때문에 지구의 중력의 영향을 세게 받고 있다. 중심점의 위치가 높고 그것을 받드는 지탱부의(발바닥)의 면적이 좁은데 어떻게 활기있게 동작할 수 있는가?

항중력기능 즉 사람이 꼿꼿이 서서 다니는 기능과 뇌의 노화 사이에는 매우 깊은 관계가 있다. 젊었다는 것은 항중력기능이 왕성하다는 것을 말하며 늙었다는 것은 그것이 약해졌다는 것을 말한다.

아랫턱을 수그리고 몸무게가 발 끝에 쏠리게 하는 상태가 항중력기능을 충분히 발휘할 수 있는 자세인 것이다.

쉽게 말하면 이것은 기력을 유지하고 뇌의 노화를 방지하는 자세이다. 반대로 턱을 올리고 몸무게를 발꿈치에 쏠리게 하는 상태는 노화를 촉진하는 자세이다. 턱을 올리면 뇌로 가는 혈관의 중요한 통로인 뒷부분이 압박을 받게 된다.

어깨아픔과 뇌의 혈액 순환 장애는 이 통로에 장애가 조성된 결과 생기는 것이다.

발가락에 힘을 넣고 바닥을 치고 나가는 식으로 걸으면 자연히 몸무게가 발끝에 오고 몸이 꼿꼿해지고 턱이 아래로 수그러진다. 이렇게하면 목 뒷부분이 늘어나고 혈관 흐름이 좋아진다. 뇌의 모세혈관으로부터 노폐물이 잘 나가고 그 대신 새로운 혈액이 산소와 영양물질을 많이 운반해 준다. 그 결과 뇌졸중이 잘 일어나지 않고 뇌 세포의 기능이 활발해진다.

많은 눈이 내렸을 때 자빠지면서 뒷머리를 다쳐 죽는 사람도 있다. 이것은 발끝이 허공에 뜨면서 발을 땅에 힘있게 붙이지 못하였기 때문에 생긴 비극이다.

발끝으로 걷는 방법은 다음과 같다.

우선 처음에 의식적으로 발가락에 힘을 넣고 땅바닥을 치고 나가는 식으로 발을 내디딘다. 다음에는 발꿈치로 땅을 디디었다가 다시 발가락에 힘을 넣고 땅바닥을 치고 나간다.

이에 습관되면 차츰 저절로 이런 식으로 걸을 수 있게 된다.

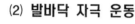 ## (2) 발바닥 자극 운동

옛부터 장수자들은 오래 살려면 〈아침 이슬을 밟으라〉고 권고하였다.

이것은 아침 일찍 땅을 밟으면서 운동하는 것이 건강과 장수에 유익하다는 의미에서 나온 말일 것이다.

최근 여러 나라에서 발바닥을 자극하는 방법이 병의 예방치료에 널리 이용되고 있다.

발바닥은 몸의 여러 기관과 신경 및 경맥과 잇달아 있다. 발바닥을 자극하면 우선 빨리 근육이 단련되며, 몸의 균형이 바로 잡히며, 목과 허리 등에 가해지는 부담이 적어진다.

발바닥을 자극하면 또한 침혈과 신경을 자극하여 온몸에 좋은 영향을 준다.

사람의 몸에 있는 10개의 반사대는 발바닥을 통해 연결되어 있다.

〈제2의 심장〉이라고 할만큼 많은 혈관이 모여있는 발바닥을 자극하면 온몸의 혈액 순환에도 좋은 영향을 준다. 그래서 발바닥을 자극하는 여러 가지 방법이 사람들의 건강 증진과 병 치료에 널리 이용되고 있다.

1) 참대 밟기

길이 50cm, 직경 12cm의 반원형 참대 1개와 직경 5-6cm, 길이

50cm의 원형 참대 2개를 준비한다.

먼저 반원형의 참대를 밟는다.

안정된 상태로 참대를 밟기위해 의자의 등받이, 침대나 책상보서리를 쥐고 가로놓인 참대를 발바닥의 중심에 놓고 1초에 1번씩 양쪽발을 엇바꾸어 밟는다.

다음 참대 한쪽 모서리를 정사지에 고이고 다시 밟는다. 이것을 5분간씩 계속 밟는다. 다음은 참대를 세로로 놓고 밟는다.

가늘고 둥근 참대를 밟는다. 이때는 참대를 발끝에서 위쪽으로 굴리면서 밟는다. 의자에 앉아 양쪽발을 둥근 참대 위에 올려놓고 굴릴 수 있다.

참대 밟기를 할 때는 자세를 바로가지며 발을 들 때와 다리를 들 때 너무 높이 들지 말고 다리를 45도 정도 구부리는 것이 좋다.

속도는 1초에 1번씩 엇바꾸어 1~10분간 하는 것이 좋다. 아침에 깨어나서와 저녁에 자기전에 한 번씩 하여 3주 동안 하는 것이 좋다.

2) 빈병 굴리기

빈병 2개를 준비한다.

의자의 앞 끝에 앉아서 웃몸을 약간 앞으로 내밀고 양쪽팔로 의자의 가장자리를 잡은 다음 몸무게를 조절하면서 빈병 2개를 발바닥 가운데 충분히 실리도록 발바닥을 세게 자극한다.

30초를 1회로 하여 하루 3회이상 한다.

3) 고무못판과 고무못 실내화

책상 밑이나 화장실 문앞에 고무못판을 놓고 수시로 발바닥이 자극되게 하는 방법이다. 품과 시간을 들이지 않고 자극하는 방법이다. 고무못 실내화는 위생실과 목욕탕에서 이용하는 것이 좋다.

(3) 발바닥 두드리기 운동

한의학에서는 고혈압에 의해 일어나는 어깨아픔과 목덜미 아픔의 경우에는 아픈 부위보다도 발 특히 발바닥 중점으로 치료한 후 손바닥을 잘 주물러주는 치료법을 이용한다.

이런 치료를 하면 일시적으로 혈압이 떨어지고 어깨와 목덜미의 아픔이 없어지고 기분이 상쾌해진다. 환자의 발바닥을 10분간 두드려 환자가 발바닥이 뜨거워졌다고 호소할 때 손바닥을 주물러 주는 방법으로도 혈압을 낮추는 것과 같은 효과를 나타낸다.

자기 자체로 발바닥을 자극하려고 할 때에는 주먹의 새끼 손가락 쪽으로 발바닥을 골고루 두드리되 용혈전 부위와 발꿈치에 중점을 주어야 한다.

발바닥을 두드리는 시간은 체질과 증상에 따라 다르지만 발바닥이 약간 불그레지면서 화끈화끈 달아오르는 감이 생길 때까지 하는 것이 좋다.

두 발바닥을 두드리는데 대체로 10분 정도면 좋다. 발바닥을 두드리고 나서 양쪽 발의 발가락을 하나하나 주물러주면 더 큰 효과가 나타난다.

발바닥을 두드리는 것을 2~3달 계속하면 정상치에 가깝게 혈압이 안정되는 경우도 있다.

발바닥을 가볍게 두드리면 간기능도 높아진다. 발바닥에는 엄지발가락이 붙은 곳에 언덕 모양으로 불록한데가 있다. 여기에 간장점이라는 혈이 있다. 이 간장점은 옛날부터 간장의 상태를 개선하고 초조감, 눈의 피로, 집중력이 약해지는 증상을 개선하는데 이용 되어온 혈이다.

일상적으로 간장상태가 걱정되는 사람들은 간장점을 1~2분간에 100~150회 정도 가볍게 두드리면 좋다. 양쪽발의 간장점을 다 두드린다.

지나치게 오래 두드리거나 너무 세게 두드리면 피곤을 느끼게 되고 너무 딱딱한 것으로 오랜 시간 두드리면 발바닥의 골막(뼈를 뒤덮고 있는 막)이 손상되고 염증이 생긴다.

중년까지의 사람들은 두드리는 시간을 약간 짧게하고 늙은 사람들은 좀 길게 하는 것이 좋다. 만성 간장병이 걱정되는 사람들은 1주일 동안 간장점을 두드리고 그 다음 1주일 동안 쉬고 다음 1주일 동안 또 두드리는 식으로 반복하는 편이 좋다.

만성질병을 개선하기 위한 자극은 매일매일 같은 자극을 되풀이하기보다는 일정한 기간 쉬고 다시 자극하는 편이 더 효과가 좋다.

이런 의미에서는 하루건너 자극하는 것도 좋지만 하루건너 자극할 때에는 전날에 자극한 것을 잊어버릴 수 있기 때문에 한 주일간 하고 쉬었다가 하는 편이 좋을 것 같다.

간장점은 밤에 자기전에 두드리는 것이 적절하다.

간장기능이 낮아지면 자각 증상으로서 어깨 아픔, 눈의 피로, 초조감, 밥맛 없기 등의 증상이 나타난다.

간장점에 대한 자극을 계속하면 1주일～1달 사이에 어깨아픔이 없어지고 잠도 잘 오게 된다.

또한 간장이 약해진 사람은 위장도 나빠지는 경우가 많기 때문에 간장점에 대한 자극을 동시에 하며 위장상태를 개선하는 것이 좋다.

발바닥을 자극하면 기분이 안착된다.

정신적으로 피로를 느끼고 초조한 감에 사로잡혀 있을 때 우선 기분을 전환하여 마음을 안정시킬 필요가 있다.

이 방법은 발바닥을 자극하는 것이 가장 효과적인 방법으로 초조감을 즉시 없애는 좋은 방법이다.

발바닥을 중심으로 하고 있는 족심이라고 하는 혈의 주위에는 심포부위라는 치료부취(자극을 주면 치료 효과가 나타나는 부위)가 있다.

이 심포부위를 자극하면 기분이 안정되고 초조감이 가라앉는다. 또한 발바닥에는 중요한 용천혈이 있다. 이 부위는 정신 피로 회복에 중요한 역할을 하는 혈이다.

간경에 이상 상태가 있는 사람들은 곧 간뇌가 긴장되면서 초조감을 느끼고 안절부절 못한다. 그래서 간경의 출발점인 엄지 발가락을 자극하여 에너지의 순환을 순조롭게 해주면 간뇌의 흥분을 가라 앉힐 수 있게 된다.

심포 부위와 용천혈 부위 그리고 엄지 발가락을 누르거나 주물러 주기만 하여도 기분이 상당히 안착되고 안절부절 못하는 것이 가라 앉게 된다.

또한 찬수건과 찬걸레 위에 발을 올려놓거나 발을 찬물 속에 담그거나 간단히 신발과 양말을 벗고 찬공기에 접촉시키는 등 발바닥을 차게 하는 자극은 즉시 효과를 나타낸다.

안절부절 못하는 사람들은 머리 부분에 피가 많이 올라 충혈상태가 되고 발부분은 혈액의 흐름이 정체되어 울혈상태에 있다.

충혈과 울혈은 단독적으로 생기는 것이 아니라 한 쪽이 충혈되면 다른 쪽에는 응혈이 생기며 이것은 서로 영향을 미치게 된다.

안절부절 못하여 머리에 피가 많이 올라갔을 때에는 발부분이 응혈이 생긴다. 그리고 발 부분이 응혈되면 머리 부분에 충혈이 생기면서 사고력이 낮아진다. 그렇기 때문에 찬 자극을 주어 발 부분의 혈관을 수축시키면 응혈된 부분의 혈관이 정상화 됨으로써 온몸에 혈액이 세차게 흐르게 되고 뇌의 혈액 순환도 고르게 된다.

그리하여 머리의 충혈이 없어지고 초조감도 해소된다.

이와 같이 발과 뇌의 관계는 대단히 밀접하므로 발바닥을 자극하면 뇌세포가 활발하게 움직인다.

⑷ 발목을 돌리기

주춧돌이 견고해야 집이 오래 가듯이 사람의 몸에서 발목은 집 건물의 주춧돌이나 다름없다고 할 수 있다. 발목은 유연성과 기동성으로 신체의 고임돌 역할을 감당하고 있다.

경락도 발목을 거쳐 내장을 통하여 자기계통을 이루는 것이 많다.

나이가 많아지면 발목이 굳어져 유연성을 잃게 되는데 이렇게 되면 발가락이 잘 움직이지 않고 발을 위로 드는 동작이 느려지며 발이 걸려 넘어지기 쉽다.

발목을 주물러 유연하게 해주면 목과, 어깨, 무릎 등 온몸의 뼈마디가 유연해 진다고 한다.

발목 주무르기 방법은 다음과 같다.

의자에 앉아 왼쪽 정갱이를 오른쪽 무릎위에 올려놓은 다음 왼손으로 발목을 쥐고 오른손으로 발가락을 싸 쥐는 것처럼 쥐며 시계바늘 돌아가는 방향으로 30번 돌린다.

다음 반대쪽 발을 바꾸어 같은 동작을 반복한다.

**발을 빙빙 돌리기만 하여도 혈관의 노화를 방지하고
고혈압을 고칠 수 있다.**

한의학에서는 사람의 몸안에 있는 간장, 심장, 비장, 폐장, 콩팥의 5장과 담낭, 소장, 위, 대장, 방광, 삼초 등 6부가 옳게 작용할 때 비로소 건강을 유지할 수 있다고 한다.

경락이란 것은 이 5장 6부에 생명 에너지를 보내는 길을 의미하며 그것은 모두 16개가 있다. 그런데 손과 발에는 12개의 경락이 통하고 있다.

그리고 이 모든 경락이 손과 발의 말단으로부터 시작하거나 거기에서 끝나기 때문에 손과 발은 건강을 유지해 나가는데 있어서 중요한 역할을 한다.

손과 발의 말단은 또한 신경의 분포가 조밀한 부분이기 때문에 자극의 반응이 대단히 강하다.

손발의 말단을 어떻게 자극하면 좋은가?

손가락의 손톱 바로 뒷부분에 있는 혈을 엄지 손가락과 둘째 손가락으로 끼고 주물러 주는 것이 이상적이다. 좀 아프다 할 정도로 힘껏 주물러 주며 양쪽 손과 발의 말단에 잇는 혈을 각각 10 ～ 20초 동안 자극해 준다.

또한 손의 둘째 손가락과 가운데 손가락 사이에는 이름은 없으나 혈압을 낮추어 주는 특효혈이 있으므로 함께 자극해 주면 효과가 더 크다.

고혈압 병에 걸린 사람들에게 권고하고 싶은 또 하나의 가정요법은 발목 회전 운동이다.

혈압이 높은 사람은 대체로 관절이 굳어져 있다. 따라서 혈압이 높고 발목의 관절이 굳어져 있는 사람들은 발목을 빙빙 회전시켜 유연하게 해주는 것이 대단히 중요하다. 그런데 주의할 것은 남자의 경우 바깥 방향으로 굳어지기 쉽다.

반대로 여자의 경우 안쪽 방향으로 걷는 사람이 많기 때문에 안쪽으로 굳어지는 경우가 많다.

남자의 경우에는 굳어진 쪽과 반대 방향인 안쪽으로 40번 돌리고 그 다음 바깥쪽으로 20번 돌린다.

일조일석에는 효과가 나타나지 않으나 이 방법을 매일 끈기있게 잘 계속해 나가면 자기도 믿지 못할 정도로 혈압이 내려간다는 것을 알게 될 것이다.

발목 돌리기, 주무리기 운동을 매일하면 노화 방지에 효과가 크다.

자료에 의하면 노화는 발부터 온다고 한다. 그런데 많은 환자들을 진찰해 보면 처음에 노화가 나타나는 자리는 목이라고 한다.

뇌로부터의 지령은 목을 통하여 온몸에 전달되므로 목이 굳어지면 손이나 발의 기능에 나쁜 영향을 주게 된다.

그러나 이 단계에서 자신은 노화를 자각하지 못한다.

몸이 약해지고 굳어지면 그 다음에는 발목이 굳어져 유연성을 잃게 된다. 그렇게 되면 발가락 끝이 잘 움직이지 않고 발을 위로 올리는 힘이 약해져서 돌에 발이 쉽게 넘어가면 이때에 비로소 나이가 먹었다는 것을 느끼게 된다.

목을 주물러주면 효과가 목부위에 머무르지만 발목을 주물러 주어 유연하게 움직일 수 있게 해주면 발목뿐 아니라 굳어진 목, 어깨, 무릎 등 온몸 관절들이 모두 유연해짐을 느낄 수 있다.

발목 돌리기와 주무르기 운동은 다음과 같이 한다. 의자에 앉아서 우선 왼쪽 정갱이를 오른쪽 무릎위에 올려 놓는다. 다음 왼손으로 발목을 잡고 오른 손으로 발가락을 싸는 것처럼 쥔다. 다음 발가락 끝을 안으로부터 바깥쪽으로 원을 그리듯이 돌린다. 이와 같은 동작을 30번 한다. 반대로 바깥쪽으로부터 안쪽으로 30번 돌린다.

이 동작만으로는 노화가 시작된 사람은 발목이 유연하게 돌지 못한다.

왼손은 발목을 받들어줄 뿐만 아니라 세게 잡아야 한다. 오른손에 큰 힘을 넣지 말고 발의 첫째 발가락이 될 수 있는데로 큰 원을 그리듯이 돌리는 것이 좋다.

왼쪽 발이 끝나면 발을 바꾸어 오른쪽 발목을 안쪽으로 돌리는 것과 바깥쪽으로 돌리는 것을 각각 30번 한다.

이렇게 운동한 다음 목을 돌려보면 전보다 훨씬 유연하게 움직인다는 것을 느낄 수 있다.

특히 발목 돌리기, 주무르기 운동을 한 다음 가벼운 산보를 하면 발이 가볍게 움직이는 것을 느낄 수 있다. 걸어가면서 목을 돌려보면 전보다 훨씬 원활하게 돌릴 수 있다. 발목 돌리기 운동에 의하여 온몸의 관절이 유연해졌기 때문에 산보를 하고 돌아온후 몸 전체가 가벼워진 감을 느끼게 된다.

이렇듯 발목과 목이 깊은 관계에 있다는 것을 잘 알 수 있다. 따라서 노화 방지의 열쇠의 하나는 발목에 있다는 것을 이해할 수 있다.

(5) 종아리 안마

종아리 안마를 하면 전신의 피 순환이 개선된다.

온 몸의 혈액 순환을 촉진하는 펌프 작용을 하는 종아리 안마를 하면 온몸의 혈액 순환을 개선하여 장기와 근육에 축적된 노폐물을 없애버릴 수 있다.

온몸의 혈액 순환 개선을 위한 가장 일반적인 종아리 안마 방법은 다음과 같다.

① 발목을 폈다 구부렸다 하여 장단지의 근육을 가볍게 풀어준다. 양쪽을 각각 10번씩 한다.

② 종아리의 피부를 손바닥으로 밑으로부터 윗쪽을 향해 3분 정도 문지른다.

③ 종아리를 손가락으로 쥐고 누르면서 자극을 가라앉힌다. 다음 아킬레스건으로부터 무릎의 바로 밑을 향해 쥐고 누른다.

④ 종아리 전체를 골고루 빠짐없이 엄지 손가락 끝으로 누르고 자극을 가한다.

⑤ 침대에 누워 발을 30cm 정도로 높은 물체의 위에 놓고 휴식한다.

이상의 안마를 매일 적어도 한 번씩 계속하면 굳어졌던 종아리도 서서히 유연해지고 온몸의 혈액 순환이 개선된다. 종아리가 굳어진 사람은 처음에 3∼4일 동안은 안마를 하면 아파서 견디기 힘들 것이다. 그러나 참고 1주일 정도만 계속하면 아픔도 적어지고 근육이 풀려나가는 것을 느끼게 될 것이다.

이 안마를 2∼3달 동안 계속하면 다리 근육의 탄력이 부활되는 동시에 온몸의 혈액 순환이 좋아지고 여러 가지 측면에서 건강 상태도 개선될 것이다. 대장염이나 급작스러운 배 아픔도 종아리 안마로 잘 멎는 경우가 있다.

⑹ 한 발로 서기

한 발로 서는 동작은 노화를 방지한다.

우리들은 일상 생활에서 무의식적으로 여러 가지 동작을 하고 있다. 이러한 동작을 약간 의식적으로 하는 것만으로도 훌륭히 건강법을 실천하는 것으로 된다.

노화를 방지하고 젊은이들과 같이 씩씩하게 움직일 수 있게 되자면 한 발로 서는 동작을 건강법의 하나로 생각하고 계속 의식적으로 하는 것이 좋다. 노화의 시작은 발과 허리의 쇠퇴와 동작이 더딘 것 등으로 나타난다.

한 발로 서는 동작은 발과 머리의 힘을 단련하고 온몸의 균형을 유지하는 힘을 키워주고 육체의 젊음을 유지해 준다.

한 발로 서는 동작은 적어도 노화를 방지하는 3가지 효과를 나타낸다.

첫째, 심장에서 제일 먼 곳에 있는 발의 혈액을 심장에 다시 돌려보내는 힘을 키워 준다.

한 발로 서서 발의 근육을 사용하였을 경우에 발의 혈액을 몸에 움직여 온 몸의 혈액 순환을 도와주는 것이 된다. 이것은 정맥의 혈액 순환을 촉진하며 심장에 부담을 주지 않고 근육만을 놀리는 운동이기 때문에 일상적으로 훈련하는데 적합하다.

둘째, 온몸의 균형을 바로잡는 힘을 키운다.

한 발로 균형을 잘 잡고 서기 위해서는 시각, 몸의 유연성, 근육의 힘, 그리고 몸의 위치를 가늠하는 감각력을 비롯한 여러 가지 능력을 총동원시켜 준다.

셋째, 발과 허리의 힘을 키워준다.

처음에는 한 발로 서는 동작을 여러번 해본다. 그러나 힘을 키우기 위해서는 발 운동을 해야 한다. 우선 양쪽 발로 섰다가 발꿈치를 땅바닥에 붙인채 턱이 무릎에 닿을때까지 쭈그린다. 그 다음 양쪽발로 일어서는 동작을 한다. 이것을 할 수 있게 되면 한 발로 일어선다.

다음에는 처음부터 한 발로 서는 동작을 여러번 해본다. 그러나 힘을 상당히 요하는 운동이다. 조급해 하지 말고 순차적으로 훈련해야 한다. 이 운동에서 주의할 점은 허벅다리의 근육에 힘을 넣는 것이다.

갑자기 일어설 때 생기는 어지럼증은 일시적으로 혈압이 낮아지기 때문이다.

한 발로 서는 동작은 혈액 순환을 좋게하는 작용과 함께 자율계통을 단련시키는 작용도 한다.

어지럼증이 생기기 쉬운 승강기나 전철안에서 의식적으로 한 발로 서는 동작을 하는 것이 좋다.

또한 한 발로 서는 동작으로 그날 몸 상태를 대체로 가늠할 수 있다.

손을 허리에 대고 한 발로 서서 천천히 목을 돌려본다. 양 발이 다 비틀거리지 않으면 30대의 몸이고 한 발만 비틀거리면 40대의 몸이다.

그날 따라 잘 되지 않으면 몸 상태가 나쁜 날이라고 말할 수 있다. 이런 날에는 주의하여 몸을 조심히 다루도록 하는 것이 좋다.

(6) 아침 발 씻기

장수자들은 아침에 운동을 한다음 더운물로 발을 씻으면 두뇌가 좋아지고 몸이 튼튼해진다고 한다. 이때 물의 온도는 높을수록 좋은데 발을 넣어도 견딜 수 있는 정도가 되어야 한다.

　물이 너무 뜨거우면 수건을 물에 적셔 발다닥 가운데를 시계바늘이 도는 방향과 반대방향으로 각각 35번씩 문지른다. 그다음 물에 소금 한순가락을 넣고 발을 소금물에 5분 동안 담그고 씻으면 효과가 더 좋다.

(7) 발바닥의 마사지로 신체 관련 기관의 치료

　　발바닥에 분포되어 있는 반사구의 위치와 신체 부위와의 관계를 〈그림 9-1〉에서 볼 수 있다.

　〈그림 9-2〉에서 발바닥에 분포된 반사구와 신체 부위와의 관계를 관찰할 수 있다.

　반사구를 다른 말로 반응구라고 할 수도 있다. 반사구의 위치는 학자에 따라 약간씩 차이가 있기도 하다.

　반사구란 인체 각 기관의 신경이 집중된 곳으로 그 각각의 집중점은 인체 구조의 각 부분과 밀접한 반응 관계를 가지고 있다.

　이것을 동양 의학의 침구술에서는 경혈이라 하고 신경의 통로를 경락이라고 한다.

　발의 건강법으로 마사지는 한 마디로 말한다면 몸 안의 각 기관에 해당하는 신경의 집중점을 찾아 손이나 다른 기구로 자극하는 것을 의미한다. 즉, 각 기관의 반사구를 자극하여 그에 반응하는 기관의 기능을 촉진시켜 자연적으로 어떤 병을 치유케 하는 것을 말한다.

　이런 효과를 얻기 위해서는 상호 관련된 반사구를 누르기도 하고, 비비고, 문지르고, 주무르고 하여 결국 발에 쌓인 노폐물인 유독소를 부수고 녹여 정맥을 통해 신장으로 운반한다.

　이것을 다시 신장에서 걸러 혈액을 깨끗이 하고 노폐물을 몸 밖으로 소변을 통해 배출시키게 된다.

　신장은 우리 몸에 불필요한 노폐물을 여과해서 배출하는 기능을

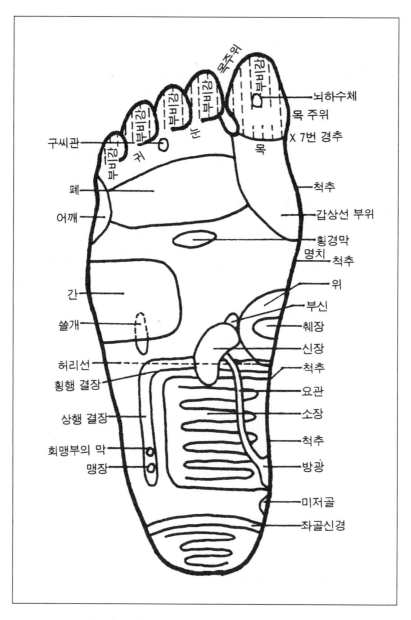

[그림 9-1] 발바닥의 반사구와 신체 부위

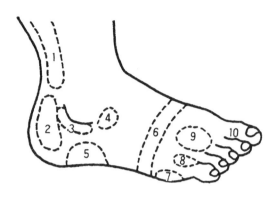

① 임파선(전신) ② 생식기(난소·난관 또는 고환·부고환)
③ 고관절 ④ 임파선(상체) ⑤ 무릎 ⑥ 횡경막 ⑦ 어깨
⑧ 균형기관 ⑨ 가슴 ⑩ 관자놀이, 삼차신경 ⑪ 직장(치질)
⑫ 서혜부 ⑬ 임파선(복면)

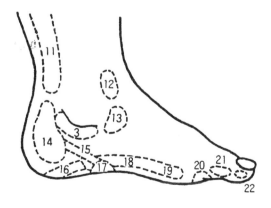

[그림 9-2a] 발등의 앞, 뒤, 옆의 반사구

⑭ 자궁 또는 전립선 ⑮ 음경, 요도 ⑯ 선골, 미골
⑰ 방광 ⑱ 요추 ⑲ 흉추 ⑳ 부갑상선 ㉑ 경부 척추
㉒ 코 ㉓ 임파선(흉관) ㉔ 기관지 ㉕ 편도선
㉖ 아래턱 ㉗ 위턱

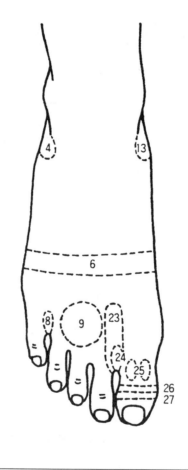

[그림 9-2b] 발등의 앞, 뒤, 옆의 반사구

한다.

신진 대사의 결과로 생성된 노폐물의 배출은 인간에게는 최대의 문제다. 만일 노폐물을 배출하지 못하고 노폐물이 체내에 축적되면 유독 물질이 되어 인체에 상해를 주기 때문이다.

우리 체내에 있는 노폐물의 대부분은 신장에서 수뇨관, 방광, 요도를 통해서 몸 밖으로 배출된다. 그러나 일부는 피부를 통해서 땀과 같이 배출되고 또 일부는 간장에서 담낭 장관을 경유하여 항문을 통해 배설한다. 일부분은 기체로 허파를 통해 배출하게 된다.

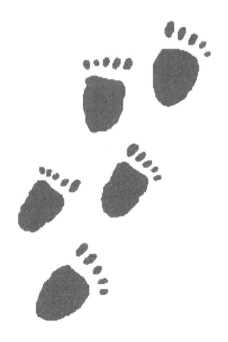

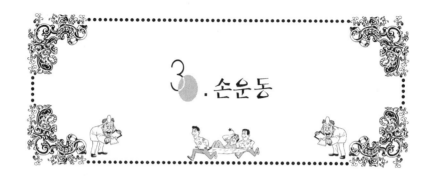

(1) 손가락 운동

한의학에서는 〈손은 제2의 뇌〉라고 부르는 정도로 손의 기능을 뇌와 결부시켜 고찰한다.

뇌와 손은 100만개 이상이나 되는 신경 섬유로 연결되어 있다. 뇌로부터의 지령을 손가락에 전달하고 손가락의 감각을 뇌에 전달하는 복잡한 작업을 이 신경 섬유들이 순식간에 해치운다.

손에 대한 자극은 뇌에 대한 자극으로 된다.

그러면 손가락 운동이란 어떤 운동인가?

그것은 손바닥을 맞대고 손가락을 구부리는 운동이다.

코로 숨을 들이쉬면서 눈앞에서 양쪽 손바닥을 가볍게 맞춘다. 그다음 입으로 숨을 내보내면서 오른손을 아래로 약간 내리고 왼손으로 오른손가락을 뒤덮으면서 꼭 잡는다. 이때 밑에 있는 오른손가락을 쭉 편다. 또한 뒤덮고 있는 왼손의 제2관절과 제3관절 사이는 평평해지도록 주의 해야 한다.

다음 다시 코로 숨을 들이쉬면서 왼손가락을 펴고 오른손을 위로 올린다. 그리고 입으로 숨을 들이쉬면서 아래에 놓이게 된 왼손가락을 오른손으로 뒤덮고 꼭 잡는다. 이것을 10∼20번 정도 반복한다.

다른 하나는 손가락을 뒤로 휘게 하는 운동이다. 가슴앞에서 양쪽 손바닥을 서로 맞추고 그 자세에서 손가락 사이를 쭉 넓힌다. 그 다음 코로 숨을 들이쉬면서 조용히 팔굽을 좌우에서 위로 올렸다가 아래로 내리면서 손바닥을 서로 뗀다. 이 자세에서 손가락을 서로 밀면서 입으로 숨을 내쉰다.

이때 손가락은 충분히 휘게 하고 손목은 서로 떨어져 있어야 한다.

그 다음 다시 코로 숨을 들이쉬면서 밀고 있던 팔 전체의 힘을 뺀다. 이 동작을 되풀이 한다.

이때 손목을 붙이지 않도록 주의 해야 한다. 또한 팔굽은 가슴 앞에서 손을 맞대었을 때의 위치에서 움직이지 않게 해야 한다. 이것을 반복하는 사이에 손가락이 잘 휘게 한다. 이 운동은 피아노 독주가들의 연습에 못지 않게 효과적인 손가락 운동이다.

손가락이 잘 움직이지 않는다는 것은 머리의 동작이 둔해졌다는 것을 말해 주는 증거이다.

이러한 간단한 손가락 운동을 일상적으로 하면 정신적으로나 육체적으로 언제나 젊음을 유지할 수 있다.

또한 손가락 운동은 피로를 쉽게 풀 수 있게 한다.

일반적으로 말해서 운동이 부족되는 현대 사람들은 육체적 피로보다도 정신적 피로로부터 오는 몸의 피로감에 애를 먹는다. 이러한 애로를 없애는 간단한 방법은 다음과 같다.

사물을 보다가도 눈이 피로해지는 것 같은 감을 느꼈을 때에는 일 도중 손가락을 하나씩 잡아당기는 식으로 주물러주면 좋다. 좀더 구체적으로 설명하면 우선 손가락 측면을 다른손의 엄지손가락과 두번째 손가락으로 끼고 손가락 밑부분으로부터 잡아당기는 식으로 양 손가락을 손톱끝으로 끌고간다.

이렇게 하면 손가락 측면을 주물러 주는 것으로 된다.

그 다음 같은 손가락의 윗면과 밑면을 같은식으로 두 손가락으로 끼고 잡아당기면서 문질러 준다. 이런식으로 양쪽 손가락 하나하나를 그 손가락의 양측면과 위와 밑부분을 다 골고루 주물러 준다.

피곤할 때 이것을 실시 해보면 생각외로 기분이 좋아진다. 그때까지 피곤했던 머리와 눈도 시원해지고 온몸의 권태감도 없어진다. 왜 손가락을 주물러 주는 것만으로도 그러한 효과가 나타나는가?

신경의 피로라는 것은 자율 신경의 균형이 헝클어진 상태를 말한다. 그런데 자율신경의 불균형을 바로 잡아주기 위해서는 그 신경에 자극을 가해서 긴장성을 풀어주어야 한다. 이를 위한 좋은 자극법이 손가락을 주물러 주는 것이다.

손가락을 주물러 주는 것은 예민한 말초 신경에 충분한 자극을 가하는 것으로 된다. 이렇게 하면 자율 신경이 자극을 받으면서 자율 신경의 비정상적인 긴장성이 완화되고 몸이 편안해진다.

이와 함께 손가락 운동은 뇌의 노화를 지연시킨다. 대뇌 표면에 있는 대뇌 피질에는 몸의 여러 부분을 조절하는 신경의 중추부가 있다. 이 대뇌 피질의 약 3분의 1일 차지하는 부분이 손가락 운동을 조절하는 부분이다.

우리의 몸안에서 손가락만큼 섬세하고 복잡한 운동을 하는 기관은 없다. 뇌가 근육에 명령하는 신호의 양도 많아야 하기 때문에 손가락을 움직이는 것은 몸의 다른 부분을 움직이는 것보다 뇌의 신경 세포에 더 많은 자극을 주게 된다.

손가락을 움직이기 위해서는 우선 손가락을 움직이겠다는 생각을 해야 한다. 이런 생각을 가지면 손가락에 지령을 보내는 대뇌의 신경 세포가 활발하게 움직이기 시작한다. 그 지령이 손가락의 근육 세포에 전달된다. 이에 따라 손가락이 움직이게 된다.

이와 같이 손가락을 움직이려는 생각을 가지고 손가락 운동을 하는 것은 손가락에 지령을 보내는 대뇌의 신경세포의 기능을 높여준다.

이와 동시에 뇌조직의 혈액이 늘어나고 혈액 순환이 활발해지며 대뇌의 모든 부분의 신경 세포가 활발해질 수 있는 상태에 놓이게 된다.

손가락, 발가락 주무르기는 혈액 순환을 잘되게 한다.

고혈압 환자들의 약 90%는 혈압이 왜 오르는지 그 원인을 잘 알 수 없는 이른바 본태성 고혈압 환자들이다.

본태성 고혈압의 경우에는 일상 생활을 규칙적으로 하면서 영양의 균형에 주의를 돌리고 소금 섭취량을 줄이는 등 일반적으로 건강의 유지와 증진에 힘쓰기를 잘하는 동시에 혈압을 낮추는데 이바지하는 주무르기를 끈기있게 계속하는 것이 좋다.

첫번째 진행하는 것은 가볍게 문지르는 방법이다. 엄지손가락과 둘째 손가락으로 다른 손의 손가락의 측면부분을 쥐고 끝으로부터 가볍게 문지른다. 그 다음 계속하며 손가락 부분과 안쪽 부분을 같은 식으로 문지른다.

두번째로 진행하는 것은 압박법이라고 하는 약간 힘주어 누르는 것이다. 이것은 가볍게 문지르는 방법과 같이 두 손가락으로 다른 손의 손가락을 끼워잡고 약간 힘주어 누르는 방법이다. 손가락 끝으로부터 아래밑 부분까지 골고루 누르면 된다. 이렇게 손가락을 끼워잡고 약간 힘주어 누르는 방법이다. 손가락 끝으로부터 아래밑 부분까지 골고루 누르면 된다. 이렇게 손가락 등부분, 안쪽부분, 측면 부분을 빠짐없이 골고루 누른다.

세번째로 진행하는 것은 손가락을 주무르는 방법이다. 이 방법도 처음 것과 마찬가지로 주무르면 된다. 이것은 손가락 끝으로부터 빙빙 돌리면서 주무르면 된다.

이와 같이 3가지 방법을 손가락 하나하나에 3회 정도 적용한다. 즉, 손가락의 등, 안쪽, 측면 부분을 3번 골고루 가볍게 문지르고 3번 누르고 3번 주물러 주면 된다. 문지르는 것으로 시작하여 주무르는 것으로 끝나는 건강법이다.

끝으로 손가락 관절 운동을 한다. 이것은 손가락 전체를 안으로 모아쥐었다가 밖으로 쭉 펴는 식으로 손가락의 관절을 자체의 힘으로 구부렸다가 펴는 운동이다. 이것을 3~5번 하면 된다.

이러한 4가지 방법을 오른손, 왼손, 오른발, 왼발의 모든 손가락과 발가락에 적용한다.

손가락과 발가락은 혈액 순환의 말단 부분이므로 혈액 순환이 잘 되지 않는 곳이다. 따라서 말초 혈관의 혈액 흐름을 문지르기 방법으로 좋게하여 온몸의 혈액순환을 순조롭게 하면 혈압을 낮추는 효과를 얻게 된다.

(2) 손등 주무르기

일반적으로 고혈압은 2가지 형으로 분류할 수 있다.

하나는 콩팥질병, 심장병, 내분비 계통의 질병 등으로 혈압이 높아진 것으로서 속발성 고혈압이다.

다른 하나는 어떤 병이 있는 것도 아니고 특별한 원인도 없는데 혈압이 높아진 것으로서 본태성 고혈압이다. 물론 특별한 원인도 없다고는 하지만 체질과 관련되거나 식사의 내용, 또는 정신적인 조건 등의 영향을 받는다고 말할 수 있다.

한의학에서는 사람의 몸을 상반신과 하반신을 비교하면서 고찰한다. 하반신이 약하기 때문에 상반신이 상기되거나 긴장된 결과 고혈압으로 되는 형과 상반신에 어깨 아픔이나 머리 아픔 등의 이상상태가 조성된 결과 고혈압으로 되는 형이 있는데 이것들은 모두 상하간의 불균형이 고혈압의 원인으로 된다고 보는 것이다.

하반신이 약한 사람의 경우는 그만두고 상반신의 이상상태로부터 고혈압이 생긴 경우에는 손을 주물러 혈압을 낮추는 방법이 있다. 이 방법은 하나의 혈이 아니라 2개의 혈을 사용한다. 그것은 손등의 양 모서리에 있는 대장경의 합곡혈과 소장경의 후계혈이다.

손등을 위로하고 엄지손가락과 두번째 손가락을 벌린 다음 두 번째 손가락뼈와 엄지 손가락뼈를 따라 손목으로 밀어올라가면 엄지 손가락뼈와 두번째 손가락뼈가 합친 곳에 이른다. 이 합친 곳이 합곡혈이다.

주먹을 불끈쥐면 새끼손가락의 끝부분이 손바닥에 닿는 부분에 생기는 주름살이 끝나는 곳에 후계혈이 있다.

왜 합곡혈과 후계혈을 자극하면 혈압이 낮아지는가?

대장경은 목을 통과하고 있다. 목에는 인영이라는 혈이 있는데 이 혈은 혈관의 반사와 자율 신경의 반사에 중요한 곳이다.

합곡혈은 인영과 같은 대장경으로 연결되어 있으므로 합곡을 자극하면 경락의 반사로서 인영을 자극하였을 때와 같은 효과를 나타내어 경동맥의 긴장이 풀린다. 쉽게 말하면 목을 누르지 않아도 손의 합곡혈을 누름으로써 목 혈관의 긴장을 풀어줄 수 있다.

다음으로 후계혈은 소장경이 목의 바깥쪽으로부터 머리 뒷부분에 연결되어 있으므로 이곳을 자극하면 목근육의 긴장이 풀린다.

고혈압 상태가 오래 지속되면 심장에 부담을 준다.

소장경의 후계혈을 자극하는 것은 심장을 잘 움직이게 하는 것으로 된다. 합곡과 후계혈을 자극하는 것은 심장을 잘 움직이게 하는 것으로 된다.

합곡과 후계를 함께 치료하는 것은 합곡으로써 옆 목부위 근육의 긴장성을 풀어주고 후계로써 뒤 목부위 근육의 긴장성을 풀어주어 심장으로의 기의 흐름을 왕성하게 해주는 것으로 된다. 이 2개의 혈을 자극하는 방법에는 2가지가 있는데 어느 쪽을 해도 좋다.

하나의 방법은 후계혈에 다른쪽 손의 세번째 손가락을 대고 고정시킨 다음 엄지 손가락을 합곡혈에 대고 돌리면서 누르는 방법이다.

이때 합곡혈의 주변을 폭넓게 자극한다. 협곡혈의 위치를 조금씩 옮겨가면서 부른다. 이렇게 하는 편이 자극의 효과가 크다.

다른 방법은 이것과는 반대로 합곡혈에 다른쪽 손의 엄지 손가락을 대고 고정시킨 다음 세번째 손가락으로 후계혈을 자극한다. 이것도 위치를 조금씩 옮겨 가면서 후계혈의 주변을 폭넓게 누른다.

한 번에 4~5분 동안 양손을 합하여 10분 정도 하루에 한 번씩 하면 온몸의 긴장이 풀리고 혈압이 떨어진다.

(3) 팔 흔들기

간단한 팔 흔들기 체조는 당뇨병에 좋다.

갈증이 심하고 소변 보는 횟수가 늘어나고 단 것을 먹고 싶으며 곧 피곤을 느끼는 증상이 나타나면 우선 당뇨병이 아닌가 의심할 필요가 있다.

당뇨병은 일반적으로 인슐린이라는 호르몬의 부족으로부터 생기는 질병이라고 말할 수 있다. 인슐린은 몸안에 섭취한 영양소를 순조롭게 활용하는데 필요한 호르몬이다. 인슐린이 부족하면 혈액 속의 당질(혈당)이 늘어나고 오줌에 당이 나간다. 간단히 말해서 몸이 식품의 영양분을 잘 이용할 수 없기 때문에 몸에 여러 가지 합병증이 일어나기 쉽다.

당뇨병에 걸렸다는 것을 알면 우선 의사의 지도밑에 약물 치료와 식사 요법을 함께 하는 것이 당뇨병의 치료에 크게 이바지한다.

당뇨병의 운동 요법으로서는 어디에서나 간단히 할 수 있는 팔 흔들기 체조이다.

처음에는 30초 동안 팔을 흔드는 것으로부터 시작하면 좋다. 그 사이에 팔을 60번 흔든다. 한쪽 팔이 앞에서 뒤로 갔다가 앞으로 되돌아오는 것을 한 번으로 한다. 이 운동을 1주일 계속한다. 이에 익숙되면 체조하는 시간을 연장한다. 그러나 하루에 진행하는 체조 시간을 4~5분간으로 할 때는 상당히 힘들기 때문에 천천히 시작하여 서서히 속도를 빠르게 하는 식으로 조절하는 것이 좋다.

이 체조를 안간힘을 다하여 할 필요는 없다. 자기의 몸 형편에 맞게 우선 1주일 동안 해보고 서서히 운동량을 늘이는 것이 몸에 무리가 가지 않게 하는 비결이다.

이 체조를 하면 맥박수가 늘어난다. 맥박수가 지나치게 많은 것도 좋지 않으므로 운동 후 맥박수가 적절한 수준에 도달하도록 조절하는 것이 중요하다.

40대이면 1분간 맥박수가 140~150번이 안전하다.

50대이면 140번 정도가 안전하며 170번 이상으로 되지 않도록 해야 한다. 60대이면 130번 정도가 안전하며 160번 이상으로 되지 않게 해야 한다.

이 체조는 매일 계속하지 않으면 효과가 없다. 그렇기 때문에 이 체조는 간단히 어디에서나 할 수 있게 고안된 것이며 매일 할 수 있도록 시간도 짧게 설정되어 있다.

이 체조는 운동량이 많기 때문에 매일 하면 당뇨병의 치료에 상당히 좋다. 또한 이 체조는 심폐 기능을 높이는 효과도 나타나기 때문에 몸의 저항력을 높이는데도 이바지한다.

자기의 맥박을 확인하면서 이 체조를 하면 위험성은 전혀 없다. 상당히 심한 당뇨병 환자의 경우에는 운동량을 줄여 30초에 30번 정도의 강도로 하는 것도 좋다.

그리고 당뇨병에 걸리지 않았으나 너무 몸이 뚱뚱하여 당뇨병이 걱정되는 사람들도 이 체조를 하는 것이 좋다.

여하튼 당뇨병은 약을 쓴다고 하여 곧 낫는 병이 아니다. 오랫동안 치료해야 할 병이다. 그러므로 운동 요법으로서의 팔 흔들기 체조도 끈기있게 계속해야 한다.

(4) 손목 당기기

뇌의 혈액 순환을 원활하게 해주는 손목 당기기 운동

두통은 극히 일반적인 증상이지만 간단히 쉽게 없앨 수는 없다.

대부분의 두통은 긴장성 두통라고 하는데 그 원인은 머리의 충혈이다. 머리의 혈액 순환이 나쁘기 때문에 세포가 산소 부족 상태에 빠지곤 한다.

　그런데 이러한 혈액 순환 장애로부터 생기는 증상은 현대 의학에서는 고치기 힘들다. 이런 경우 흔히 진통제를 쓴다. 진통제는 아픔을 느끼는 신경의 기능을 멈추게 하는 것이지 아픔의 원인을 없애지는 못한다. 그것은 일시적으로 급한 고비를 넘기기 위한 수단에 불과하다.

　머리 아픔을 근본적으로 고치기 위해서는 머리의 혈액 순환을 순탄하게 해 주는 것이 필요하다. 바로 혈액 순환을 좋게 해주는 방법은 손목 당기기 운동이다.

　그 방법은 대단히 간단하기 때문에 일을 하다가도 잠깐 동안이나 전철 등 어디에서나 쉽게 할 수 있다.

　우선 머리가 아픈 쪽의 손목을 쥐고 그 관절을 12~15초 동안 끌어당긴다. 손을 뗄 때에는 갑자기 힘을 늦추지 말고 가만히 손목을 제자리로 돌아가게 한다. 이렇게 머리가 아픈 쪽의 손목을 4-5번 정도 끌어당긴다.

　이때 한 번 끌어당겼다가 놓고는 호흡을 3번 정도 한 다음 다시 당기는 식으로 하면 좋다. 그것은 손목에 대한 자극이 머리까지 도달하는데 바로 그만한 시간이 걸리기 때문이다.

　초조한 마음으로 사이를 두지 않고 연속 진행하면 자극이 손목표면에 그치고 그 효과가 크지 못하다.

　또한 머리 전체가 아픈 경우에는 같은 방법으로 양쪽 손목을 4-5번씩 끌어당긴다.

　손목의 관절을 자극하면 왜 머리에서 혈액 순환이 잘 되는가?

　관절에는 혈액 순환과 관계되는 혈이 많으므로 관절이 움직이면 자연히 혈액 순환이 원활하게 진행된다. 손목은 특히 뇌의 중추 신경에 자극을 주어 머리의 혈액 순환을 좋게 해주는 작용을 한다.

　그래서 머리 아픔만이 아니라 머리가 무겁고 흐리터분하며 잠에서 채 깨어나지 못한 것과 같은 감을 주는 혈액 부족의 증상도 손목을 끌어당기는 치료 방법으로 고칠 수 있다.

　머리가 피로하여 곧 아파하는 사람들은 손목도 굳어져 있기 때문에 이 운동을 시작하면 처음에는 관절을 펴기도 힘들어 하지만 열심히 이 운동을 하면 관절이 잘 펴지고 머리의 혈액 순환도 잘 된다.

간단한 운동이므로 짬만 있으면 손목을 잡아당기는 습관을 붙이는 것이 좋다.

(5) 손바닥 마사지

정신적인 피로나 어떤 질병의 증상의 하나로서 나타나는 병적인 피로는 별개로 하고 우리가 보통 말하는 피로인 생리적인 피로는 충분한 휴식과 수면 그리고 적당한 영양 섭취에 의해 풀린다.

피곤하다고 생각되면 맛있는 음식이라도 먹고 곧 자는 사람들은 하루의 피로를 하룻밤의 수면으로 풀 수 있다. 피로가 다음날까지 계속되지 않게 하는 것이 건강을 유지하는데 가장 중요하다.

이제부터 소개하는 〈손바닥 마사지〉는 생리적으로 오는 온몸의 피로를 깨끗이 없애는 효과적인 마사지 방법의 하나이다.

우선 자기 혼자서 하는 경우에는 엄지손가락의 밑 부분에 잇닿은 손바닥의 불룩한 곳(대어제)과 새끼손가락쪽의 불룩한 곳(소어제)을 중심으로 다른 손의 엄지손가락으로 누르면서 주물러 주면 된다.

될 수 있는대로 양 손바닥을 주물러 주는 것이 좋다. 한 손바닥만 주물러 주어도 효과를 나타낸다. 한쪽 손바닥만 주물러 주어 그곳의 혈액 순환이 좋아지면 그 영향은 온몸에 미치므로 혈액 순환이 잘 된다.

그런데 손바닥 마사지는 다른 사람이 해주는 것이 훨씬 기분이 좋고 그 효과도 더 좋다.

다른 사람이 주물러 주는 경우의 기본 동작을 몇 개 소개한다.

첫째, 주물러 주는 사람(〈가〉라고 한다)은 마사지를 받는 사람(〈나〉라고 한다)의 뒤에 앉는다.

〈나〉는 손바닥 웃쪽으로 돌리고 〈가〉의 쪽으로 손을 뒤로 내민다(계주 때 계주 봉을 받기 위해 손을 뒤로 내미는 식으로).

〈가〉는 〈나〉의 새끼손가락과 약손가락 사이에 자기손을 끼우고 〈나〉의 새끼손가락과 둘째손가락 사이에 다른 한쪽손의 새끼손가락을 끼우고 〈나〉의 손바닥의 중심부로부터 엄지손가락 밑의 불룩한 곳, 새끼손가락 밑의 불룩한 곳을 골고루 누르면서 주물러 준다.

둘째, 첫째에서와 같이 뒤로 돌린 〈나〉의 손가락을 〈가〉는 엄지손가락과 둘째손가락으로 끼워잡고 밑부분으로부터 손가락 끝으로 잡아당기는 식으로 빙빙 돌리면서 주물러 준다. 하나하나씩 엄지손가락부터 순번으로 주물러 준다.

셋째, 드리워져 있는 〈나〉의 팔 전체를 〈가〉는 양손으로 끼워잡고 위로부터 아랫쪽으로 빙빙 돌리면서 주물러 준다.

넷째, 〈가〉는 앉아 있는 〈나〉의 뒤에 서서 양손으로 〈나〉의 손을 잡고 팔을 가볍게 웃쪽으로 올리면서 〈나〉가 가슴을 쭉 펴게 한다.

이러한 마사지 운동법의 효과는 대단히 좋으며 끝나자마자 피로가 쫙 풀린다.

(6) 손 건강법

1) 손가락 안마

TV를 보는 시간을 비롯하여 여가 시간에 손가락 안마를 간단히 할 수 있다. 손가락 끝부분부터 마지막까지 안마하는데 동작은 힘있고도 부드럽게 해야 한다.

2) 피아노치기 동작

두 손을 책상이나 상에 올려놓고 손가락으로 피아노를 치는 것처럼 내리누른 다음 손가락을 될수록 높이 올려든다. 마치 피아노를 친 후에 손가락이 튕기는 동작과 같이 한다. 이러한 운동을 정상적으로 하면 손가락이 민활해지고 가벼워진다.

3) 손들기

손들기 동작을 계속하면 손의 피부색을 원색대로 곱게 회복할 수 있다. 손가락을 좍편 다음 두 손을 머리위로 올려 들 수 있는데까지 돌려든다. 매번 몇 분씩 진행한다.

4) 주먹질 동작

이 동작은 긴장을 풀어주고 손바닥을 부드럽게 해 준다.

먼저 주먹을 쥔후 주먹질 동작으로 힘껏 앞으로 내민다. 될수록 다섯 손가락이 평행을 이루게 한다.

매일 힘껏 3~5분간 진행한다.

5) 손내리 동작

이 동작도 긴장을 풀 수 있게 한다. 먼저 두 손을 팔꿈치 높이까지 들어올린다. 다음 맥을 놓고 아래로 내려뜨린다.

이 동작을 반복하면서 꾸준히 오랜 기간 진행하면 좋은 효과를 볼 수 있다.

(7) 노인들의 건강에 좋은 부채질

노인들은 무더운 여름철에 부채질을 하면 더위를 가시고 땀을 들일 수 있을 뿐 아니라 몸을 튼튼히 하고 질병 예방 효과를 볼 수 있다.

1) 팔관절 근육의 단련을 촉진시키고 견갑 관절염을 미리 막는다.

부채질은 손가락, 손목, 어깨 관절 근육의 협동 동작에 필요한 일종의 팔 운동이다. 노인들인 경우 여름철에 땀을 들이기 위해 하는 정상적인 부채질은 팔관절 근육을 단련시키는 좋은 기회로 될 뿐 아니라 팔 근육의 힘과 관절 협동 동작의 활성을 높일 수 있다.

의학 전문가들의 주장에 의하면 오랜 기간의 어깨 관절 운동의 부족은 노인들의 견갑 관절염을 일으키는 주요 원인의 하나로 된다. 여름철 부채질은 노인들의 어깨 관절 운동의 가장 좋은 형식으로서 견갑 관절염을 효과적으로 막을 수 있게 한다.

2) 의식적으로 왼손으로 부채질을 하면 뇌출혈을 예방할 수 있다.

부채질은 한쪽팔의 운동으로써 팔의 관절 근육을 단련시킬뿐 아니라 대뇌혈관의 수축과 팽창 기능을 단련시킬 수 있다. 유기체에 대한 대뇌의 통제는 교차되어 있기 때문에 왼쪽 뇌반구는 오른쪽 팔로 지배하고 오른쪽 뇌반구는 왼쪽 팔을 지배한다.

그러나 사람들은 대체로 오른팔을 쓰는데 습관 되어 있고 왼손 운동의 기회가 비교적 적기 때문에 왼쪽 뇌반구의 단련은 여유가 있지만 오른쪽 뇌반구의 단련은 부족하다.

자료에 의하면 노인들의 뇌출혈생 부위는 대체로 오른쪽 뇌반구이다. 그것은 노인들의 경우에 오랜 기간 오른손을 쓰는데만 습관되어 있어 왼팔 활동을 지배하는 오른쪽 뇌반구의 혈관이 단련되지 못하고 비교적 취약한 상태에 놓여 있기 때문이다.

3) 바람의 힘을 자제로 조절할 수 있으므로 질병을 면할 수 있다.

노인들은 손으로 부채질을 하면 날씨와 자기몸의 건강 상태에 따라 바람의 속도와 바람량을 조절할 수 있다. 그러나 바람량이 크고 바람 속도가 빠른 선풍기로 장시간 바람을 쏘이면 몸에 불리할 뿐 아니라 질병을 초래하는 것과 같은 현상을 면할 수 없다.

이 밖에 부채는 휴대하기도 편하고 밖에서 땀을 들일 수도 있기 때문에 노인들이 모여앉아 한담을 하면서 부채질로 땀을 들이고 더위를 가시는 것도 노인들의 즐거운 여름철 생활의 일단이라고 말할 수 있다.

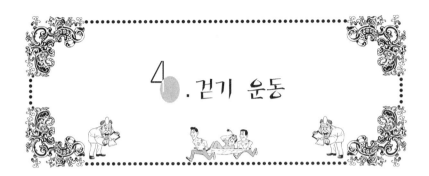

머리의 노화 방지에 유효한 빨리 걷기 운동

뇌수가 충분히 활동하기 위해서는 많은 양의 산소가 필요하다.

뇌수에 보내는 산소는 막대한 양에 달하는데 하루 24시간 동안에 사람이 소비하는 산소의 약 4분의 1은 뇌수에서 소비한다. 같은 시간 동안에 뇌수에 보내는 혈액의 양은 약 2160L인데 이것은 드럼통 10개분이 넘는 양이다.

이만한 피를 뇌수에 보내기 위해서는 폐에서 공기 중의 산소를 피속에 충분히 끌어넣고 이 피를 심장의 펌프 기능에 의해 끊임없이 뇌수에 보내주어야 함으로 뇌수가 충분히 활동하도록 하기 위해서는 이에 알맞는 심폐기능을 가지고 있어야 한다.

사실 산소의 공급 정지는 뇌수의 신경 세포의 파괴와 연관된다.

30초 동안이라도 산소 공급이 정지되면 뇌세포는 파괴되기 시작하는데 2~3분 동안 정지되면 뇌신경 세포의 흥분성은 회복할 수 없게 되고 재생 불능상태에 도달한다.

뇌수에 산소를 충분히 공급하는 것이 뇌수의 노화 방지에 큰 의의가 있다. 이렇게 하자면 충분한 심폐기능을 유지하는 것이 중요하다.

빨리 걷기 운동을 15분만 하여도 기분이 상쾌해지고 땀이 약간 나게 된다. 걷기 운동은 온몸 운동이다.

30분만 빨리 걷기 운동을 하면 몸안에 축적되어 있는 글리코겐(탄수화물의 하나로서 에너지의 공급원천)을 써먹고 에너지의 원천으로 축적되어 있던 지방을 융해 한다. 그리고 에너지를 만드는데 필요한 비 젖산성기구가 작용함에 따라 ATP(마트리포스)라는 물질이 재합성된다. 이것은 몸안에서 직접 에너지 원천으로 된다.

따라서 ATP가 재합성되어 에너지가 공급되면 일정하게 지속되는 빨리 걷기 운동을 하여도 힘들지 않다. 이렇게 되면 폐와 심장이 모두 단련되기 때문에 심장이 수축하여 혈액을 내보내는 한 번의 심박출량이 증가되고 폐활량도 늘어난다. 다시 말하면 뇌수에 충분한 산소가 공급되기 때문에 심폐기능이 활발해진다.

빨리 걷기 운동을 매일 30분 동안 계속하면 매일 수영이나 축구를 하는 체육인들의 심폐기능에 접근하게 된다.

종종 체력나이라는 말을 쓰는데 운동을 계속하면 체력나이와 아무 운동도 하지 않는 사람의 체력나이간의 차이는 나이가 들어감에 따라 더욱더 커진다고 한다.

이와는 반대로 심폐기능을 단련한 사람은 노화가 빨리 오지 않게 된다.

산소의 섭취량이 많을수록 생기발랄한 생활을 누릴 수 있다. 그리고 이 체력나이의 차이는 그 사람들의 다리힘의 차이에 비례한다고 말할 수 있다. 걷는 것이 인간의 기본 동작이므로 평소에 걷기 방법을 개선하여 빨리 걷는 습관을 붙이는 것이 좋다.

어른들에게 알맞는 걷기와 달리기 운동

일부 연구자들은 운동 요법이 혈압을 낮춘다고 주장하고 일부 연구자들은 운동 요법이 혈압을 오히려 높인다고 한다.

한 연구 집단은 혈압과 운동 강도를 세밀히 조사하면서 실험을 진행하였다. 그 결과 실험에 참가한 증상이 경한 고혈압 환자중 50%이상에서 뚜렷한 혈압내림 효과가 나타났다.

연구 집단은 최대 산소 섭취량의 50%라는 운동 강도를 중심으로 실험을 진행하였다.

최대 산소 섭취량이라는 것은 공기중의 산소를 몸안에 끌어 넣는 능력의 최고한도를 말하는 것인데 그것은 산소를 끌어넣어 만들어 내는 에너지 출력의 한계점이라고 생각해도 좋다.

이것은 지속적인 능력을 표시하는 지표라고 말할 수 있다.

최대 산소 섭취량의 50%라는 운동 강도는 주관적으로 말하면 〈좀 힘들구나〉하는 정도의 강도이다.

이 강도는 숨도 그다지 가쁘지 않고 맥박도 그다지 빠르지 않으며 즐겁게 대화를 하면서 운동을 계속할 수 있는 정도를 말한다.

몸이 약한 사람도 안전 한계를 넘지 않는 정도의 운동 강도이다.

몸이 약한 사람에게 있어서는 이 운동 강도는 빨리 걷는 운동에 해당된다.

고혈압의 원인에는 여러 가지가 있으므로 그 치료법에도 여러 가지가 있다. 특히 제1차적인 원인이 심장이나 콩팥의 장애에 있는 경우에는 고혈압의 원인으로 되고 있는 질병을 먼저 치료해야 한다.

아무런 질병이 특별히 없는데도 혈압이 높은 사람이 있다. 이것은 본태성 고혈압이라고 하는 것인데 운동 요법은 이러한 고혈압 환자를 대상으로 하고 있다.

그런데 여기서 문제로 되는 것은 운동 요법만을 진행하는 경우에는 최대 산소 섭취량의 50%라는 운동 강도를 보장한 사람들에게서만 혈압이 떨어진다는 사실이다.

그 본질은 레닌이라는 물질에 있다. 레닌은 혈액 속에 있으면서 미세동맥을 수축시켜 혈압을 높이는 작용을 하는 물질이다.

운동요법은 본태성 고혈압 환자들 중에서도 이 레닌의 활성이 낮은 사람들을 대상으로 한다.

레닌 활성이 높은 사람의 경우에는 약물 요법과 함께 운동 요법을 하는 것이 좋을 것이다.

그런데 산소를 끌어들이는 기능에는 심장이나 폐를 비롯한 산소 운반 계통과 산소를 피로부터 근육으로 끌어넣는 작용을 하는 산소 소비 계통이 있는 2가지 기능이 높은 사람은 최대 산소 섭취량도 높고 혈압도 안정되어 있다.

한편 고혈압 환자들의 경우를 조사해보면 거의 모든 사람들이 최대 산소 섭취량이 낮다는 결과가 나타나고 있는데 이것은 산소 운반 계통의 장애에 기인한다고 말할 수 있다.

고혈압 환자들에 대한 운동 요법이라는 것은 가벼운 운동에 의해 산소 운반 계통을 강화하는 것이다.

예컨데 1분간에 몸질량 1kg당 최대 산소 섭취량이 남자인 경우 35ml, 여자인 경우 28ml 아래의 사람들은 혈압도 높은 것이 일반적 현상이다.

이런 사람들에게 있어서 가장 적합한 운동 강도라고 할 수 있는 최대 산소 섭취량의 50%정도의 운동강도는 걷는 속도로 환산해 보면 남자는 1분간 105m, 여자는 97m이다. 즉 고혈압 환자들에게 있어서 혈압을 낮추는 걷기 운동 속도는 1분간 100m정도라고 말할 수 있다.

그러면 얼마만큼 걸으면 운동 요법으로서의 효과가 나타나는가?

1주일에 180분 동안 이러한 속도로 걷는 것이 좋다.

〈1주일에 6일 직장에 출근하는 것으로 보면 하루 약 30분 동안 걷지 않으면 안된다〉는 식으로 생각할 필요는 없다.

어떻게 하든지간에 1주일 사이에 180분 동안 걸으면 그것으로서 효과가 있다. 연구 집단의 실험에서는 효과가 빨리 나타나는 사람들의 경우에는 10주일, 20주일 계속하면 50% 운동강도를 보장한 사람들이 가장 뚜렷한 효과를 나타냈다.

최대 산소 섭취량이 남자의 경우 35ml, 여자의 경우 28ml 아래라는 것은 신호로 말하면 적색 신호이다.

이런 사람은 가벼운 달리기조차 위험 운동 강도로 간주될 정도로 낮은 건강상태의 사람이라고 말할 수 있다. 그리고 황색 신호의 운동 강도라는 것은 안전 한계의 강도를 능가하지 않도록 주의하면서 가벼운 운동(천천히 달리는 것 등)은 할 수 있지만 힘 닿는 데까지 하는 기록이나 승부를 다투는 경기나 체육을 해서는 안되는 건강 상태를 말한다.

녹색 신호라는 것은 때로는 힘 닿는 데까지 하는 강한 운동을 해도 좋지만 그런 운동을 계속해서는 위험하다고 말할 수 있는 상태를 가르킨다. 다시 말하면 일반 체육 경기도 때로는 할 수 있는 상태를 말한다.

청색 신호는 힘 닿는 데까지 하는 강한 운동을 계속해도 위험성이 없고 인간으로서의 최고 기록을 다투는 직업선수나 일반 운동 선수의 최고 수준의 상태를 말한다.

건강체를 유지하기 위해서는 적어도 황색 신호이거나 녹색 신호의 수준에 도달할 필요가 있다.

그런데 최대 산소 섭취량은 병원에 가면 간단히 측정할 수 있지만 그럴 형편이 못되는 곳에서 우선 1분간 100m의 속도로 5분간 달리고 그 자리에서 곧 15초 동안 맥박을 측정한다. 이때에 20대 사람이면 맥박이 30개, 30대이면 27개, 40대이면 26개, 50대이면 25개, 60대이면 24개로 이보다 적게 뛰면 황색 신호 이상의 건강체이지만 이것과 동일하거나 이것보다 많은 맥박수이면 적색 신호의 건강 상태이다.

이것은 자기의 건강 정도를 측정하는 기준으로 되기 때문에 정기적으로 측정해 보는 것도 좋을 것이다.

천천히 걷기만 하여도 뼈가 튼튼해진다.

60~70살의 고령에 이른 노인들은 달리기를 힘들어 한다. 일부 노인들은 달릴 수 없기 때문에 자기는 이젠 운동과는 인연이 없어진 사람이라고 생각하게 된다.

사실은 이렇게 생각하는 것이 제일 무서운 일이다. 사람은 운동을 하지 않고 먹기만 하면 남아돌아가는 에너지가 소비되지 않기 때문에 몸이 비대해진다. 다 알다시피 비대증은 여러 가지 성인병의 원인으로 될 수 있다.

또한 신체의 각 부위는 쓰지 않으면 않을수록 그만큼 기능이 쇠퇴해 버린다.

예컨데 몸을 지탱해 주는 발뼈 등이 그 대표적인 실예로 된다.

발뼈는 운동에 의해 자극을 받으면 몸을 단단히 지탱하여야 한다는 것을 알아차리고 뼈 자체를 튼튼하게 하도록 반응한다.

발뼈를 튼튼하게 하기 위해서는 발을 부지런히 움직이도록 해야 한다. 이렇게 하기 위해서는 운동하는 것이 제일 좋지만 노인들의 경우 과격한 운동 등에 의해 맥박수가 올라가고 혈압이 올라가고 심장병이 유발될 수 있으므로 달리지 않고 움직일 수 있게 하는 간단한 운동으로서 걷기 운동이 좋다.

걷기 운동을 하면 뼈의 물질 대사가 활발해지고 뼈가 튼튼해진다.

그러면 걷기 운동은 몇 분 동안 해야 하는가?

어른들이 먼거리를 걷는 경우에는 1시간 4분 걸으면 무용체조의 54분과 거의 비슷하다. 24분간 달리기의 약 3배 정도이다.

이것은 고통을 동반하는 달리기를 하지 말고 약간 시간을 들여 매일 천천히 걷는 것을 습관화 하면 에너지 소비측면에서는 똑같은 효과를 거둔다는 것을 의미한다.

몸질량이 80kg 되는 사람의 경우에는 하루 54분간 걸으면 충분하다. 이것은 무거운 몸을 움직이므로 그만큼 에너지 소비가 많아지기 때문이다.

이와 같이 발을 사용함으로써 뼈를 튼튼하게 하고 비대증을 방지하는 것을 최대의 목적으로 한다면 달리기의 3배 정도의 시간을 걷는데 돌리면 충분할 것이다.

그리고 걷기 운동은 정신을 긴장시키거나 근육의 일부를 급격히 수축시키는 일이 없는 완만한 온몸 운동이다.

그러므로 가장 간단하고 위험성이 없는 걷기운동에 관심을 돌리는 것이 좋다.

편안함을 생각말고 걸어다니자

영국의 한 신발공장 전문가들이 연구 조사에 의하면 지금으로부터 100년전 사람들은 한평생 평균 75,000km를 걸었다는 것을 밝혔다.

하지만 지금은 교통 수단이 급속히 발전함에 따라 사람들이 걸어다니는 것이 적어졌다. 지금 일생 동안 평균 42,000km 밖에 걷지 않을 뿐만 아니라 앞으로 걷는 것이 더 줄어들 것이다. 이것은 사람의 건강 장수에 매우 나쁜 영향을 미친다.

전문가들은 2~3km 되는 곳에 가서 일하거나 친구를 만나려 한다면 걸어가는 것이 좋으며 두 다리를 많이 움직이면 그만큼 수명이 더 연장된다고 한다.

편안함을 추구하는 사람들은 흔히 편안하지 못하게 된다.

하루에 1만보를 걷자.

학자들은 연구를 통하여 사람이 매일 1만 1천보를 걸어야 좋은 건강 상태를 유지하는데 필요한 최소의 운동량을 보장할 수 있다고 인정하게 되었다.

그렇다면 우리가 출근 후 작업 과정에 일반적으로 얼마나 걷게 되는가?

관찰해 본 결과에 의하면 여러 직업을 가진 사람들이 8시간 동안에 걷는 걸음 수는 다음과 같다.

외과 의사는 3280보, 경제사는 3344보, 승용차 운전수는 4520보, 직장장은 7208보, 기중기 운전수는 8704보, 실험공은 10848보, 간호사는 14906보, 전공은 17408보이다.

직장에 오가는 걸음까지 합하여 11000보가 안되면 달리기 수영, 자전거 타기, 스키 타기 등 운동을 해야 한다.

1만보 빨리 걷기 운동

노화라고 하면 〈노〉하는 글자에서 받은 인상으로부터 노화란 40, 50대에 들어서부터 시작된다고 생각하는 사람들이 많다.

안경을 쓰지 않으면 신문을 볼 수 없게 되고 흰 머리칼이 상당히 늘어나는 것 등을 자각하게 되는 때는 바로 이러한 나이부터 이지만 엄밀한 의미에서 말하자면 노화는 20대부터 시작된다.

그러나 몇 살부터 노화가 시작되는가 하는 것은 인종, 환경 등 여러 가지 요인이 엉켜있기 때문에 간단히 결론을 지을 수는 없다.

인종 측면에서 보면 열대 지방에서 사는 사람들은 조숙하므로 그만큼 노화도 빠르다는 학설이 있다.

삶의 보람을 느끼지 못하는 사람은 노화가 빨리 온다.

남자들인 경우 정년퇴임 후 노화가 매우 빨리 오는 사람이 많은 것은 이 때문인 것이다.

정신 활동의 기초로 되는 것은 뇌의 활동이다. 뇌수가 젊음을 유지하는데 필요한 조건은 항상 신선하고 질좋은 피가 뇌수에 공급되는 것이다.

피는 인체의 여러 기관에 필요한 물질을 보급하고 노폐물을 흡수하여 몸밖으로 운반해 가는 외에 병원체인 세균이나 바이러스와 싸우는 사명을 수행하는 생명의 원천이다. 뇌수의 노화를 방지하기 위해 혈액 속에 신선한 산소가 충분히 들어 있어야 한다.

뇌수에 신선한 혈액을 보내기 위해서는 운동하는 것이 필요하다.

운동하면 폐를 통해 많은 산소가 흡수되고 혈액 순환이 좋아진다. 따라서 뇌수에로의 혈액 순환을 좋게 하는 운동의 습관을 젊었을 때부터 붙인 사람의 경우에는 뇌수의 노화가 지연되기 마련이다. 가장 간단하고 효과를 내는 방법은 일상 생활 과정에 항상 빠른 속도로 걷는 것이다.

그러면 하루에 얼마만한 거리를 어느 정도의 속도로 걷는 것이 좋은가

호흡과 맥박이 빨라져 숨가쁘다고 느껴지면 그 속도는 그 사람에게 있어서 지나치게 빠르다고 할 수 있다.

일반적으로 20, 30대부터 빨리 걷는 습관을 붙인 사람은 50대에 이르러서도 걷기의 속도가 그다지 떨어지지 않는다.

그러나 중년에 들어서부터 시작하려는 사람들은 빨리 걷는 습관을 서서히 붙이도록 노력하는 것이 중요하다.

겨울에도 약간 땀이 날 정도에서 호흡도 가쁘지 않다는 정도가 그 사람에게 적합한 빨리 걷기의 기준으로 된다.

이상 생활 속에서 하는 빨리 걷기 운동은 생각만하면 그날부터 할 수 있는 것이다. 이것은 1주일에 한 번 탁구를 치거나 공 다루기를 하는 것보다 건강상 훨씬 좋다.

빨리 걷기 운동은 심장과 폐를 단련하고 혈액의 흐름을 좋게 하고 산소를 뇌수에 충분히 보내 줌으로써 뇌수의 노화를 지연시킬 수 있다.

운동을 했을 때 심장에 걸리는 부담을 검사하는 심전도 검사에서는 하루 1만보를 빠른 속도로 걷는 사람에게서는 이상 상태가 나타나지 않으나 하루 5천보만 걷는 사람들 중 27%의 사람들에게서는

이상 상태가 나타나고 있다.

2km 구간을 걷는 것이 심장 단련에 좋다.

현재 건강에 좋은 운동이라고 하면서 많은 사람들이 천천히 달리는 운동에 참가하고 있다.

그러나 누구나 다 이런 운동을 할 필요는 없다. 걷기만 하여도 충분히 그런 효과를 거둘 수 있다.

매일의 생활속에 적극적인 걷기 운동(빨리 걷기 운동)을 도입하여 건강 증진과 체력 단련에 노력하는 것이 좋다. 보통 사람들의 걷는 속도는 대체로 1분간 100~120m이다.

누구든지 이러한 정도의 속도를 낼 수 있다.

빨리 걷는 속도는 천천히 달리는 속도와 거의 비슷하다. 그리고 운동의 강도를 측정하는 기준으로 삼는 일정한 단위 시간에 소모되는 칼로리 양에 있어서도 빨리 걷는 것과 천천히 달리는 것은 거의 비슷하다.

다시 말하여 단순한 걷기 운동이지만 속도를 내어 빨리 걸으면 호흡이 약간 빨라지고 심장에 일정한 자극을 주게 되므로 천천히 달리는 운동과 거의 같은 효과를 거둘 수 있다.

다른 한편 발에 주는 부담은 걷기 운동이 달리기 운동보다 적다.

걸을 때는 항상 한쪽 발이 땅에 접촉하고 있기 때문에 다른쪽 발이 몸무게를 받들어 주고 있다.

이때 몸무게와 거의 같은 정도의 충격이 발에 가해진다.

달리는 경우에는 양쪽 발이 다 땅바닥에서 떨어지는 순간이 있기 때문에 발이 땅에 닿을 때에는 몸무게의 2~3배에 맞먹는 힘을 땅에서 받게 된다. 즉 걷기 운동 때의 2~3배의 충격이 발에 가해진다.

평소에 운동 부족에 의해 다리힘이 약해진 현대인들에게 있어서는 갑자기 달리기를 시작하기 보다는 우선 걷기 운동을 시작하는 것이 좋다.

특히 몸이 비대해질 우려가 있는 중고령 사람들은 달리기보다 걷는 편이 더 좋다. 몸무게가 많이 나가는 사람은 그만큼 발에 가해지는 부담이 커진다.

무엇보다 먼저 일상 생활에서 걷는 거리를 늘이는 것이 중요하다.

2km의 구간이면 버스, 전차, 승용차를 이용하지 말고 걷는 것이 좋다. 이러한 정도의 거리이면 교통 수단을 이용하여도 걷는 때와 거의 같은 시간이 걸린다.

5층까지의 승강기를 이용하지 말고 걷는 것이 좋다. 이와 같이 기회만 있으면 걷는 것을 습관화 하는 것이 대단히 중요하다.

습관적으로 걸어다니기 위해서는 걷기에 편리한 신발을 선택하는 것이 좋다. 신발이 발에 잘 맞지 않으면 자연히 걷고 싶은 생각이 적어진다.

걷기 편리한 신발은 뒤축이 그다지 높지 않고 발가락 부분에 충분한 여유가 있는 것이다.

일상 생활에서 기회만 있으면 걷는 것이 중요하지만 될 수 있으면 15분 동안 지속적으로 걷는 것이 좋다. 걸음폭을 크게 하고 유유하게 걷는 것이 좋다.

걷기 운동이 노망증과 협심증을 예방

노화에 동반되는 뇌기능 저하는 노망증 원인의 하나로 된다는 것이 알려지고 있다. 그런데 발을 놀려 걷는 것은 이와는 반대로 뇌수의 기능을 활성화하여 노화를 억제한다는 것이 여러 가지 연구를 통하여 밝혀졌다.

예컨데 우리들이 의자에 조용히 앉아 있으면 자기도 모르는 사이에 졸게 되는 경우가 있다.

이때 일어서서 허리를 펴거나 방안을 거닐면 졸음이 없어지고 머리가 상쾌해진다.

이것은 허리를 펴는 동작으로 척추 기엽근이 수축되고 걷는 동작으로 대퇴 사두근 등이 수축되면서 뇌수를 자극하기 때문이다.

뇌수는 활동하는데 대단히 많은 산소와 영양 물질을 필요로 한다. 사람이 살아가는데 필요한 에너지의 약 3분의 1은 뇌수에서 소비된다.

혈액을 통하여 충분한 산소와 영양 물질이 뇌수에 운반되지 않으면 뇌수의 노화가 촉진된다.

〈발은 제2의 심장〉이라고 이야기 될 정도로 발에는 많은 혈관이 모여 있다. 특히 발바닥에는 혈액을 심장에 돌려보내는 정맥이 밀집되어 있다.

그러므로 걷는 것으로써 발바닥을 자극하면 온몸의 혈액 순환이 잘되고 노폐물이 제거되며 신선한 산소와 영양 물질이 능률적으로 뇌수에 운반된다.

그런데 뇌수의 생리적인 노화는 노망증이 일어나기 쉬운 바탕으로 되기는 하지만 곧 노망증과 직결되는 것은 아니다.

생리적 노화는 누구에게나 도래되는 것이지만 노망증에 걸리는 것은 65살 이상의 노인들 중 20명에 한 사람의 비율로 나타난다고 보는 자료가 많다.

그러면 노망증의 직접적 원인은 무엇인가?

그것은 다른 사람들과의 마음의 교류를 끊고 고독한 생활로 넘어가는 것과 관련되어 있다.

그러므로 노망증을 방지하기 위해서는 사회 생활에 적극 참가하여 사람들과 활발하게 교제하는 것이 중요하다.

나이가 들어 다리가 약해지면 밖으로 나가는 것을 싫어하는 경우가 많다. 이렇게 되지 않기 위해서는 평소에 걷는 습관을 붙여 다리를 단련해 두어야 한다.

다른 운동에 비하여 걷기 운동이 좋은점은 몸이 약한 사람이라도 자기 체력에 맞게 할 수 있는 것이다. 각자가 자기나름의 목표를 설정하고 발을 단련하는 것이 제일 좋다.

또한 걷기 운동은 협심증 예방에도 좋은 운동이다. 협심중의 원인으로 되는 관상동맥의 경화를 촉진하는 인자로는 고혈압, 비만, 운동 부족, 정신적 긴장, 당분과 지방의 과도한 섭취, 과도한 음주 및 흡연 등을 들 수 있다. 그러므로 협심증의 치료와 예방에는 이러한 위험요소들을 제거하는 것이 필요하다.

그런데 일반적으로 식사와 흡연 등에는 비교적 주의를 돌리는 경향이 있지만 협심증의 발작이나 가슴의 두근거림, 숨가쁨 등의 증상이 일어나면 겁을 먹고 안정하려고 한다.

이렇게 하면 협심증을 더욱 악화시킬 수도 있다. 협심증의 예방을 위해서 뿐 아니라 회복을 위한 기능 훈련을 위해서도 운동 요법과 함께 대단히 중요하다.

이에 비추어 보아 걷는 것은 무리가 가지 않는 온몸 운동으로 되고 언제 어디에서나 혼자서 할 수 있기 때문에 가장 이상적인 운동이라고 말할 수 있다.

건강 운동후에 지켜야 할 점

1) 운동후에 곧 담배를 피우지 말아야 한다.

운동후에 곧 담배를 피우면 폐에 흡입된 공기속에 연기 성분이 많아지면서 산소 함량이 줄어들고 산소공급이 부족되어 가슴앓이, 천식, 어지럼증, 무력증과 같은 증상이 나타나게 된다.

다른 자료에 의하면 피로할 때 담배를 피우면 그로 인한 해독성이 어느 때보다 더 크다고 한다.

2) 운동후에 곧 목욕하지 말아야 한다.

운동을 할 때에는 체내의 많은 피가 팔다리와 몸 겉면으로 흐르는

데 일단 운동을 멈추면 훨씬 많아진 혈액 흐름 양이 한동안 유지된다. 만약 이때 목욕을 하면 근육의 겉면으로 흐르는 혈액 흐름 양이 지나치게 많아지고 심장과 대뇌로 흘러드는 혈액의 양이 적어지게 된다.

3) 운동후에 청량 음료를 많이 마시지 말아야 한다.

운동후에는 수분이 많이 빠진 것으로 하여 자주 입술이 마르고 갈증이 난다. 만일 이러한 때에 청량 음료를 많이 마시면 위경련이나 배앓이, 설사 등이 올 수 있다.

4) 운동후에 쭈그리고 앉아 휴식하지 말아야 한다.

쭈그리고 앉아 휴식하면 다리 부분의 혈액 순환이 제대로 진행되지 못하므로 근육에 피로를 주게 된다.

5) 운동후에는 곧 밥을 먹지 말아야 한다.

운동할 때에는 신경 계통이 근육 활동만을 조절할 뿐 내장 기관을 통제하는 신경 계통은 억제 상태에 있게 된다. 온몸의 피도 대부분 운동기관들에 집중되며 내장 기관에는 매우 적게 흐른다. 때문에 운동후에 곧 식사를 하면 소화 기관에 부담을 더해 주게 된다.

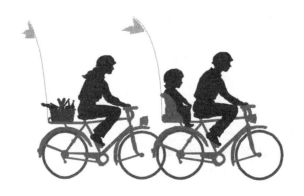

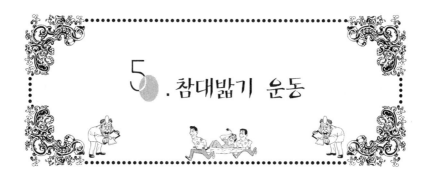

5. 참대밟기 운동

 발과 허리를 단련하는 것은 발뿐만 아니라 온몸의 건강을 증진시키는 방도의 하나로 된다.

나이가 들어감에 따라 이것은 더욱 중요한 문제로 제기된다.

그러나 발과 허리를 단련한다 하여 갑자기 달리기 운동을 시작하는 것은 오히려 위험한 일이라고 말할 수도 있다. 중고령에 이른 사람들은 많은 경우 운동이 상당히 부족한 형편에 있다. 이런 형편에서 갑자기 달리기 같은 운동을 시작하면 여러가지 질병이 생길 수 있으므로 주의할 필요가 있다.

중고령 사람들은 달리기와 같은 운동이 아니라 몸에 부담이 많이 가지 않는 알맞은 운동을 하는 것이 좋다.

이와 관련하여 한 외과 의사의 흥미있는 이야기를 소개해 본다.

중고령 사람들은 발과 허리 힘을 키우는데 적당한 운동은 참대밟기 운동이다. 이 참대밟기 운동은 옛날부터 많은 사람들이 건강법으로서 해온 것이다. 이것은 간단한 운동으로서 운동하는 시간과 장소를 특별히 선택할 필요도 없다. 이것은 아무데서나 아무 때나 할 수 있는 간단한 운동이지만 운동 효과가 좋고 매일 계속하면 발과 허리의 힘을 키우는데 이바지한다.

참대밟기 운동의 효과는 그뿐이 아니다. 참대밟기는 발의 반사요법의 효과도 거둘 수 있다.

발의 반사요법

발의 반사요법은 1930년대에 독일에서 생겨났다. 현재는 독일과 스위스를 중심으로 하여 구라파 전체에서 이것이 유행되고 있으며 미주와 아시아에도 전파되어 관심을 끌고 있다.

사람의 몸 전체의 상태가 발에 반사된다고 생각하는 데서부터 출발하여 발의 반사요법이 생겨났다. 그리고 몸의 각 부위의 이상 상태가 발의 특정 부위에 반사되기 때문에 그 반사부위를 자극함으로써 그에 대응하는 몸의 각 부위의 이상 상태를 개선할 수 있다는 것이다.

참대밟기 운동을 하였을 때, 참대가 발바닥에 닿아 제일 시원한 기분을 주는 발바닥의 움푹 패인 곳에는 신상선 반사부위가 있다.

신상선(부신이라고도 한다)은 콩팥의 윗부분에 있는 내분비 기관으로서 신상선 피질호르몬 등의 생명 유지에 없어서는 안되는 중요한 호르몬을 분비한다. 신상선의 기능이 약해지면 곧 피곤해지고 전반적인 건강상태가 나빠진다. 신상선은 생명의 원천과 관련되는 중요한 장기이다.

참대밟기 운동에 의하여 발바닥의 움푹 패인 곳에 있는 심상선의 반사 부위가 자극되면 그 자극이 신상선의 움직임을 활발하게 해준다.

신상선의 기능이 약해지면 곧 피곤해지고 전반적인 건강 상태가 나빠진다. 신상선은 생명의 원천과 관련되는 중요한 장기이다.

참대밟기 운동에 의하여 발바닥의 움푹 패인 곳에 있는 신상선의 반사 부위가 자극되면 그 자극이 신상선의 움직임을 활발하게 해 준다.

신상선의 기능이 약해지면 온몸의 기능이 쇠퇴해지는데 이렇게 되면 몸이 맥없고 나른해지며 머리칼이 빠지고 시력이 떨어지며 이빨이 빠지는 등 이러한 기능 저하 현상이 나타나게 된다.

또한 신상선의 반사부위를 자극하면 온몸의 물질 대사가 촉진된다.

물질 대사라는 것은 간단히 말하여 몸의 세포나 조직에서 낡아진 부분이 새것과 교체되는 과정인 것이다.

예컨데 어린에의 피부가 매끈매끈한 것도 이러한 물질 대사가 극히 활발히 진행되기 때문이다. 자극에 의하여 물질 대사가 활발해진다는 것은 온몸의 노화 방지에 이바지하는 것으로 된다.

용천혈은 문자 그대로 샘물이 솟아나는 것처럼 온몸에서 활력이 생겨나게 하는 노화 방지의 중요한 혈이다.

족심혈도 이와 같은 효과를 나타내는 혈이다.

참대밟기 운동의 요령

참대밟기 속도를 빠르게 할 필요는 없다.

처음에는 1분에 30번 정도의 속도로 천천히 하는 것이 좋다. 좀 익숙해지면 1분에 50~60번 정도까지 속도를 높여도 좋다. 이런 속도로 한 번에 5분 정도 아침과 저녁에 참대밟기 운동을 한다.

참대를 밟을 때에는 발바닥의 움푹 패인 곳을 중심으로 하여 참대가 닿게하면서 밟아야 한다. 이때에 기둥이나 창문틀을 붙잡고 그에 몸을 의지하면서 등뼈를 펴고 올바른 자세를 취하는 것이 좋다. 참대밟기 운동은 매일 계속해야 힘을 낼 수 있다.

매일 2번 계속하도록 해야 한다.

참대는 직경 15cm 정도, 길이 30~40cm 정도의 것이 적당하다. 참대의 한 복판을 쪼개서 사용한다. 직경이 15cm 정도의 참대가 발바닥의 움푹 패인 곳에 잘 들어 맞고 적당한 자극을 준다.

30~40cm의 참대길이는 양쪽발을 그 위에 올려놓고 밟기 운동을 하는데 필요한 길이이다. 만일 참대가 없으면 그와 비슷한 것 (빈병, 나무망치 등)을 대용으로 쓸 수 있다.

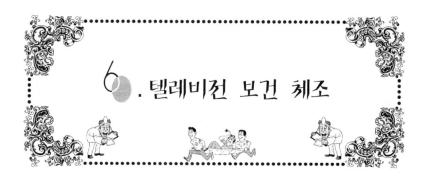

6. 텔레비전 보건 체조

텔레비전을 오래보면 몸에 불편한 감이 생긴다. 이것을 텔레비전 보건 체조로 곧 제거할 수 있다.

① 눈을 비빈다. 두 눈을 감고 둘째손가락을 눈동자 위에 놓은 다음 시계바늘이 도는 방향과 반대방향으로 각각 10번 비빈다. 다음 윗이마와 태양혈도 30~40번 안마한다.
② 목을 돌린다. 먼저 왼쪽으로부터 오른쪽으로, 다음은 오른쪽으로부터 왼쪽으로 천천히 20번 돌린다.
③ 팔을 편다. 두 팔을 앞으로 곧추 뻗쳤다가 좌우로 펴고 또 중간에 모았다가 움추려 아래로 내려놓는 동작을 10번 반복한다.
④ 허리를 굽힌다. 숨을 들이쉰 후 가슴을 펴고 다음에 숨을 내쉬면서 허리를 앞으로 굽히는 동작을 10번 한다.

여성들의 관절 질병을 방지하는 율동 체조

핀란드의 한 연구소에서 1년 반의 기간 동안 연구한 결과에 의하면 율동 체조와 뜀뛰기 운동이 여성들의 골절을 효과적으로 증강시켜 골절이 되는 것을 방지한다.

　몸은 건강하지만 운동을 얼마 하지 않은 35~45살난 핀란드 여성 근 100명을 상대로 한 실험 과정에서 점차 단련 부위를 높였더니 여성들의 골절 밀도가 크게 높아졌을 뿐만 아니라 그들의 근유의 힘과 신체 통제 능력이 커지고 넘어질 위험성도 줄어들었다.

　율동 체조와 뜀뛰기 운동으로 몸을 계속 단련하면 골절이 증강되어 관절 질병이 방지될 수 있는데 이것은 여러 연령을 가진 사람들에게 다 좋으므로 어려서부터 일생 동안 몸단련을 견지하면 더욱 좋은 효과를 볼 수 있다.

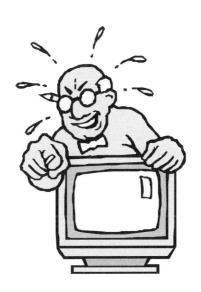

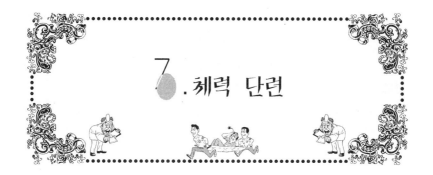

노인들이 체력 단련에서 경계하여야 할 점

건강 장수 하면서 늙으막에 즐겁게 보내려면 운동을 하여야 한다.

그렇지만 운동으로 효과를 거두려면 운동할 때 안전을 담보하면서 노인들의 특성에 맞게 과학적으로 적합한 양의 운동을 하여야 한다.

운동할 때 다음과 같은 5가지를 경계하여야 한다.

첫째, 근육이 일정하게 수축되고 근육의 힘이 뚜렷하게 감퇴된다. 예컨데 30세 남자의 근육은 몸무게의 40% 정도를 차지하지만 노인은 25% 밖에 되지 않으며 신경 계통의 반응도 비교적 뜨고 조화 능력도 부족하며 자극에 대한 반응 시간도 길다. 그러므로 나이 많은 사람들은 동작이 완만하고 근육을 긴장시키지 않으면서도 온몸을 운동시키는 알맞는 체력 단련법을 택하여야 한다.

예를 들면 체조, 걷기, 천천히 달리기 등이 적합하다.

근육에 부하를 주거나 근육을 긴장시키는 것과 같은 힘을 주는 체력 단련을 하면 근육 국부에 부담을 주므로 신경 계통의 조화 능력에 대한 요구성이 높아진다. 그러므로 일시 부하가 지나치게 크면 근육이나 관절에 손상을 줄 수 있다.

둘째, 숨을 죽이고 힘을 쓰는 체력 단련법을 경계하여야 한다. 숨을 죽이면 혈액 순환에 일부 불리한 조건을 조성해 주며 심장의 부담을 증가시키게 된다. 그러므로 나이 많은 사람들이 운동할 때는 호흡이 순탄하게 자연스럽게 되는가에 주의를 돌리며 절대로 숨을 죽이고 힘을 쓰지 않도록 하여야 한다.

셋째, 조급하게 성과를 기대하면서 체력 단련을 진행하는 것을 경계하여야 한다. 활동량이 지나치게 많거나 동작이 지나치게 빠른 것은 나이 많은 사람들에게 있어서 흔히 뜻밖의 손상을 일으킬 수 있는 원인의 하나로 되고 있다. 나이 많은 사람들은 생리적 기능이 떨어지고 체력 부하에 대한 적응능력이 부족하기 때문에 운동할 때 비교적 긴 적응 단계가 있어야 한다.

그러므로 체력 단련을 할 때에는 순차적으로, 점차적으로 활동량을 늘려야 한다. 절대로 조급한 마음으로 활동 부하를 지나치게 많이 주지 말아야 한다.

넷째, 이겨보려는 경쟁심을 경계하여야 한다. 운동량의 부하를 지나치게 크게하는 다른 하나의 원인은 이기려는 심리 상태이다. 다른 사람과 겨루어 보기 위해 자기가 이길 수 없는 운동을 가까스로 하는 것은 장려할 만한 것이 못된다. 그러므로 자체의 안전을 위하여 노인들이 운동할 때 이기려는 경쟁심을 경계하여야 한다.

다섯째, 지나친 격동을 경계하여야 한다. 일부 비교적 치열한 경기들이 노인들에게 적합치 않다. 그것은 한편으로는 노인들의 각 기관의 기능이 저하되고 몸동작이 굼뜨며 조화반응 능력이 부족하므로 비교적 치열한 경기들은 적합하지 않으며 운동으로 인한 손상을 쉽게 가져올 수 있다.

다른 한편으로는 치열한 경기들이 정서 상태를 지나치게 격동시키기 때문에 뜻밖에 사태를 유발시킬 수 있다.

자기전과 아침운동은 혈액 순환을 좋게 하고 혈압을 낮춘다.

혈액 순환을 순탄하게 하기 위해서는 2가지 점에 특히 주의 해야 한다. 그 하나는 혈액의 통로인 혈관을 넓게 해주는 것이다. 다른 하나는 혈관 속에서 피가 잘 흐르게 하기 위해서 혈액 자체의 점도를 낮추고 혈액을 묽게 해주는 것이다.

잠잘 때에는 혈관이 줄어들어 있다. 따라서 아침에 깨어났을 때에는 혈관이 좁아져 있다.

잠에서 깨어나 뇌의 신경 세포가 활동을 시작하면 우리는 몸 전체가 잠에서 깨어난 듯한 감을 가지게 된다.

그러나 몸의 여러 기관들이 잠에서 깨어나는 시간에는 일정한 차이가 있다. 이러한 시간 차이가 협심증이나 심근경색, 뇌졸중 발작의 방아쇠로 되고 있다.

심장 발작이 새벽녘에 많이 일어난다는 것은 잘 알려져 있다. 그 다음에는 출근 중에 자주 일어난다. 집에서 떠나 계단을 급하게 오를 때 또는 출근 때의 북새통에 발작을 일으키는 사람이 많다.

그 원인은 혈관과 심장이 잠에서 깨어나는 시간에 차이가 있는데 있다. 잠잘 때에는 심장으로부터 내보내는 혈액의 양이 줄어드는데 그에 호응하여 혈관도 가늘어진다. 그런데 자면서 깨어나자마자 정신과 신체는 바삐 움직인다.

시계와 경쟁이나 하듯이 시간을 따져가면서 세수, 옷갈아 입기, 식사를 바삐한다. 바쁜 사람일수록 그 활동량이 늘어나고 필요한 산소량도 많아진다. 그런데 심장은 즉시 근무체제에 들어가지만 혈관은 심장보다 늦게 활동을 개시한다.

심장에 비하여 혈관은 잠꾸러기라고도 말할 수 있다. 심장에서 내보내는 혈액의 양에 대하여 혈관은 충분하게 대응하지 못하기 때문에 혈압이 올라가고 혈관의 파열과 심장의 산소 부족 현상이 일어나게 된다.

젊었을 때에는 혈관도 탄력성이 좋고 몸의 순응력도 왕성하기 때문에 깨어나는 시간적인 차이도 큰 문제가 되지 않는다.

그러나 40살이 넘으면 몸안의 반사 신경이 둔해지고 몸안의 기관들이 깨어나는 시간적 차이도 커진다. 이 시간적 차이를 수정하기 위해서는 깨어나서 바로 하는 아침 체조가 가장 적합한 방법이다. 이것은 하루 종일 활동하기 위한 준비 운동이라고 말할 수 있다. 40살을 넘으면 사람도 낡은 승용차와 비슷하므로 기관을 충분히 덥힌 다음 활동할 필요가 있다. 수면후 뿐만 아니라 잠자기 전에도 적당히 운동을 하면 피 순환이 순탄해지고 깊은 잠에 들어 잘 수 있게 된다.

운동이라고 하여 특별한 것은 아니고 집안에서 10 ~ 20분 걸어다니면 충분하다. 혈관에 가벼운 자극을 가하고 혈관 확장과 수축이 순조롭게 진행 될 수 있게 하는 계기를 만들어 주는 것이 산보인 것이다.

45살 넘은 사람들은 의자에 앉아 밤늦게까지 원고를 쓰노라면 방안은 따뜻하지만 발끝으로부터 점점 몸이 차진다. 그렇게 되면 이불안에 들어가도 방끝의 냉기가 없어질 때 까지는 잠들지 못한다.

젊었을 때는 혈액 순환이 좋기 때문에 자기 혈액 순환으로 발이 잘 따뜻해지지만 일정한 나이를 넘으면 혈액 순환도 나빠지기 때문에 발이 잘 따뜻해지지 않는다.

자기전에 하는 산보는 혈액 순환을 왕성하게 해주기 때문에 발 부분에 피가 충분히 흘러가므로 몸도 발도 따뜻해지고 곧 잠들 수 있다.

다음으로 혈액의 점성문제가 있다.

같은 굵기의 혈관을 지날 때 혈액이 걸쭉하면 걸쭉할수록 혈관을 통과하기 힘들고 혈관에도 큰 압력이 걸린다. 이 걸쭉한 혈액을 연한 것으로 변화시킬 수 있는 방도가 있다.

한 가지 방법은 혈액에 있는 여분의 지방을 줄이는 것이다. 지방을 줄이기 위해서는 현재의 몸무게를 표준 몸무게로 줄이는 것 만으로도 충분하다.

다른 한 가지 방법은 물을 마셔 혈액 안에서 차지하는 물의 비율을 늘이는 것이다. 혈액을 물로 묽게하면 혈액이 혈관 안을 순탄하게 흐르게 된다.

음료수 또는 음식물로서 위안에 들어간 물은 위장에서 흡수되어 혈관에 들어가고 혈액의 점성을 저하시킨다. 다행히도 물은 위벽과 혈관벽이라고 하는 여과기를 통하여 혈관 안으로 들어간다. 위장벽과 혈관벽은 혈액의 수분량을 정확하게 조절하는 기능을 가지고 있으므로 피가 물에 의하여 지나치게 묽어지는 것을 걱정할 필요는 없다.

물 보급에서 제일 중요한 것은 자기전에 물 한 컵을 마시는 것이다.

잠잘 때에는 앞에서도 설명한 바와 같이 심장도 수축 횟수와 심박출량을 줄이고 내보내는 혈액 양을 줄인다. 혈관도 폭을 좁히고 쉬고 있다.

흐르고 있는 혈액에는 기름진 저녁밥에서 얻은 많은 영양분이 들어 있다. 그런데 그 영양분이 가야할 곳인 세포는 휴식 중에 있다. 그 뿐만 아니라 수면 중에는 건강한 사람도 자연히 한 컵의 땀을 흘리기 대문에 혈액은 수면 중에 가장 진하고 걸쭉한 상태에 있게 된다.

수면 중에 생긴 이러한 진한 혈액 때문에 혈전이 생기고 새벽녘에 심장발작이 일어나곤 한다.

이러한 상태를 막아주는 것이 자기전에 마시는 한 컵의 물인 것이다. 이것이 혈액을 묽게 해주고 혈액 순환을 순조롭게 해준다.

잘 때 뿐만 아니라 아침에 일어났을 때 수분 대사가 진행되고 물이 부족되기 쉬운 오전 10시와 오후 3시에 마시는 물도 중요하다.

아침에 일어났을 때와 자기전에 운동을 하는 것과 물을 마시는 것을 고혈압에 걸린 사람 뿐만 아니라 모든 사람들이 습성화, 생활화 하여야 한다.

이것은 혈액 순환을 좋게하고 혈압을 안정시키는데 큰 영향을 준다.

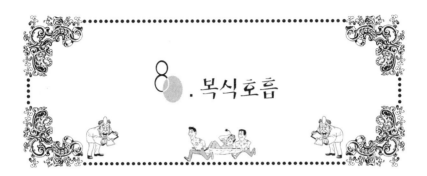

8. 복식호흡

 아침에 이불속에서 복식 호흡을 하면 기분좋게 지낼 수 있다.

복식 호흡을 하는 방법은 간단하다.

우선 반듯이 눕는다. 그리고 왼손을 가슴의 중앙에 놓고 오른손을 배에 놓는다.

입을 다물고 코로 숨을 깊이 들이쉬면서 복부를 될 수 있는대로 크게 팽창시킨다. 이때에 왼손으로 흉부가 움직이지 않는가를 확인한다. 그다음 건강한 사람이면 코로부터, 폐기종 등의 질병이 있는 사람은 입을 오무리면서 휘파람을 부는 식으로 숨을 천천히 내쉬는 동시에 오른손으로 배를 가슴쪽으로 올려 밀어준다.

호흡 시간은 숨을 들이쉴 때에는 2~3초, 숨을 내쉴 때에는 4~6초로 하되 숨을 내쉬는 시간이 들이쉬는 시간의 2배 정도 되도록 주의해야 한다.

복식 호흡은 1분에 10회 정도, 잘하면 5~6회 정도이다. 이렇게 하면 피로가 풀리고 기분이 좋아진다.

질병 치료와 노화 방지에 좋은 복식호흡

　　나이가 들어감에 따라 낮아지는 피의 산소 운반 능력을 높여 노화를 방지하는 복식 호흡의 효과에 관한 자료를 하나 소개한다.

1) 피속에 산소의 농도를 높여 주는 복식 호흡

　　일상적인 습관으로서 복식 호흡을 오랫동안 계속하면 동맥 경화의 진행이 억제되고 온몸의 세포의 활성이 생생하게 유지된다. 그리고 그것과 함께 노화를 방지하는 좋은 효과가 얻어진다.

　　복식 호흡 때 이 작용의 하나는 동맥속에 있는 산소 농도의 상승이며 다른 하나는 프로스타글란딘이라고 하는 물질 생성이다. 이 2가지 측면에서 설명할 수 있다.

　　우리들은 일반적으로 거의 무의식적으로 1분에 약 16번 일정한 율동으로 호흡을 하고 있다. 이것은 뇌수의 호흡 중추 중에 지배되어 일어나는 운동이다. 이것을 직접 조절하고 있는 것이 자율신경(사람의 의지와는 관계없이 내장들의 작용을 조절하고 있는 신경)이라는 것은 모두 잘 알고 있는 사실이다.

　　그리고 그위 호흡 운동이 공기속의 산소를 몸안에 굴러들이고 몸안에서 생긴 탄산 가스를 배출한다. 〈가스교환〉이라고 하는 이 몸의 환기 작업을 하고 있는 것은 폐속의 폐포라고 하는 작은 주머니와 같은 부분이다. 폐포는 건강한 성인의 경우에는 두 폐의 약 3억 개나 있는데 보통 호흡하고 있을 때에는 폐가 완전히 팽창하지 않기 때문에 3억 개의 폐포의 10~20%는 충분히 열리지 않고 쭈그러진 상태에 있다.

　　그만큼 끌어넣는 산소 양이 적어지기 때문에 그런 상태가 오래 계속되면 동맥의 혈관속에 산소의 농도(산소 분압이라고 한다)가 떨어진다.

그러나 산소 분압이 낮은 피가 온몸을 돌고 있다. 바꾸어 말하면 온몸의 모든 기관의 세포에 대한 산소의 공급이 낮은 상태에서 억제되고 있다고 말할 수 있다. 그러므로 응당 뇌세포와 모든 내장의 세포가 100% 활동할 수 없는 상태에 놓여있다고 말할 수 있다.

그런 상태가 오래 계속되면 세포의 노화 더 나아가서는 온몸의 노화로 연결되는 것이다. 그런데 우리들의 의지와는 관계없이 내장 등의 작용을 자동적으로 조절하고 있는 자율 신경에 의하여 조절되고 있는 운동을 자율 운동이라고 한다. 호흡은 자율 운동이면서도 동시에 자기의 의지로서도 조절할 수 있는 유일한 운동이다.

숨을 일정한 시간 멈추는 것과 빠르게 하는 것도, 깊이 천천히 하는 것도 자기의 의지로서 할 수 있다.

의식적으로 하는 호흡에 의해 혈관으로 공기의 출입량을 많게 하면 폐로부터의 산소 섭취량도 늘어난다. 그리고 동맥 속의 산소 분압이 높아지고 온몸의 세포에 충분한 산소 공급을 할 수 있게 된다.

2) 동맥 경화를 방지하는 물질을 생성하는 복식 호흡

다음으로 복식 호흡과 프로스타글란딘의 관계에 대해 설명하려고 한다. 프로스타글란딘이라고 하는 물질은 혈관을 확장하여 혈압을 낮추며 혈소판의 응진을 억제하고 혈액 속의 콜레스테롤과 중성지방(몸 안에 가장 많이 있는 형의 지방) 등이 동맥벽에 스며드는 것을 방지하는 생물학적 활성 물질이다.

요컨대 프로스타글란딘은 동맥 경화의 진행 과정을 억제하는 작용을 하는 물질이라고 말할 수 있다. 그리고 동맥 경화가 진행된다는 것은 노화가 촉진된다는 것이므로 프로스타글란딘은 노화를 방지하는 데 중요한 물질이라고 말할 수 있다.

바로 위에서 말한 요인들에 의하여 복식 호흡은 성인병 방지에서 유력한 방법의 하나이다.

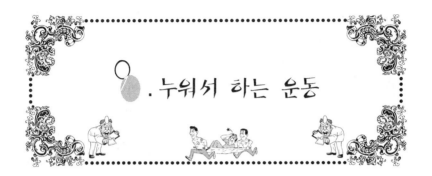

. 누워서 하는 운동

누워서 할 수 있는 간단한 온몸 운동

누워있으면 편안하다는 것을 누구나 느끼게 된다. 그것은 누워있을 때 우리몸은 지구의 중력 중심의 영향을 제일 적게 받기 때문이다.

그래서 사람들은 완전한 휴식인 잠을 서거나 앉아서가 아니라 누워서 자게 된다.

누웠을 때는 지구의 인력과 중력을 피하여 자연스럽게 팔다리와 몸을 움직이게 된다.

따라서 누웠을 때의 운동 효과는 선위치에서의 운동과는 다른 일면의 특징을 가지고 있다.

누운 상태에서는 뇌수에 서 있을 때 혈액 순환이 잘 안되던 장기 웃부분에 혈액이 잘 돈다.

따라서 누워서 하는 운동은 그 양이 적어도 서서하는 운동보다 더 큰 효과를 얻을 수 있다.

그 방법은 다음과 같다.

① 양 손바닥으로 머리를 주무른다. 다음 목을 좌우로 구부린다. 다음 양쪽 어깨를 약간 돌리면서 아래위로 움직인다.

② 왼손바닥을 오른손 검지손가락과 둘째손가락 사이에 끼우고 세게 누른다.

③ 다음 손가락을 다른쪽 손의 손가락 사이에 끼우고 주무른다.

④ 오른발 뒤꿈치로 왼발바닥 가운데를 비빈다. 이것을 맞바꾸어 여러번 한다.

⑤ 누워서 배꼽을 중심으로 허리를 아래위로 움직인다.

위와 같은 방법으로 10 ~ 15분 동안 운동을 하고나면 몸이 거뜬해지고 여기저기가 조금씩 아프던 것이 씻은 듯이 없어지는 경우가 많다.

누워서 허리굽혀펴기 운동

누워서 허리굽혀펴기 운동은 허리병, 콩팥병, 간장병, 변비 등으로 고통받고 있거나 이런 장애가 우려되는 사람들에게 효과적인 운동이다.

① 방바닥에 반듯이 누워 양손을 허리밑에서 맞잡는다. 다음 머리와 발을 동시에 위로 든다.

② 방바닥에 반듯이 누운 다음 양손으로 무릎을 끌어안고 목을 힘껏 구부린다. 한 번 하고 10초 쉬었다가 다시 하기를 5번 반복한다.

이런 운동을 1주일에 3번 정도 하는 것이 좋다.

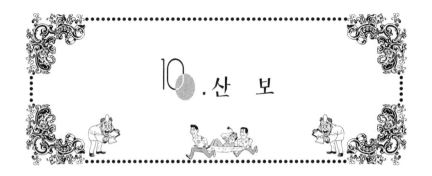

산보는 피곤을 푸는 적극적인 방법

사무원들의 경우 하루종일 책상에 마주앉아 일을 하고 퇴근할 무렵에는 머리가 띵하고 몸 전체가 무거워지며 특히 발이 무겁고 부어오르곤 한다. 또한 서서 하는 일을 계속하면 뼈마디가 쑤시고 몸 전체가 무거워지고는 한다.

이러한 때에는 누구나 다 빨리 집에가서 목욕을 하고 좀 누워 휴식하려고 생각한다.

이것도 피로 회복의 하나일지도 모른다. 그러나 빨리 피곤을 푸는 다른 간단한 방법이 있다.

집으로 돌아오는 도중도 좋고, 집 근처를 한 바퀴 도는 방법도 좋고, 여하튼 30분 정도 천천히 산보하면 피곤이 곧 풀린다. 피곤한데 걸으면 피로가 더해지지 않는가하고 생각하는 사람도 있을 것이다.

그러나 발을 놀리면 축적된 피곤이 예상외로 빨리 풀리는 법이다.

한 자리에 오랜시간 서 있거나 같은 자세로 오래 앉아 있으면 에너지는 그다지 많이 소모되지 않아도 곧 피곤을 느끼곤 한다.

그러나 같은 시간이라도 천천히 걸어서는 거의 피곤을 느끼지 않는다.

그것은 무엇 때문인가?

그것은 몸을 움직이는가 움직이지 않는가에 문제가 있는 것이 아니라 근육을 어떻게 놀리는가에 문제가 있는 것이다.

같은 자세를 계속 취하면 피곤해지는 것은 긴장근이 계속 일하여 장력이 풀어지는 것이다. 이렇게 긴장근은 뇌에 이제는 좀 쉬게 해달라는 정보를 하기 때문에 피곤감을 느끼게 되는 것이다. 이러한 피곤을 풀려면 몸을 움직일 필요가 있다.

이를 위해서 가장 좋은 방법이 산보이다. 산보가 발의 피곤을 효과적으로 풀어주게 하는 이유가 또 하나 있다.

오랫동안 계속 서 있거나 의자에 계속 앉아 있으면 중력의 법칙으로 발의 혈액 순환이 나빠지고 부어오르게 된다. 아침에 발이 잘 들어가던 구두가 저녁 때에는 잘 들어가지 않는 것도 발이 부었기 때문이다.

부은 것이 없어지면 피곤도 풀리기 마련이다.

골격근이 잘 움직이고 있을 때에는 근육 속의 모세혈관의 혈액 순환이 잘 되지만 골격근이 움직이지 않을 때에는 혈액 순환이 나빠지고 부종이 생긴다.

그러므로 운동 부족으로 피곤해진 발이 산보로써 골격근을 움직이게 하여 혈액 순환을 좋게 해주면 피곤이 풀리게 된다.

산보에는 〈기분을 전환〉시키는 또 하나의 정신적 효과가 있다는 것도 무시할 수 없다.

같은 환경에서 같은 자세를 오랫동안 취하고 있으면 어딘지 모르게 안절부절 못해하는 정신적 피곤감을 느끼게 된다.

이러한 때에 대담하게 밖으로 나가 산보하는 것이 좋다. 환경이 달라지면 눈에 띄는 광경도 연이어 달라지고 새로운 것을 발견하는 경우도 있다.

이렇게 산보 도중 저도 모르는 사이에 안절부절 못하던 정신적 피곤도 풀리면서 상쾌하고 전투적인 기분으로 되돌아 가게 흰다.

산보는 건강에 좋은 처방

산보는 기분이 상쾌한 운동일 뿐 아니라 비만증을 방지하고 건강을 보장하는 가장 이상적이며 효과적인 방법으로 간주되고 있다. 매일 상쾌한 기분으로 45분간 산보하는 것을 1주일에 4번 정도 계속하고 이와 함께 음식물의 섭취량을 합리적으로 조절하면 불과 1년 동안에 몸무게를 약 6.7kg 줄일 수 있다.

규칙적인 적당한 산보가 식욕을 조절하고 열량 섭취를 줄이고 지방이 몸안에 지나치게 축적되는 것을 방지하기 때문에 비만증을 방지하는 작용을 하게 된다.

이와 함께 산보를 통해 관절을 활동시켜 혈액 순환을 촉진시키고 폐활량을 강화하며 또한 심장병을 예방하고 정신적 긴장을 줄이며 대뇌사유기능이 더욱 높아지게 할 수 있다.

산보는 발을 움직이는 보건 운동이며 특히 몸이 비대한 중년, 노년기 사람들에게 가장 적합한 운동이다.

아침이나 오후 또는 저녁시간을 이용하여 밖에 나가서 대 자연의 경치를 감상하면 기분도 좋아지고 건강에도 도움이 된다.

잠자기전에 산보하는 것이 건강 장수에 좋다.

잠자기전에 하는 산보는 최근 현대 의학 연구 과정에 새롭게 제기된 문제 뿐만 아니라 현재 이 분야의 많은 전문가들이 나이 많은 사람들에게 권고하고 있는 건강 장수의 항목이다.

지금까지 사람들은 아침이 신체 단련하는데 제일 좋은 시간이라고 여겨왔다. 그러나 연구 과정의 발견에 의하면 어둠이 질 무렵과 자기전에 산보하는 것이 더 좋다.

인간이 가지고 있는 〈생물시계〉의 규칙에 의하면 어둠이 질무렵에는 인간의 체력과 팔, 다리 놀림의 민활성, 동작의 맞물림, 동작의 정확성, 그리고 몸 자체의 적응력이 가장 좋은 상태에 있을 뿐 아니라 체내의 당함량도 늘어남으로 매일 이 시간에 30 ~ 60분 동안 산보하면 아주 좋다.

일본 국제신경학연구회에서 여러 차례의 실험과 연구를 진행하고 나서 잠자기전에 산보를 하면 노동의 피로가 빨리 풀리고 편안히 깊은 잠을 잘 수 있다.

중년 노인들의 장수 비결이 하나는 발에 있다는 말도 틀리지 않는 것이다.

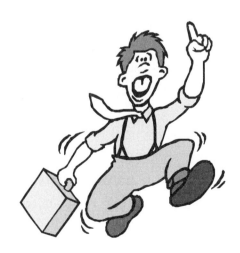

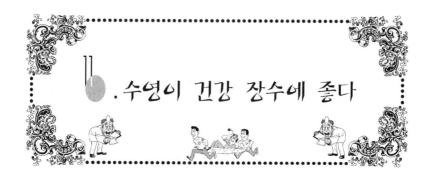

11. 수영이 건강 장수에 좋다

수영이 건강 장수에 좋다는 근거는 다음과 같다.

첫째, 부력으로 몸이 물에서 뜬다는 것이다. 무릎 등의 관절이 아픈 사람도 물 속에서는 땅에서처럼 큰 부담을 받지 않는다. 그렇기 때문에 물 속에서 발을 움직이는 경우에는 관절을 둘러싼 근육을 땅 위에서보다 안전하게 아픈 부분(변형 또는 파괴된 조직)을 손상시키지 않고도 단련할 수 있게 된다.

둘째, 몸의 저항력을 이용할 수 있다. 물 속에서 무릎을 움직이는 것은 물의 저항을 물리치며 근육을 효과적으로 단련할 수 있다.

셋째, 헤엄칠 때 생기는 물결의 자극을 이용할 수 있다. 잔잔한 물결은 기분좋게 피부를 자극하고 피부의 모세혈관을 확장시킨다. 이렇게 온몸이 자극을 받으면 뇌하수체(뇌의 하부에 있는 내분비선) 호르몬 분비를 촉진하기 때문에 갑상선 호르몬, 신상선 호르몬, 성 호르몬 등 호르몬 분비가 촉진되고 몸의 물질 대사가 활발해진다.

그러나 노년기에 이른 사람들은 수영을 시작하기 전에 의사의 지시를 받은 후에 스스로 질병을 고치겠다는 결심으로 수영을 해야 한다. 특히 수술후와 골절후의 건강회복, 허리 아픔 치료에 수영을 하면 효과가 좋을 것이다.

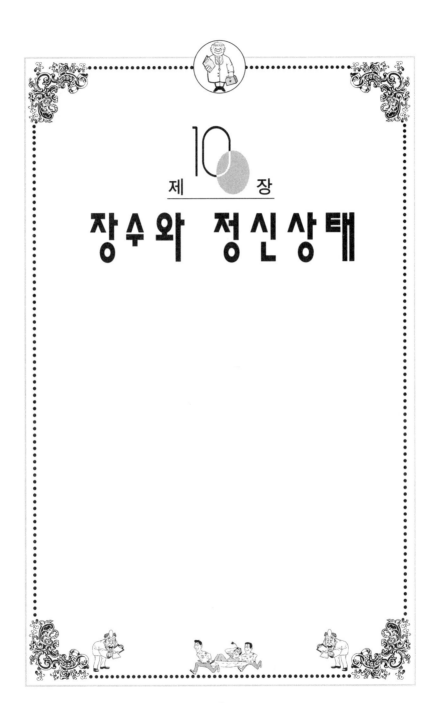

제 10 장

장수와 정신상태

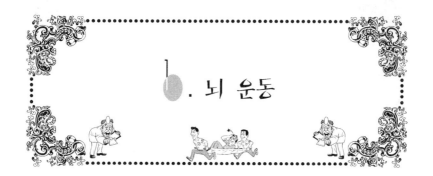

1. 뇌 운동

〈수명은 뇌 운동에 있다〉라는 말은 하나의 명언으로 되고 있는데 현대 의학 연구에서는 생명이 뇌 운동에 있다는 새로운 결론을 얻어냈다. 이것은 유기체의 노화 과정을 지연시킬 뿐만 아니라 노인들로 하여금 건전한 사고 능력을 유지하게 하고 지력을 개발시킨다.

과학자들의 검증에 의하면 부지런히 머리를 쓰거나 머리를 쓰기 좋아하는 사람들은 머리를 쓰지 않거나 머리를 쓸 줄 모르는 사람보다 기억력이 몇 배 내지 십여 배나 강하다. 가장 뚜렷한 것은 일부 고령이 된 노인들이 한 번 보기만 해도 기억하고 있는 것이다. 이러한 현상은 몸과 마음이 건강하고 생활이 규칙적인 측면에 원인이 있지만 보다 직접적인 원인은 머리를 쓸 줄 알고 부지런히 머리를 쓰는데 있다.

한 학자의 조사 연구에 의하면 긴장하여 머리를 많이 쓰는 사람이 긴장하지 않은 사람보다 지력이 50％나 높고 평상시 지력부하가 적고 학습과 사고분야의 압력이 없으며 매일 할 일없이 정신적으로 게으른 사람의 지력은 비교적 빨리 노화되고 노년시기에는 쉽게 반응이 둔해지고 정신이 분산되며 이로부터 노년성 치매 증상이 나타난다.

또한 20살부터 88살까지의 200여 명의 건강한 사람들을 대상으로 하여 추적 조사를 진행하는 과정에 일상적으로 머리를 쓰는 사람이 60살에 가서도 사고 능력이 여전히 30살 때처럼 민첩하여 노인성 지능 장애가 나타나지 않는다는 것을 발견하였다. 그런데 30~40살에 머리를 쓰기 싫어하는 사람의 뇌세포는 노화 속도가 빨라진다.

일부학자들은 사람의 뇌 퇴하가 가장 빨리 되는 것은 생활에서 이탈되고 일생 사업 의욕이 없는데 있다고 인정하였다. 부지런히 머리를 쓰고 사고활동을 하면 장수할 수 있다.

어떤 연구가가 흥미있는 실험을 진행하였다. 그는 여러 양로원에서 평균 나이가 81살난 노인들은 〈유연성〉훈련을 진행하고 세번째 조는 그 어떤 훈련도 진행하지 못하게 하였다. 결국 적극적인 사유 훈련을 진행한 조의 혈압과 기억력, 수명 상태가 제일 좋았다. 3년후 제1조에 속한 사람들 중에서는 한 사람도 사망하지 않았지만 제2조에서는 12.5%의 사람이 죽고 제3조에서는 죽은 사람이 37.5%를 차지하였다. 옛날부터 머리를 많이 쓰는 문인과 과학자들 속에서 장수자가 많이 나왔다. 일부 노인들은 퇴직후 사회와 접촉하는 율이 날로 적어지고 한가해지며 호강하고 책이나 신문을 읽거나 문제를 사고하는 일이 매우 적어지고 있는데 이러한 현상이 계속되면 감각, 기억력 등 기능이 점차 감퇴된다. 노인들이 만약 사회 활동을 적극 참가하고 자기의 취미 범위를 넓히며 새로운 사물에 대한 호기심을 가지고 머리를 많이 써서 문제를 사고하게 되면 지력이 빨리 쇠퇴하지 않는다.

지금 일부 나라에서 불고 있는 〈노인대학〉열풍은 대학에 들어간 일부 노인들로 하여금 기억력을 뚜렷하게 좋아지도록 하고 있다. 노년기의 대뇌 쇠퇴를 줄이기 위해서는 책과 신문을 읽고 일기를 쓰고 시와 노래(가사)를 외우며 서예를 연습하고 수놓는 것을 배우며 외국어 공부를 하고 장기를 두는 활동을 진행하여 뇌를 단련시켜 사유 활동을 촉진하여야 한다.

물론 노인들은 머리를 적당히 써야 하며 지나치게 머리를 쓰게 되

면 뇌에 손상을 가져다 줄 수 있다. 그러므로 활달하고 정신적으로
유쾌하여야 한다. 총체적으로 〈나무는 늙어서 속이 비는 것을 경계하
고 사람은 늙어서 안일을 경계하여야 한다〉

뇌를 적당히 자극하면 장수할 수 있다.

신체 활동 기능의 저하는 사람에 따라 정도의 차이가
있지만 그러한 차이는 뇌기능의 저하에서 가장 눈에 띄게 나타난다.
뇌세포는 한 번 파괴되기만 하면 재생될 수 없는 세포이다. 출생시에
는 140-150억 개나 되는 뇌세포가 존재한다고 하지만 그 이후에는
하나도 불어나는 일이 없다. 사람의 경우 20살을 기준으로 하여 그
이후부터 뇌세포가 하루 평균 10만 개씩 급격히 감소되기 시작한다.
그러한 현상이 명확한 형태로 표면에 나타나기 시작할 때는 바로
45살을 넘어서부터이다. 벌써 이 나이가 되면 사람들은 흔히 남의
이름을 잘 기억하지 못하는 것과 같을 증상이 나타난다. 이러한 증상
이 나타나는 사람의 뇌를 떼내어 관찰해 보면 뇌가 상당히 위축되어
있다는 것을 알 수 있다. 이밖에도 리포프스틴이라는 노화 색소가 뇌
세포에서 늘어남으로써 뇌기능을 저하시키며 뇌세포를 결합시키는 기
능 그리고 즉각적인 착상력은 떨어지지만 그와 반면에 높아지는 능
력도 있다. 예하면 사물을 종합하여 판단하는 힘, 예술적, 철학적, 및
정치적 능력은 높아진다. 그런데 뇌세포의 수가 줄어들고 있음에도
불구하고 왜 뇌기능은 떨어지지 않는가 하는 의문이 제기될 수 있다.
그것은 외세포에는 상실된 뇌세포의 공간을 매우는 힘이 있기 때문
이다. 그러면 뇌세포가 감소되면 어떤 현상이 나타나는가? 상실되지
않고 남은 뇌세포는 신경돌기도 충분히 늘어나지 못한다. 뇌에 자극
을 주는데서 중요한 것은 대뇌를 지탱하고 있는 뇌간부에 대하여 자
극을 주는 것이다. 지금까지 뇌간부는 수면이나 식욕과 같은 인간의
본능과 관련이 있는 부분으로 알려져 왔지만 전신 활동이나 능력과

는 관련이 없는 것으로 되어있었다. 그런데 사람의 기능을 좌지우지
하는 대뇌의 기능을 뇌간부가 활발하게 해 준다는 것이 판명되었다.
대뇌가 사람의 능력을 발휘하기 위한 직접적인 기능을 수행하는 부
위이지만 이를 움직이게 하는 부위는 뇌간부이다. 그러므로 뇌간부가
일정한 자극을 받을 때 뇌의 활동 기능이 활발해 진다는 것이 판명
되었다. 이와 같이 신경 돌기의 조직을 만들어 내어 뇌간부를 활발하
게 움직이게 하기 위해서는 뇌에 대한 자극이 반드시 있어야한다. 그
러나 지나친 자극은 오히려 감소된 뇌세포로 지탱하고 있는 뇌에 손
상을 준다. 그렇지만 육체적 및 정신적 반응을 포함한 적당한 자극은
필요하다. 이러한 조건이 충족되면 뇌는 적어도 100살까지 새로운
조직을 계속 만들어낼 수 있다.

머리를 많이 쓸수록 장수할 수 있다.

　　최근에 과학자들은 머리를 부지런히 쓰는 것은 뇌의 노
화를 지연시키는 방법의 하나라는 것을 실증하였다. 사람은 한평생
머리를 써야만 더욱 보람있게 살 수 있고 장수할 수 있다. 생물학자
들의 연구에 의하면 동물의 수명과 대뇌의 질량간에는 일정한 관계
가 있다. 즉 동물이 진화될수록 뇌의 질량은 증가하며 또한 그 동물
의 수명도 길어진다는 것이 증명되었다. 생물의 발전사를 놓고 보더
라도 대뇌의 발전은 수명의 연장에 유리하다.

　한 학자는 어렸을 때부터 머리를 쓴〈수재〉1500명을 대상으로 하
여 추적 관찰을 하였는데 그들이 어릴 때부터 머리를 썼다하여 노화
현상이 일찍 오지 않고 오히려 그들의 건강 상태는 같은 나이의 다
른 사람들보다 더욱 좋았다고 한다.

　얼마전에 영국의 신경 생리학자 등은 연구 과정에 사람의 대뇌는
훈련을 적게 할수록 노화 과정이 빨라지고 뇌의 긴장한 노동이 일찍
시작될수록 그 지속시간이 길며 뇌세포의 노화 과정이 늦어진다는 결

론을 얻었다. 그러므로 한평생 꾸준히 머리를 쓰는 것은 뇌의 노화를 지연시키는 묘책으로 된다. 그리하여 뇌를 부단히 쓰면 뇌세포의 발육, 뇌세포 간의 연계가 좋아지고 머리를 적게 쓸수록 이런 발육이 더디게 된다.

대뇌 세포의 성장 발육이 뚜렷한 특징의 하나는 죽으면 새로운 세포가 성장하지 않는 것이다. 사람이 20살 이후부터는 매일 약 10만 개의 뇌세포가 죽는다. 나이가 많아짐에 따라 신경 섬유의 밀도도 역시 점차 감소되며 신경전도율도 점차 떨어진다. 이렇게 되면 뇌의 질량도 점차 줄어드는데 70살 노인의 뇌의 무게는 젊었을 때 뇌의 무게의 90 %, 90살일 때는 80 %로 각각 줄어든다. 그러나 이러한 변화는 다만 사람의 뇌가 쇠퇴되는 한 측면이며 다른 한 측면에서는 사람의 뇌는 풍부한 예비와 매우 큰 잠재력을 가지고 있다. 이러한 것은 다음과 같은 측면에서 고찰해 볼 수 있다.

첫째, 일부 과학자들의 연구에 의하면 사람의 뇌세포는 다만 뇌세포 총 수의 절반 정도가 〈일〉하고 있으며 그 나머지는 모두 〈휴식〉하고 있다. 여기에 얼마나 큰 잠재력이 있는가, 이 잠재력을 동원이용하는 방법은 뇌를 부지런히 쓰는데 있다.

둘째, 한 과학자는 건강한 사람이 만약 일생 동안 계속 배우기만 한다면 그의 대뇌에도 도서관에 장서된 책(1000여 만권)의 50여 배나 되는 지식을 넣을 수 있다고 한다.

셋째, 사람의 뇌는 좌우 2개 반구가 있으며 이 2개 대뇌 반구의 발전은 균등하지 못하고 왼쪽 반구는 고급적인 정신 생활의 대부분을 통제하고 관리하며 오른쪽 반구는 단지 협조 작용만 한다.

다시 말해 오른쪽 반구는 아직도 매우 큰 잠재력을 동원 이용하지 못하고 있다. 그러므로 어떤 신경학자들은 지금까지 인류는 다만 절반의 뇌밖에 쓰지 않고 있지만 2개 반구의 뇌를 다 쓰기만 하면 사람은 놀라울 정도로 많은 사업을 하게 될 것이라고 주장하고 있다.

무엇인가 구상하면서 걸으면 다리도 단련되고 뇌도 단련된다.

〈노화는 발로부터 시작된다〉는 말이 오래전부터 전해지고 있다.

어린이들은 한시도 가만히 있지 않고 뛰어 돌아다니는데 어른들은 나이가 들어감에 따라 주위에서 벌어지는 일에 관심이 없거나 움직이기 싫어서인지 잘 돌아다니려고 하지 않는다. 허리와 발의 힘이 약해져서 돌아다니지 않게 되는지 그렇지 않으면 돌아다니지 않기 때문에 허리와 발의 힘에 약해지는지. 여하튼 쓰지 않으면 발이 무력하게 된다. 전차나 버스로 통근하는 도시 근로자 들은 집에서 정류소까지 걸어나오고 도착 정류소에서 직장까지 걸어가는 등 하루 1만보 걷기 목표의 80% 정도를 보통 달성한다. 일상 생활에서 걷기량이 적으면 적극적으로 걷기 위해 머리를 써야 한다. 적극적인 걷기 운동에서 가장 간단한 것이 산보이다. 산보를 하면 허리와 발을 단련시켜 발의 노화를 방지한다는 것은 극히 당연한 일이지만 이것이 뇌의 노화 방지, 노망증의 방지에도 기여하게 된다.

사람이 서있다는 것은 의식하지 않으면 불가능한 일이고 잠들면 서있을 수 없다. 바로 의식이 깨어있는 상태에서 걸으면 뇌는 근육을 움직이기 위하여 신경을 활동시켜야 하기 때문에 뇌도 작업을 하게 된다. 이와 관련하여 한 학자는 다음과 같이 설명하였다.

이런 경우 뇌속에서도 몸을 움직이게 하는 기능을 수행하는 운동 중추가 우선 작업하게 된다. 뇌의 기능을 고찰해 보면 사고하는 기능을 수행하는 자각 중추와 몸을 움직이게 하는 운동 중추가 상호 영향을 주면서 작용하고 있다는 것을 알 수 있다. 한쪽만 단련시키면 다른 쪽을 단련시키는 것으로 된다. 걷기 운동을 하여 근육을 움직이면 근육은 뇌에 자극을 준다. 이러한 자극은 〈망양체 부활채〉라고 하는 것을 통과하는데 이 망양체가 자극을 받으면 머리가 명석해지고 의식기능이 높아진다. 책방에서 서서 책을 읽거나 걸어다니면서 책을 읽으면 머리에 잘 들어간다는 것도 이러한 것과 관련되어 있을지도 모른다. 뇌가 움직인다는 것은 뇌 속에 있는 140개에 달하는 신경 세포가 움직인다는 것을 말한다. 이 신경 세포의 끝부분에는 가느다란 돌기가 뻗어있다. 이 돌기가 서로 연결되어 신경 세포들이 활동하고 있다.

뇌의 노화라는 것은 이 돌기 끝 부분의 변화와 깊은 관계를 가지고 있다. 특히 돌기 중에서도 긴 돌기가 조화되기 쉽다. 긴 돌기라는 것은 발쪽으로 가는 운동 신경과 발에서부터 올라가는 지각 섬유이다. 발은 대뇌의 중추로부터 가장 먼 곳에 있다. 발이 노화되기 쉽다는 것은 이 때문이다. 그리고 걷는다는 그 자체가 적절한 운동이기 때문에 근육의 펌프 작용에 의하여 혈액 순환이 잘 된다. 그리고 근육의 활동에 의하여 생겨난 근육의 노폐물인 젖산은 혈관을 확장시킨다. 또한 운동에 의여여 호흡이 왕성해지고 몸에 들어간 산소가 혈액 속에 녹아 들어가기 쉬우며 혈당의 이용도 개선된다. 이러한 여러 가지 작용으로 인하여 걷기 운동이 뇌의 노화, 노망증의 원인으로 되는 뇌의 혈관 계통의 장애를 제거한다. 이와 동시에 고혈압, 동맥 경화, 당뇨병, 비대증 등의 성인병에도 걷기 운동이 적당한 운동으로 효과가 있다는 것은 더 말할 나위가 없다.

발이 움직이면 그와 동시에 두뇌도 작업해야 할 필요가 있으므로 걷기 운동은 뇌의 노화 방지, 노망증의 방지에 효과를 나타낸다. 다시말하면 걸으면서 무엇인가 구상하면 뇌가 활발하게 움직이게 된다. 걸으면서 시를 읊거나 시구를 구상하고 날씨를 관찰하거나 식물의 관찰을 위해 식물 도감을 가지고 다니는 등 자기 취미에 맞게 머리를 쓰면 될 것이다. 그러나 덮어놓고 과도하게 운동하는 것은 피해야 한다. 걷거나 서있는 것은 기력에 항거하는 것이기 때문에 무리하게 하면 발과 허리의 관절을 상하게 하여 역효과를 가져올 수도 있다.

또한 노인들의 경우에는 탈수 증상을 일으키기 쉽기 때문에 무더운 날에 걸을 때에는 수분의 보충에 주의를 돌려야 한다. 수분 부족으로 피가 응고되면서 뇌졸중을 일으킬 수 있다. 걷는다는 것은 위에서 설명한 바와 같이 운동으로서의 측면 뿐만 아니라 바깥의 신선한 공기를 마시면서 넓은 나무 숲속을 걸으면서 정신적인 해방감도 느낄 수 있다.

적절한 운동과 정신적 해방감은 과도한 정신적 긴장감을 풀어주는 좋은 방법도 된다.

하루 1만보 약 2㎞를 걷도록 노력 해야 한다.

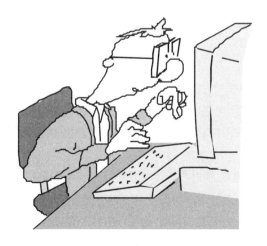

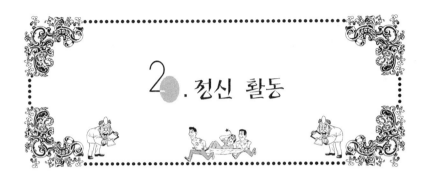

2. 정신 활동

 어떤 사람들은 정신 노동이 사람의 수명을 단축시킨다고 인정하고 있다. 이러한 견해는 매우 비과학적이다. 실험은 정신 노동자가 수명이 짧은 것이 아니라 장수할 수 있다는 것을 보여주었다.

문제는 정신 노동을 육체 노동, 체력 단련과 결합시키는데 있다.

통계에 의하면 문예부흥기 이후 지금까지 세계적으로 가장 이름난 50명의 과학자, 발명가, 문학가들이 모두 비교적 장수하였다. 특히 과학자, 발명가들의 평균 수명은 73살이었다. 어떤 사람이 16세기 이후 유럽과 미주의 이름난 인물 400명을 천문학자, 수학자, 철학자, 시인 등 21개 부분으로 나누어 그들의 수명에 대해 연구하였다. 결과 400명의 평균 수명은 66살이었는데 그 중 가장 오래산 부류가 과학자로 평균 수명이 79살이었다.

통계 자료에 의하면 세계의 이름난 과학자들의 평균 수명은 보통 사람들의 수명보다 10년이나 더 길었다. 과학자들과 예술가 들 중에 100살난 장수자들이 적지 않다.

프랑스의 화학자 푸키례는 114살까지 살았으며 프랑스 의학과학원 원장 알렉싼다례오는 103살까지 살았다. 중국 당나라 시기의 의학자 손사막은 100살까지도 저서를 집필하고 병을 보았으며 희랍의 저명한 극작가 소프케테스는 100살에 비극 작품을 썼고 이탈리아 화가 띠산은 죽기전까지 그림을 그리다가 99살에 붓을 쥐고 죽었다. 중국의 이름있는 화가 제백석도 97살까지 살았다. 이처럼 근면하게 일하면서 머리를 쓴 노인들은 비록 고령이었지만 기력이 왕성하며 운명 직전까지 자기 사업을 중단하지 않았다. 이런 과학자들과 저명한 인사들이 그 누구보다도 뇌를 상당히 오랫동안 썼지만 그들의 평균 수명은 오히려 보통 사람들보다 길었다.

과학자들이 장수할 수 있는 원인의 하나가 그들이 한 가지 목표를 내걸고 그 실험에 전념하는데 있다. 한 가지만 가지고 전념하면 잡념이 없어지고 사고가 집중되며 환경의 영향을 받지 않는다. 정신 노동이 수명을 단축시키지 않는 원인은 무엇인가?

일정한 의미에서 인체기관은 사용할수록 발달한다. 노를 젓거나 망치를 휘두르는 사람은 팔이 실하고 무거운 짐을 지어나르는 사람들은 다리 힘이 세다. 정신 노동도 마찬가지이다. 사람의 뇌는 적게 쓸수록 노화가 빨리 진전된다. 기억을 주의 깊게 하면 기억력이 좋아지며 사색하는데 습관되면 머리가 더 영민해진다. 물론 뇌를 적극적으로 활용하라는 것은 무절제 하게 뇌를 계속 많이 쓰라는 것이 아니다. 그렇게 되면 대뇌가 오랫동안 긴장과 피로 상태에 있게 되며 건강에 해를 주게 된다. 그러므로 뇌를 합리적으로 쓰는 것이 무엇보다 중요하다.

낙천적이고 사회 생활에 관심이 높은 사람들이 장수할 수 있다.

100살 노인이라고 하면 육체적으로 특별한 사람인 것 같이 생각되기 쉽다. 100살이상 살다가 죽은 사람들을 병리학적으로 조사해 보면 육체적으로는 보통 사람들과 차이가 없다는 결론을 내리지 않을 수 없다. 특히 문제가 되는 혈관의 노화에 관해서 100살 노인들도 동맥 경화가 진척되어 보통 사람들과의 차이가 별로없다.

동맥 경화가 진척되면 혈관이 막히기 쉽고 터지기 쉽기 때문에 심근 경색(심장의 근육에 영양 물질을 내보내는 혈관이 막혀 생기는 심장병), 뇌졸중 등에 걸려 오래 살지 못한다는 것이 의학계의 일치한 견해로 되어 있다. 그러므로 100살인 노인에 관하여 여러 가지 측면에 걸쳐 조사하였다.

이에 관한 연구보고에 의하면 100살 노인들의 성격 상태를 크게 개방형과 폐쇄형으로 나누어 보았는데 개방형이 압도적으로 많았다. 다시 말해 개방형이 82%이고 폐쇄형은 18%였다. 또한 명랑하고 사람들과 잘 접촉하며 사소한 일에 신경을 쓰지 않고 사람들을 친절하게 대해 주는 사람이 많았다. 이에 비추어보면 100살까지 살게된 비결은 유전적 요소 이외에 이러한 성격에 있다고 말할 수 있다.

동맥 경화가 있었다 하더라도 이러한 개방적이며 낙천적인 성격이 심근 경색이나 뇌졸중 등의 성인병을 막아낸 것으로 간주된다.

신경질적으로 안절부절 못하면서 소소한 문제에도 신경을 쓰면 동맥이 센 자극을 받고 확장되기도 하며 수축되기도 한다. 그 결과 약해진 동맥에서는 상처가 생긴다. 이것이 성인병을 일으키는 방아쇠의 역할을 하게 된다.

100살 노인들은 이러한 위험은 성격적으로 잘 막아냈다고 볼 수 있다. 개방적이고 낙천적이면서 사회 생활에 관심이 높은 사람들에게 있어서는 뇌의 노화가 지연된다. 100살난 남성 노인들 중에는 나이가 많을 때까지 사회 사업에 참가하여 일하는 사람들이 많다. 이러한 뇌들은 사회 즉 관심이 높고 텔레비전이나 신문, 잡지 등을 오락으로서가 아니라 학습으로 보고 읽으며 사람들의 이론을 기억하고 약속을 지키며 책임감을 느끼는 등 뇌의 노화를 물리치는 것이다. 개방적이고 낙천적인 노인들은 가족들의 사랑을 받으면서 행복한 가정 생활의 나날을 보내고 있다. 또한 그들은 친구가 많고 자기 거주지에서도 귀중한 존재로 되는 경우가 많다.

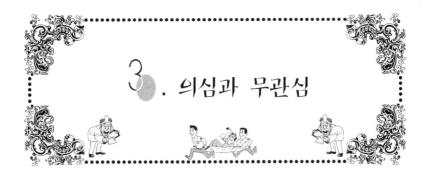

3. 의심과 무관심

사람들의 장수를 위해, 인류 생명을 위협하는 병마를 물리치기 위해 관계자들은 이미 전에 여러 분야에 걸쳐 사람들의 일상 생활 습관과 건강을 관찰하고 연구하기 시작하였다. 그릇된 생활 습관과 정서, 비정상적인 심리 상태가 사람의 건강에 영향과 손상을 주는 요인이 된다는 것이 사실로 증명되었다.

1) 〈의심병〉은 실로 두렵다.

정상적인 의혹과 불쾌감은 이상한 심리 활동을 일으켜 사람의 건강에 나쁜 영향을 준다. 어떤 환자들은 본래 앓고 있는 질병이 그다지 특수하지도 않지만 정신적 고민을 하고 있다.

예를 들면, 위염을 앓는 환자는 암이 아닌가 하면서 우려하고, 고혈압이 있는 환자는 근심하던 끝에 뇌출혈을 일으키며, 관상동맥 질병을 앓고 있는 일부 환자들은 항상 심근 경색이 올까봐 공포에 떨고 있다. 이러한 사람들은 언제나 여기도 아프고 저기도 불편하다고 생각하기 때문에 약으로 치료해도 효과가 매우 적다. 그들은 결국 고민과 공포속에 빠지게 된다. 심리는 건강에 영향을 주며 반대로 건강이 좋고 나쁜 것도 심리에 영향을 준다. 오랜 기간 악성 순환으로 어떤사람은 그야말로 병마에 시달리게 된다. 좋지 못한 심리적 요인은

몸안의 각 부위에 작용하여 사람의 식물 신경 계통, 내분비 계통에
영향을 일으켜 균형을 잃게하고 기능을 약화시키며 또 예방을 책임
진 면역계통의 기능을 억재한다. 이상에서 보는바와 같이 심리적으로
질병치료를 강화하겠다는 신심이 얼마나 중요한가를 알 수 있다.

2) 건강에 등한하여도 안된다.

이상에서 말한것과는 반대로 우리의 일상 생활에서 일부 사람들은
건강을 소홀시 하고 있다. 예를 들면 어떤 사람은 자기가 간염을 앓
고 있다는 것을 뻔히 알면서도 매우 탐욕스럽게 늘 술을 마시며 어
떤 사람들은 그 무슨 질병은 없지만 생활에서 절도가 없고 자기의
몸을 혹사하며 또 어떤 사람들은 자기몸이 불편하다는 것을 알면서
도 의사한테 가서 병을 치료하려 하지 않고 질병이 자연히 낫기만
기다린다. 어떤 사람들은 평상시에 몸이 건강하며 건장하게 일을 하
다가 한 번은 감기에 걸려 열이나고 여러 가지 기침을 하고 있지만
바쁘다는 구실로 자기 몸을 돌보지 않았다. 많은 날짜가 지났으나 여
전히 기침을 하였다. 집에서 거듭 재촉을 받고서야 병원에 가서 진찰
을 받고 투시해보니 폐부위에 검은 그림자가 생겼고 촬영해 보니 폐
암이었다. 오랜기간 지연된 탓으로 치료 효과가 좋지 않았다.

그런데 어떤 사람은 평상시 자기 몸에 대한 반응과 변화에 대해
주의 깊게 관심을 가졌었다. 그는 식후에 갑자기 위 부위에 불편한감
이 들어 곧 의사에게 진찰을 받아보니 복부에 이상한 현상이 나타났
으며 수술해보니 위암이었다. 조기에 발견한 것으로 치료 효과가 매
우 만족스럽다. 이상의 내용들을 종합해보면 우리들에게 다음과 같이
권고해 준다. 그것은 바로 평상시 자기의 건강에 관심을 가지라는 것
이다. 물론 오늘에 와서도 사람들이 모든 병마를 다 이겨내지는 못하
지만 그러나 제때에 필요한 치료를 받게 되면 품을 적게 들여도 좋
은 성과를 이룩할 수 있다.

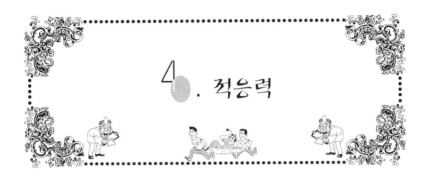

적응력은 건강 장수의 근원이다.

　　　　좋은 적응력은 건강 장수의 근원이다. 여기서 말하는 적응력에는 사회 환경, 자연 환경, 생활 환경 등 여러 분야의 적응력이 포함된다. 한 마디로 말하여 이러한 좋은 적응력은 선천성 유전에서 올 수 있으며 후천성 단련과 습관에서도 올 수 있다.

　유전이 건강 장수에 영향을 준다는 것은 많은 자료에 의하여 실증되었다. 그러나 유전이 수명을 결정한다고 인식하는 관점이 전면적으로 되지 못한다는 것은 명백하다. 사실 후천성 적응력이 인류의 건강과 장수에 대해 보다 현실적인 의의를 가진다. 오늘까지 사람들은 아직 유전을 완전히 혹은 부분적으로 억제하지 못하고 있다. 현대 위생학이 새롭게 발전하고 있으므로 앞으로 새로운 전진이 있으리라고 확신 할 수 있다. 그러나 좋은 적응력은 주관적인 노력을 통하여 실현될 수 있다.

1) 사회 환경에 대한 적응
　현 시대의 노인들 특히, 장수자들은 모두 일편의 사회적 변혁을 겪었다. 사람들은 전쟁과 재난 혹은 그 밖에 자연 재해를 비롯한 일편의 생활 풍파를 겪었으며 건강과 수명에 직접 영향을 주었다.

장수한 사람들은 모두 일정한 심리적 특성들인 주동성이 강하고 생활이 유쾌하며 정서로 지장을 받지 않으며 정신적 외상을 입어도 곧 원상태로 회복되는 특성들을 가지고 있다. 이것은 정신적인 요소가 사회 환경에 대한 적응과 건강 장수에 중요한 영향을 미친다는 것을 말하여 준다.

2) 자연 환경에 대한 적응

자연 환경은 변화가 심하여 평상 조건하에서도 1년에 봄, 여름, 가을, 4계절이 주기적으로 변한다. 기온, 습도, 기압, 기류, 일광은 주요한 기후 조건으로서 인체에 작용한다. 또한 특이한 조건하에서는 불규칙적으로 돌발적인 자연의 변화가 있을 수 있다. 연구 자료에 의하면 인체의 건강과 대장은 밀접한 관계를 가지고 있다고 한다. 노인들은 나이가 많아짐에 따라 모든 기능 활동이 점차 떨어지고 적응력이 감퇴되며 저항력이 낮아진다. 그러므로 좋지 못한 기후의 변화가 주는 영향은 더욱 뚜렷할 뿐만 아니라 이러한 영향은 흔히 여러 가지 종합적으로 나타난다.

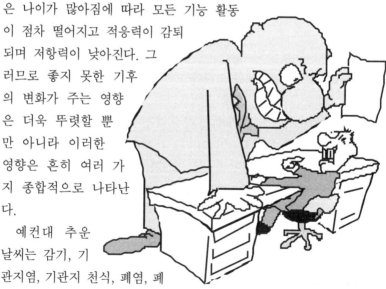

예컨대 추운 날씨는 감기, 기관지염, 기관지 천식, 폐염, 폐기종, 심장병 등을 일으킬 수 있으며 노인 고혈압 환자들의 혈압을 높이거나 류마티스, 당뇨병, 색맹

등을 유발시킬 수도 있다. 그러나 정상적으로 신체 단련을 하고 많이 변화되는 환경 조건에 적응된 노인들의 경우에는 그 피해를 적게 받을 수 있다.

조사 결과에 의하면 농촌과 작은 도시에 있는 장수자들의 수는 큰 도시에 비하여 많고 고산 지대에 있는 장수자들의 수는 변방 지대에 비하여 많으며 바닷가와 반도, 섬을 비롯한 물을 가까이 끼고 있는 곳에 장수자들이 제일 많다. 그러므로 자연 환경에 대한 적응이 노인들의 건강을 유지하게 하고 장수하는데 중요한 작용을 한다는 것을 알 수 있다.

3) 생활 환경에 대한 적응

생활 환경에는 거주 조건이 안정되었는가, 가족 및 이웃과의 관계는 화목한가, 음식의 영양가는 풍부한가, 생활 습관은 좋은가 등이 포함된다. 노인들에게는 건조하고 통풍이 잘 되며 일정한 햇빛이 있는 조건하에서 생활하는 것이 좋고 습하고 통풍되지 않게 막히고 햇빛이 들어오지 않는 것은 노인들의 건강에 불리하다는 것은 명백한 사실이다. 장수자들은 가족들 혹은 한 마을에서 일반적으로 신망이 비교적 높고 사람들로부터 존경을 받는다. 어느 곳에 가든지 장수자들은 흔히 몇 리 밖에 있는 집들도 다 알고 있었으며 그들은 이웃과도 매우 친근하였다. 번화한 도시에서 사는 노인들은 소란스러운 것이 자기에게 그 어떤 영향도 없다고 하면서 기본은 그에 적응되는 것인데 그에 적응되지 못하면 음식맛도 잃고 편안히 잘 수 없다고 말하였다.

총괄적으로 말하여 여러 생활 환경에서 자기 자신에 대하여 맹목적으로 무원칙하게 불필요한 구속과 제한을 받지 말고 주동적으로 생활하여야 한다. 좋지 못한 습관들(개체 생활과 사회 생활에서)은 물론 버려야 한다.

오랫동안 학자들은 인체기관 활동의 규칙을 연구하는 과정을 통하여 전반을 고려하는 관점에서 인체와 환경 및 체내의 각 계통기능

활동간의 관계가 대단히 밀접하므로 반드시 생태 균형을 유지해야 한다는 것을 강조하고 있다. 사회 활동, 자연 환경, 생활 환경에 대한 적응력을 높이는 것은 이러한 균형을 유지할 수 있는 중요 조건으로 되며 건강을 유지하고 장수할 수 있게 하는 하나의 중요한 조건으로 된다.

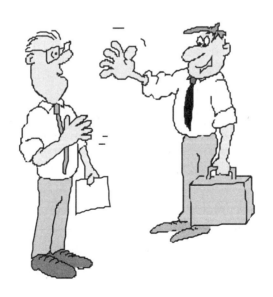

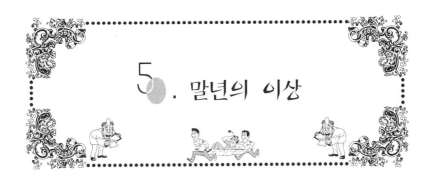

5. 말년의 이상

 늙어가는데 대해서 두려워 하지 않는 것은 건강 장수의 정신적 기둥이 된다. 늙어가는데 대해서 두려워 하지 않는 요인 중에 말년에 이상과 욕망을 가지고 있는가, 없는가 하는 것이 중요한 요인의 하나로 된다.

누에가 죽을 때까지 실을 뽑는 것처럼 평생토록 과학 발전에 기여하는 인생관은 늙어지는 것을 두려워 하지 않는 사상적 기초이며 또한 생명을 연장시키는 〈장수약〉이다.

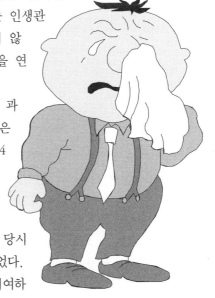

일반 사람에 비해 평생토록 과학 발전에 기여한 학자의 수명은 일반적으로 같다. 고대 희랍, 4명의 이름난 학자들의 평균 나이는 75살이었는데 그 중 데모리크트는 60살, 수그라디는 70살, 파라데인은 80살이었다. 당시 사람들의 평균 수명은 36살이었다.

왜 평생토록 과학 사업에 기여하

고 말년에 이상을 가지고 있으면 사람이 장수하게 되는가?

첫째, 말년의 이상은 국민들에게 행복을 마련하겠다는 아름다운 심리가 생기게 된다. 심리학적으로 보면 성실한 아름다운 신념은 내분비계통에 자극을 주고 신상선 피질 호르몬과 유방 호르몬에 큰 영향을 주며 따라서 사람들로 하여금 대범하고 정신적으로 유쾌하게 하며 나아가서 면역 기능과 건강 수준을 높여준다. 가령 나쁜 환경(중병 혹은 역경)에 처했다고 하여도 완강한 의지로 극복할 수 있다.

둘째, 말년의 이상은 사람들로 하여금 가슴을 쭉 펴게 하며 생활 과정에 문제를 고려하는 초점이 어떻게 하면 남은 힘을 다 바치겠는가 하는데 집중하며 〈다하지 못한 일〉을 어떻게 끝내고 남겨놓는 것이 후세에 더 잘한 일인가 한다. 그리하여 현실적으로 이바지하는데 힘을 들이고 이름을 내는데 신경을 쓰지 않으며 돈과 명예, 직위에 말려들어 사리를 추구하기 위한데 빠지지 않으며 더욱이 임시적인 좌절과 〈흥미있는 생활〉의 자질구레한 일 때문에 정신 상태가 흐려지지 않는다.

셋째, 말년의 이상은 사람으로 하여금 모든 정신을 학습과 사업에 쏟아붓게 한다.

넷째, 말년의 이상은 사람의 건강 장수에 대한 염원을 가지게 할 수 있다. 말년의 이상을 가진 노인이 사업에서 성과를 거두면 건강 장수하여야 하겠다는 염원을 가지게 된다.

다섯째, 말년의 이상은 사람으로 하여금 머리를 자주 써서 뇌세포의 노화를 지연시킬 수 있다. 그것은 뇌세포가 쓸수록 활력이 있고 쓰지 않을수록 노화되는 법칙이 영향을 받기 때문이다.

머리를 자주 쓰면 뇌 속에 혈액 흐름 양이 많아지고 영양과 산소의 공급이 충분해지며 과학 정보를 처리하는 과정에서 뇌세포가 줄어드는 현상과 기능 쇠퇴 현상을 지연시킨다.

여섯째, 말년의 이상은 사람으로 하여금 사업에서 보다 큰 성과를 거두어 〈성공감〉과 〈만족감〉을 가지게 할 수 있으며 따라서 평생을 부끄럽지 않게 살았다는 것과 죽어도 한이 없다는 것을 내심적으로 느끼게 할 수 있다. 그러한 것은 역시 장수에 유익한 것이다.

속담에 〈근면하면 장수한다〉는 말이 있다.

이것은 육체적 근면을 가리킬 뿐만 아니라 정신적 근면도 가리킨다. 그러한 근면성을 생활 실천에서 발휘하자면 무엇보다 먼저 인생의 말년에 동력의 역할을 하는 이상과 욕망을 지니고 키워나가야 한다.

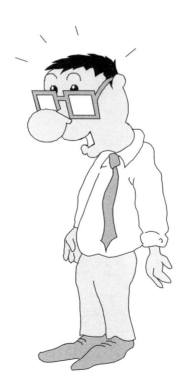

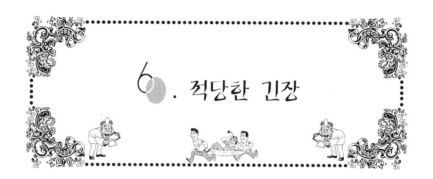

일반적으로 장기간의 지나친 긴장은 몸에 해롭다. 그러나 지나치게 해이되고 산만한 생활도 건강에 좋지 못하다. 사람들은 대체로 긴장한 생활이 혈압을 오르게 하고 동맥 경화와 신경쇠약, 궤양들을 초래한다고 생각하고 있다.

특히 고혈압과 심장 질병이 있는 사람이 정신적으로 너무 긴장되면 심근 경색, 중풍 등이 쉽게 생길 수 있다. 그러나 심리 학자들은 하는 일이 없이 정신적 공허감을 느끼는 사람들이 스스로 일정한 긴장을 조성하지 않으면 정신 우울증, 변태 심리를 가져올 수 있음을 인정하고 있다.

적당한 긴장상태는 대뇌의 흥분도를 높여주고 대뇌의 생리적 기능을 강화시켜 준다. 긴장 상태를 유지하면서 생활하고 사업하는 사람은 심장의 수축 강화를 통해 더 많은 피를 인체의 여러 기관과 조직들에 보내주며 혈관의 팽창, 수축 작용도 개선됨으로써 심장 혈관 계통의 기능을 개선하고 심장 혈관 질병의 발생을 줄이며 병에 대한 저항력을 높이고 조기 노화를 방지할 수 있다. 그러므로 긴장된 생활 속에서 예상치 않았던 보건 효과를 얻을 수 있다.

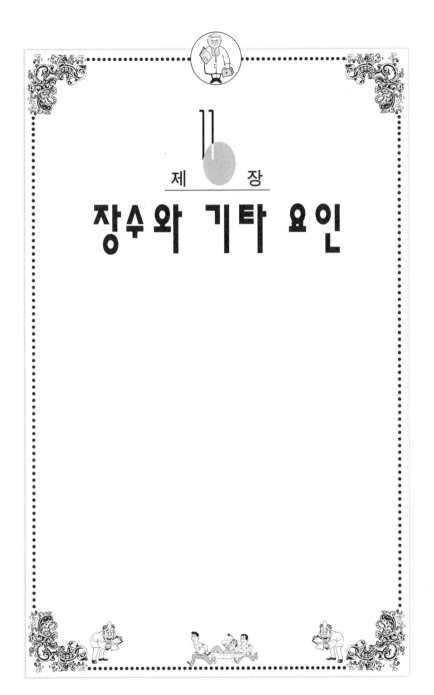

제 11 장

장수와 기타 요인

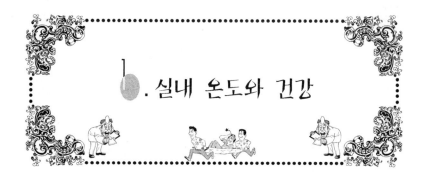

Ⅰ. 실내 온도와 건강

 사람들의 생리와 심리 상태, 환경의 온도는 밀접한 관계가 있다. 적합한 온도는 사람들에게 상쾌한 감을 주고 질병을 감소 시킨다.

외부 환경이 차거나 더운 것은 사람의 힘으로 통제하거나 조절할 수 없지만 방안 온도는 얼마든지 조절할 수 있다. 그러므로 방안 온도를 조절하는 것은 노인들에게 있어서 매우 중요한 문제이다. 노인들은 추웠다 더웠다 하는 집에서 생활하면 건강에 해롭다.

그러면 방안 온도를 도대체 어느 정도로 유지하는 것이 건강에 적합한가? 일반적으로 겨울철의 방안 온도를 섭씨 18도 아래로 떨어지게 해서는 안된다고 이야기하고 있는데 이것은 어디까지나 일반 사람들에 대한 요구이다.

노인들에게 있어서는 그보다 2~3도 더 높은 것이 좋다. 방안 온도가 섭씨 16도 아래로 떨어지면 노인들은 기도의 온도가 낮아지고 항감염 능력이 떨어짐으로써 기관지염과 같은 호흡기 계통의 질병에 쉽게 걸릴 수 있다.

방안 온도가 섭씨 12도 아래로 떨어지면 팔다리가 지치면서 내장 온도가 약간 떨어지므로 짧은 시간의 고혈압이 유발될 수 있다. 짧은 시간에 고혈압이 유발되면 혈압이 높아지고 혈액 점성이 증대되는데 이것은 심근 경색이나 뇌동맥 경색의 발병 기초로 된다. 노인들은 방안 온도에 주의를 돌려야 한다.

습도가 지나치게 높거나 낮아도 호흡기 계통에 불리하다.

건조하면 미생물 생존에 이롭고 습도가 높으면 곰팡이가 쉽게 생장하고 기관지 천식이나 알레기성 비염과 같은 알레스기성 질병이 유발되기 쉽다.

방안 온도가 섭씨 18~24도일 때에 상대 습도가 50~70%이면 건강에 해롭지 않고 상대 습도가 40~50%이면 제일 좋다.

방안 온도가 높을수록 일반적으로 더욱 건조해지므로 방안 온도를 지나치게 높이지 말아야 한다. 섭씨 18~21도가 가장 적합한 온도이지만 지나치게 낮으면 건강에 해롭다. 이것은 온도와 관련되어 있는 외에 그러한 환경에서 노인들의 생활이 긴가, 짧은가와도 관련되어 있다. 온도가 낮은 방에서 생활하는 시간이 길면 길수록 찬 자극으로 일어나는 체온 반응이 더욱 뚜렷하다.

노인들은 방안 온도가 지나치게 낮은데 대한 방어 능력이 좋지 못하고 일부 노인들은 낮은 온도에서 더욱 적응되어 있다. 이러한 현상은 노인들의 체온 통제 능력이 감퇴되고 주변 온도에 대한 감각이 예민하지 못하게 된 것과 관련되어 있는 것이지 결코 몸이 더운 상태에 있다는 것을 의미하지 않는다. 갑상선 기능이 낮아졌을 때 노인들은 온도가 낮지 않는 환경하에서도 매우 추워할 수 있다. 이상의 근거로부터 노인들에게 있어서 겨울철의 방안 온도를 적당히 높이는 것이 열생산이 적은 노인들의 생리적 특성과 활동량이 적은 노인들의 생활 방식에 적합하다.

청년들과 노인들이 함께 생활하는 경우에도 방안 온도에 대하여 주위를 돌리며 자기 몸이 추운가, 더운가 하는데만 비추어 방안 온도를 조절할 것이 아니라 노인들의 적합한 방안 온도에 더 많은 주의를 돌려야 한다.

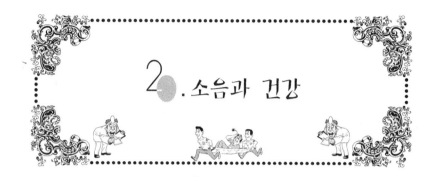

2.소음과 건강

국제 소음 기준의 규정에 의하면 도심에 있는 집들은 낮에 집안에서의 소음 세기가 42데시벨을 초과하지 말하야 한다.

일반적으로 주거 지역의 소음 기준은 낮에는 50데시벨 아래, 밤에는 40데시벨 아래이다. 평시에 늘 쓰고 있는 선풍기, 세탁기 같은 가정용 전기기구에서 나는 소리의 세기는 40～70데시벨이고 재봉침, 라디오, 텔레비전에서 나는 소리의 세기는 50～80데시벨이다. 장기간 소음이 80데시벨 이상되는 환경에서 생활하면 중추신경, 식물신경과 대뇌피질의 기능이 문란해진다. 결과 머리가 어지럽고, 온몸이 나른해지고 심장이 빨리 뛰며 혈압이 올라가는 등 증상이 나타난다.

소음이 센 환경에서 식사하면 위 점막의 모세혈관이 쉽게 수축되어 혈액 순환이 더디고 소화선의 분비 기능이 약해져 장 운동이 지연된다. 또한 식욕이 떨어지고, 매스껍고, 잘 소화되지 않고, 몸안의 분비 기능이 문란해지고 어린이들은 지능 발달이 더디며 심지어는 정신까지 얼떨떨해진다. 그러므로 집집마다 라디오와 텔레비전의 소리를 너무 높이지 말아야 하며, 가정용 전기기구를 2가지 이상 동시에 쓰지 말아야 한다. 되도록 소음의 원천을 줄이고 소음의 전파를 통제하며 아늑한 환경속에 생활하도록 하는데 주의를 돌려야 한다.

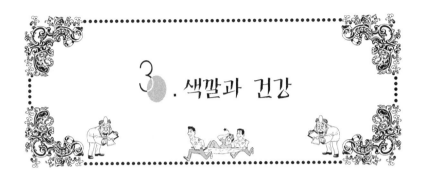

3. 색깔과 건강

색깔은 사람들의 건강과 정서에 밀접하게 연관되어 있다. 한 임상 심리학자는 연구를 통해 분홍색이 사람들의 기분을 안정시킬 수 있다는 것을 발견하였다. 그리하여 이 나라에서는 직원들 사이에 말싸움이 벌어져 풀지 못할 지경에 이르면 그들을 분홍색 방에 조용히 앉혀놓고 분이 가라앉게 한다고 한다.

또 어느 한 나라의 중학교에서는 교실의 벽 색깔과 불빛이 분홍색을 띠게 하였는데 그후 대부분의 학생들의 지능이 높아지고 공부하는 학생들의 자세도 좋아졌다고 한다.

과학자들은 또한 일반 사람들이 붉은색, 귤색, 노란색과 같은 더운 색깔을 보았을 때 혈압이 좀 올라가고 심장박동 횟수가 늘어나며 호흡이 빨라지며 땀이 쉽게 난다는 것을 발견하였다.

하늘색은 혈압을 낮추고 맥박을 떨어지게 하며 기분을 안착시킨다. 선명한 색깔은 기분이 초조한 사람을 위안해 줄 수 있다. 하늘색과 푸른색, 풀색은 건강과 장수에 좋은 색깔들이다.

어떤 병원에서는 하늘색 불빛으로 갓난아이의 황달을 치료 예방하고 있으며 어떤 치과 병원에서는 벽에 하늘색 칠을 하여 환자들의 아픔을 덜어주고 있다. 푸른색과 풀색은 눈을 보호하고 정신 상태를

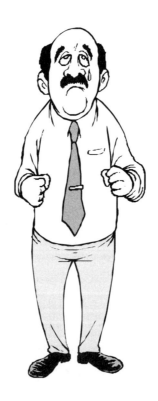

조절하는 제일 좋은 색깔이다.

한 연구에 의하면 풀색이 사람의 시야에서 25%를 차지하면 후련한 감을 가지게 된다고 한다. 자주색은 사람을 안정시키고 진정시키는 좋은 천연 수면제이다. 자주색을 칠한 병원의 수술실에는 환자의 공포 심리를 덜어줄 수 있다.

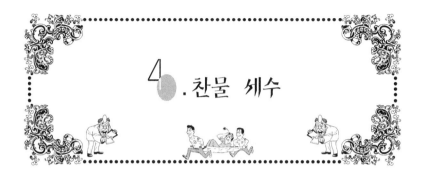

4. 찬물 세수

우리들이 신경 과민증과 과도한 정신적 긴장성으로부터 오는 위 및 십이지장궤양, 당뇨병, 심장병, 고혈압, 동맥경화, 신경증, 우울증 등을 피하고 튼튼한 체력을 가지기 위해서는 신상선피질의 기능을 높여 신상선피질 호르몬의 분비를 왕성하게 하는 것이 좋다.

그 한 가지 방법으로서 아침에 일어나자마자 찬물로 세수하는 것을 습관화 하는 것이다. 혈압이나 체온의 조건을 비롯하여 심장과 위장의 기능에 이르기까지 우리들의 몸의 작용은 교감 신경과 부교감 신경이라는 2개의 서로 대립되는 자율 신경계의 균형에 의하여 조절되고 있다.

〈잠〉이라는 것은 부교감 신경이 담당하는 생리적 현상이므로 아침에 일어난 직후의 몸은 아직 부교감 신경이 우세를 차지하는 상태에 있다. 이때 냉수로 세수를 하면 그 자극에 의하여 교감 신경의 긴장이 높아지면서 몸은 각성 상태로 전환된다.

교감 신경이 긴장하면 왜 잠에서 깨어나는가?

그것은 교감 신경이 긴장하면 신상선피질로부터 아드레날린이라는 생체에 활기를 주는 호르몬이 분비되기 때문이다. 혈압이 오르는 것도, 맥박이나 호흡이 빨라지는 것도 모두 아드레날린의 작용에 의한 것이다.

이와 같이 아침에 찬물로 세수를 하면 감기를 없애줄 뿐 아니라 신상선피질 호르몬의 분비를 촉진하여 신경 과민증과 정신적 긴장에 견디는 튼튼한 체력을 가지는데 이바지한다.

30살 전까지의 젊은 사람이라면 냉수 마찰, 냉수욕을 권하고 싶으나 중년이 지난 사람들은 그런 과격한 것은 피하는 것이 좋다. 고혈압의 사람들이 겨울의 추운날 아침에 찬물로 세수하는 것은 위험하다. 찬물의 자극이 계기가 되어 갑자기 혈압이 올라가고 뇌졸중의 발작을 일으킬 수 있다. 이런 경우에는 가벼운 체조나 뜀뛰기 같은 방법으로 교감 신경의 긴장을 적당히 높여주고 신상선피질에 활기를 주도록 하는 것이 좋다.

찬물과 더운물로 번갈아 가며 세수를 하면 건강에 좋다.

세수를 과학적으로 하면 몸을 건강하게 할 수 있고 얼굴도 아름답게 할 수 있다. 찬물과 더운물로 번갈아 가며 세수를 하는 것은 쉬우면서도 건강에 좋은 세수 방법이다. 이 방법은 겨울이나 가을, 봄에 적합하다.

날마다 아침저녁으로 2번씩 세수하되 저녁에는 더운물(손이 데지 않을 정도) 비누 세수를 하고 아침에는 찬물(겨울에는 약간)에 알칼리성이 약한 비누 세수를 한다(비누에 대한 알레르기성 체질을 가진 사람은 제외).

젊었을 때 여드름이 잘 나는 남녀 청년들에게 이 방법이 비교적 좋다. 사람은 청춘 발육기에 이르면 성선이 성숙되면서 피지선으로부터 지방이 많이 분비되는 데다가 피지선 구멍에 모낭상피와 지방이 한데 모여서 여드름이 생기게 된다. 게다가 먼지, 세균까지 감염되면 화농성 모낭염으로 된다. 그것을 마냥 눌러 짜거나 약을 남용하면 감염이 더욱 심해져서 오래 고생하게 된다. 그리하여 적지않은 청년들이 매우 고통스러워 한다.

저녁에 뜨거운 물에 알칼리성이 강한 비누로 세수를 하면 얼굴에 묻은 때가 말끔히 없어질 뿐만 아니라 얼굴 혈관이 확장되어 혈액 순환이 한결 좋아진다. 또한 근육 긴장도가 줄어들고 피로가 잘 풀리며 잠이 잘 온다. 아침에 찬물로 세수를 하면 신경계통의 흥분 정도가 높아지고 물질 대사 과정이 촉진되며 호흡이 더 좋아지고 각 조직의 기능이 높아진다. 세수를 한 다음 거치른 수건으로 얼굴 피부를 빡빡 한참 닦으면 더 좋다.

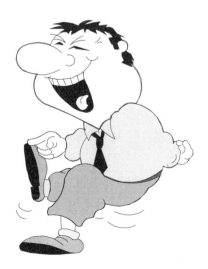

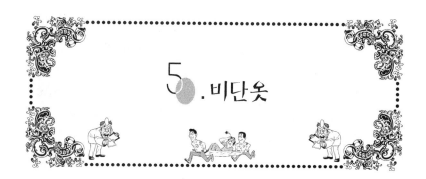

비단옷을 입으면 피부가 좋아지고 얼룩점이 없어진다.

1) 여름에 신선하게, 겨울에 따뜻하게 하는 비단옷을 입으면 좋다.

일반적으로 병은 냉기로부터 많이 오고 있다. 특히 하반신의 냉기를 없에는 것이 중요하다. 사람은 하반신에 비단이나 자연섬유를 사용한 면 속옷을 좀 큼직하게 선택하여 겹쳐 입고 있으면 좋다.

비단은 보기에도 아름다울 뿐만 아니라 피부에 직접 닿는 속옷류를 만드는데 매우 적합하다. 얇고 가볍기 때문에 겹쳐 입어도 부피가 커지지 않고 또 매끈매끈하므로 기분이 좋다. 또한 비단은 다른 어떤 섬유보다도 공기를 더 많이 함유하고 있으며 열을 쉽게 전달하지 않는 특성이 있다. 여름에는 더운 기운이 몸안으로 들어오지 못하게 하여 선선하고, 겨울에는 체온을 보존하여 주므로 따뜻하다.

2) 비단 속옷을 겹쳐입어도 공기가 통한다.

어떤 사람은 하반신에 비단 팬츠와 면내의, 비단내의와 면바지의 순서로 입지만 아무런 장애도 받지 않고 상쾌한 기분으로 지내고 있다. 이렇게 비단 속옷을 1년 남짓하게 애용한 결과 피부가 놀랄정도로 아름다워지고 등에 검은 얼룩점들이 있었는데 이상하게도 투명해지고 작아졌다고 한다.

또한 이전에는 허리쪽에 고무줄의 영향으로 피부가 좀 두터워진 감이 있었는데 지금은 거울에 비쳐보아도 깨끗이 없어졌으며 게다가 피부색이 나쁜 주변(배설구 주변)도 1년 사이에 훨씬 살결이 아름다워졌다고 한다.

비단 셔츠를 입으면 땀을 흘려도 나쁜 냄새가 나지 않고 겨드랑이 냄새가 나는 사람에게 제일 좋다.

몸에서 나는 냄새는 본인들에게 있어서 매우 괴로운 증상인 것 같다. 49살 정도의 어느 여성은 자기의 몸에서 냄새가 나는 것을 매우 걱정하고 있었다. 그는 항상 자기의 몸 냄새에 불쾌한 인상을 받았고 속옷을 벗으면 습관처럼 코를 대고 냄새를 맡아보고는 하였다. 그는 향수를 뿌리기도 하고 여러 병원을 찾아다니면서 자신의 심정을 하소연 하기도 하였다. 그런데도 고치지 못하고 냄새는 없어지지 않았다.

그후 비단으로 속옷을 입은 결과 몸에서 냄새가 나지 않았다. 비단은 습기를 빨아드리고 내보내는 성질을 가지고 있었다. 비단은 땀을 흡수하여 빨리 건조시키기 때문에 냄새가 나지 않는다.

심한 어깨 통증, 허리 통증으로 고생하는 사람들은 비단 속옷을 입으면 고칠 수 있다. 심한 어

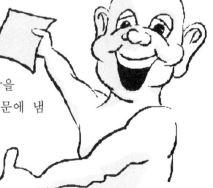

깨 통증이나 허리 통증을 속옷을 갈아입어 고칠 수 있다고 하면 놀랄 수 있다. 그러나 이러한 상태는 얼마든지 있다.

첫째는 몸이 차기 때문에 생기는 것, 둘째는 위장이 차기 때문에 생기는 것, 셋째는 산기에 의하여 생기는 것 등이다. 이 증상의 기본 원인은 몸에 무서운 냉기가 있기 때문이다.

 ## 비단 속옷을 입으면서 증상을 개선한 사례

1) 몸이 차서 허리 통증의 첫째 형태

72살의 한 여성이 며느리와 함께 입원하였다. 얼마후 심한 허리 통증이 나타나기 시작하였다. 정형 외과의 진단을 받았는데 나이가 많기 때문에 할 수 없으며 이제는 고치기 힘들것 같으니 단념하라고 하였다고 한다. 그후 며느리는 비단 속옷을 사다가 어머니께 입혔는데 한 달 정도 지나 허리 통증은 뚜렷하게 좋아졌다.

2) 위장의 냉기로 하여 어깨 통증의 둘째 형태.

48살의 한 여성이 심한 어깨 통증을 호소하였다. 체격은 여윈형에 식욕은 없고 위장은 약한듯 하였다.

명치 끝부분을 만져보니 냉기가 심했다. 위가 차기 때문에 생기는 어깨 통증으로 판명하고 위장을 덥히기 위하여 찬 것을 금지시키고 약을 주었다. 그리고 속옷을 비단으로 갈아 입을 것을 권고하였다. 그러자 10일 정도 되어 위장이 따뜻하게 더워지고 이와 동시에 심했던 어깨의 아픔도 없어지게 되었다고 한다.

3) 산기에 의한 셋째 형태

산기란 골반 속에 냉기가 있어서 호르몬의 균형이 파괴되고 아랫배에 여러 가지 증상이 나타날 뿐만 아니라 골반의 냉기가 확산되어 여러 가지 병 증상을 일으키는 것이다(민간에서 말하는 부인병과 같다).

32살의 한 여성이 매우 심한 생리통으로 병원에 찾아왔다. 알고보니 자녀는 한 명 뿐이고 부인과에서는 자궁 내막증이라는 진단을 받고 있었으며 부부 생활이 고통스럽기 때문에 참을 수 없다고 하였다. 손발과 허리, 배의 냉이 매우 심하였다.

전형적인 산기형태라고 판정하였다.

여기서 골반내 냉기를 없애는데 효과를 나타내는 약을 쓸 것과 속옷을 화학 섬유에서 비단으로 전환시킬 것을 권고하였다. 그러자 점점 아랫배의 냉이 없어지면서 여섯달 사이에 생리적 아픔은 3분의 1로 줄어들었고, 부부 생활도 좋아졌으며 정신적으로도 안정되었다. 부인과의 진단을 다시 받았는데 자궁 내막증이 퍽 좋아졌다고 하였다.

비단 속옷은 허리병을 예방하고 피부를 아름답게 하며 혈압도 안정시킨다.

어떤 사람은 7살이나 8살 때부터 손발에 동상을 입기 시작하였다. 성장하면서 이것은 더욱 심해지고 결국은 병원에 가게 되었다. 병원에서는 혈액 순환이 잘되는 먹는 약, 상처 부위에 바르는 약을 주었다. 그러나 효과를 보지 못하였다. 그 사람은 비단이 좋다는 말을 듣고 겨울이 오면 비단 바지와 비단 런닝을 입었다. 그 후에는 손과 발에 동상이 전혀 생기지 않았고 깨끗한 살결을 보존할 수 있었다. 약을 먹어도, 발라도, 좀처럼 낫지 않던 것이 비단옷을 입기 시작하면서부터 혈압도 더 이상 올라가지 않았다. 현재 혈압은 최고 150mm Hg정도로 거의 고정되었다.

이밖에도 비단 양말이나 속옷, 비단 모포는 좋은 작용을 한다. 어떤 사람은 피곤하면 허리가 아프고 걷기가 힘들며 집안 일을 할 수 없는 등 일상 생활에 지장이 되는 나쁜 증상들이 많이 나타나고 있다. 그러나 비단천을 쓰면서부터 점차적으로 이런 증상들이 회복되면서 아픔이 없어졌다고 한다.

비단옷을 입으면서 혈액 순환이 좋아지고 살결이 아름다워지며 병이 없어진다고 하는 말은 정말인것 같다.

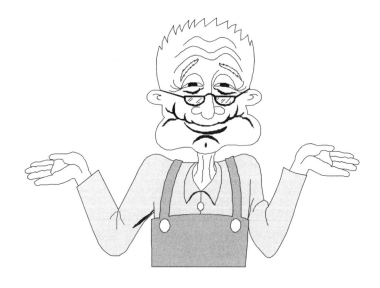

비단은 몸에 저축되었던 독을 몸 밖으로 배출한다.

일본의 한 의학자는 비단은 자기도 모르는 사이에 피부로부터 몸안의 독을 빨아내어 몸 밖으로 내보내 준다. 그러므로 비단이 병을 치료하는데 도움을 준다고 말하였다.

여기서 한 가지 예를 들어 본다.

어느 한 여성은 딸과 손자의 속옷을 비단으로 만들어 입히면서도 자기는 입지 않는 옛날형의 사람이었다. 그후 그는 오래 살기 위하여 비단 속옷을 입기 시작하였는데 이 과정에서 몸안에 고였던 독을 배출 시킨다는 것을 실감하였다.

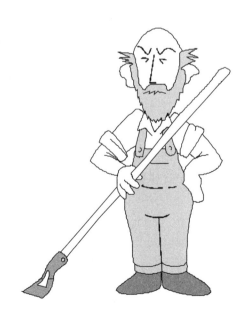

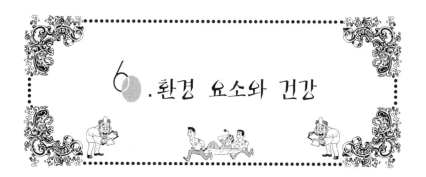

6. 환경 요소와 건강

 환경 즉 빛, 온도, 공기, 색깔, 음향 등은 정신 노동 능력을 15-20% 높일 수 있을 뿐만 아니라 정신적 피로도 풀고 건강에 매우 좋다.

빛 : 책을 보거나 글을 쓸 때에 빛이 너무 밝으면 뇌세포에 나쁜 자극을 주므로 사람들이 초조하거나 현기증을 느끼게 되므로 사유 판단력에 영향을 받게 된다. 이와 반대로 빛이 너무 약하면 대뇌가 쉽게 흥분되지 못하므로 정신 노동 효과가 좋지 못하게 된다.

온도 : 적합한 온도는 대뇌의 정보처리 능력과 문제 해결 능력을 높이는데 이롭다. 연구 자료에 의하면 기온이 35℃이상 되면 대뇌에서 소모가 크게 늘어나므로 쉽게 피로를 느끼게 된다. 온도가 낮으면 정신은 또렷하나 정신 노동 능력은 그리 높지 못하다.

공기 : 통풍이 잘 되어야 대뇌에 산소를 충분히 공급하여 주어 정신 노동의 효과를 높일 수 있다.

색깔 : 연한 녹색, 연한 남색은 사람을 진정시키고 정신적 피로를 덜어주어 사무 능력을 높인다.

음향 : 늘 소음이 70데시벨이상 되는 환경에는 주의력이 분산되어 정신 노동 능력이 떨어진다.

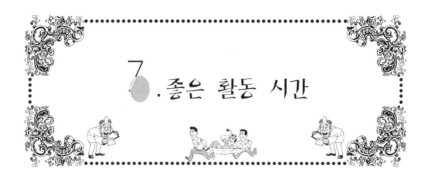

7. 좋은 활동 시간

물마시기 : 아침에 잠자리에서 일어나 물을 마시면 밤에 소모된 몸안의 수분을 보충할 수 있고 고혈압, 뇌출혈, 뇌혈전 등의 예방에 효과가 있다. 오전 10시와 오후 3시에 마시면 신진 대사를 촉진하고 체액의 산성화를 막아준다. 잠자리에 들기 전에 마시면 혈액이 묽어져 혈액 순환이 원활해질 수 있다.

음주 : 오후 2시부터 밤 12시 사이에 술을 마시면 에틸 알콜이 혈액속에 머물러 있는 시간이 줄어들기 때문에 뇌에 대한 술의 영향이 작아지고 오전에 술을 마시는 것보다 몸에 미치는 해도 적다.

낮잠 : 사람에게서 뇌의 활동력이 제일 떨어지는 시간은 오후 1시경이다. 그러므로 이 시간에 자는 것이 가장 적합하다.

밤잠 : 수면 시간을 저녁 9시부터 새벽 2시까지의 사이에 택하는

것이 제일 좋다.

산보: 식사를 한 다음 45분 정도 지나서 4.8㎞/시의 속도로 20분 동안 산보하면 에너지 소모가 가장 빠르므로 몸이 뚱뚱한 사람들의 몸무게를 빼는데 좋다.

사업과 학습: 오전 8~9시 때는 문제 처리를 신중하고도 주도 세밀하게 할 수 있는 때이고 오후 2시 때에는 사고력이 민첩한 때이고 저녁 8시 때에는 기억력이 제일 좋은 때다.

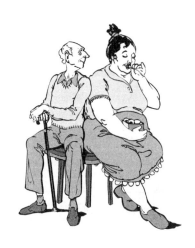

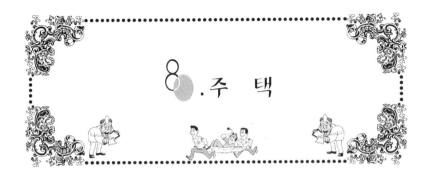

 건강 장수 학자들은 현대 주택의 위생학적 요구에 따르는 표준 조건을 다음과 같이 제시하였다.

1) 일조권

방안에 해가 비치는 시간이 적어도 매일 2시간 이상 유지되어야만 인체의 건강과 발육에 이롭다.

2) 채광

채광은 방안에서 받을 수 있는 자연 광선을 말하는데 창문의 실제 투광 면적과 방바닥 면적의 비례가 1 : 1.5보다 작지 말아야 한다.

3) 높이

일반적으로는 방바닥으로부터 천장까지 높이를 말하는데 남방지역의 주택들에서는 보통 2.8m 이하로 하고 북방지역의 주택들에서는 2.6 ~ 3m로 한다.

4) 온습도, 통풍조건

실내 온도는 겨울철에 12℃보다 낮지 말아야 하고 여름철에는 30℃보다 높지 말아야 한다. 그리고 상대 습도는 65% 이하로 보장하고 바람 속도는 여름철에 0.15m/초 겨울철에는 0.3m/초를 넘지 않게 하여야 한다.

5) 공기청정도

실제 공기 속에 들어 있는 일부 해로운 기체와 먼지, 세균의 양이 일정한 기준을 초과해서는 안 된다. 때문에 새로 지은 주택에서는 주방에 통풍구를 내는 것과 같이 이와 상응한 위생 조치를 취해야 한다.

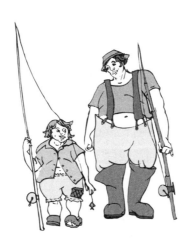

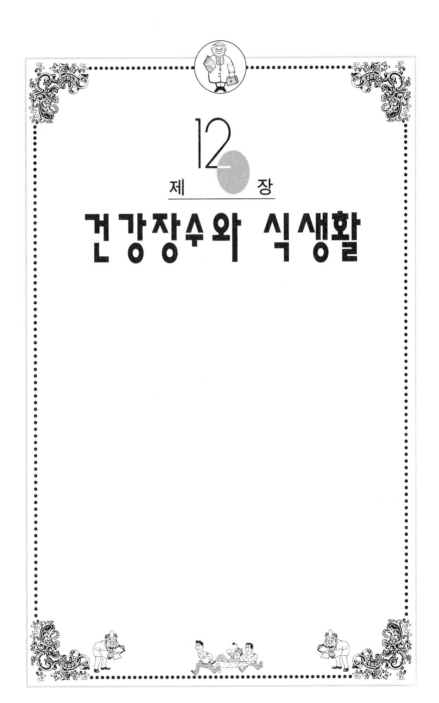

제 12 장

건강장수와 식생활

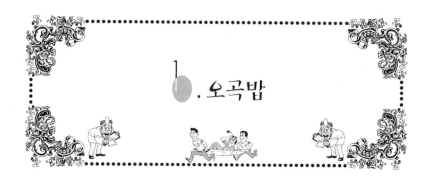

선조들은 오곡밥을 먹고 건강 장수 하였다.

우리 선조들은 사철 신선한 채소와 함께 흰쌀, 좁쌀, 붉은팥, 수수쌀, 찰기장쌀 등을 섞어서 밥을 지어 먹었기 때문에 건강장수 할 수 있었다.

고전 자료에 의하면 흰쌀은 5장6부에 원기를 돋아주고 얼굴색을 곱게 하며 노화를 지연시키고 우울증을 없애며 설사를 멈춘다.

좁쌀은 영양과 생식기능을 높이고 위 기능을 높이며 더위를 없애고 성욕과 식욕을 증진시킨다.

붉은팥은 열을 내고 추위를 없애며 이뇨작용을 한다.

수수쌀은 열독을 해소하고 원기를 돋구며 내장기능을 조절한다.

찰기장쌀은 위장기능을 높이고 변비를 없애며 장기능을 높이고 몸을 튼튼하게 한다.

오곡밥에(건강곱돌 토장국)을 먹으면 암을 비롯한 여러 가지 질병을 예방하고 100살이상 장수할 수 있다고 한다.

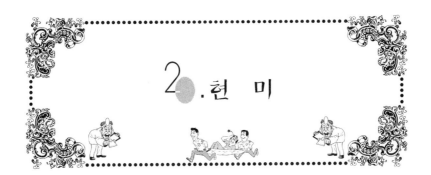

2. 현 미

현미는 전지증을 없애고 살결을 곱게 한다.

① 겨부분이 좋다. 쌀겨에는 여러 가지 비타민이나 무기질이 들어 있는데 특히 간과 같아 비타민 B를 비롯하여 그 종류와 양이 많다.

② 소화되지 않는 부분도 오히려 좋다. 현미의 좋은점은 비타민과 섬유질이 많다는 것이다.

③ 기름의 효과도 크다. 현미의 겨에는 식물성기름이 많다. 쌀기름에는 리놀산이 많다. 그리고 노화를 예방하는 비타민 E와 기름이 포함되므로 현미밥을 먹으면 쌀기름을 먹는 것이며 비타민 E는 살결을 곱게 한다.

가정에서는 현미빵을 해먹는 것이 좋다. 현미를 가루내어 밀가루와 1:3의 비율로 섞어 빵을 만들어 먹는다. 현미밥을 만들 때는 현미를 물로 잘 씻고 물에 반나절이상 불렸다가 1.5배 정도의 물을 붓고 밥을 짓는 것이 좋다.

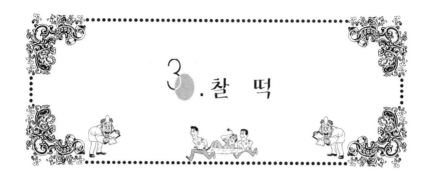

3. 찰 떡

영양학적으로나 약학적으로 모두 그 가치가 높다.

찰떡은 열량을 많이 낼 수 있어 체력과 지구력을 높이는 데 좋다.

학자들의 분석에 의하면 흰쌀 100g에서는 약 6,919칼로리를 얻을 수 있다고 한다.

젖이 적은 산모가 아침마다 찰떡을 2개씩 먹으면 젖이 많아질 수 있다. 그리고 몸이 약해서 감기에 걸리는 사람들도 같은 방법으로 찰떡을 먹으면 감기를 앓지 않을 수 있다. 찰떡을 먹으면 몸에 좋은점이 많지만 너무 많이 먹는 사람은 비타민 B군이 결핍되고 피부 순환 장애가 올 수도 있고 가래가 성할 수도 있다.

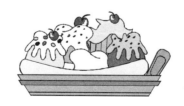

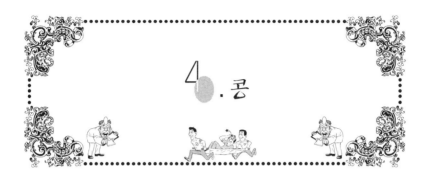

 쌀과 콩을 같이 먹는 것이 가장 합리적인 단백질 섭취 방법.

단백질은 몸을 이루는 세포와 조직 구성의 기본 물질이다. 단백질은 아미노산의 결합으로 되어있다. 아미노산에는 몸에서 만들어지는 아미노산과 몸에서 만들어지지 않는 아미노산(필수아미노산)이 있다. 영양가가 높은 식품이라고 할 때에는 8가지 필수아미노산을 다 가지고 있는 경우를 말한다.

그런데 이런 식품은 흔하지 않다.

가장 이상적인 것은 쌀과 콩을 함께 먹는 것이다. 그것은 쌀에는 리놀산이 적지만 콩에 많고 콩에는 메티오닌이 적지만 쌀에는 많기 때문이다. 그러므로 콩밥에 된장국을 먹는 것이 단백질을 보충하는 효과적인 방법이다.

이것이 오늘날 세계적으로 장수를 위한 식생활 방법으로 널리 보급되고 있다.

콩은 무엇 때문에 장수 식품으로 되는가?

콩에는 단백질이 많이 들어 있다.

영양가를 놓고 볼 때 육류에는 단백질이 콩보다 많다. 그러나 연구에 의하면 동물성 단백질 섭취량이 늘어남에 따라 암의 발생률도 높아졌다고 한다. 그러므로 콩의 단백질을 충분히 이용하는 것이 건강에 매우 유익하다는 견해가 우세하다.

다음으로 콩은 지방을 제공해 줄 수 있다. 콩의 지방질 함유량은 매우 높다. 뿐만 아니라 콩에는 건강을 유지하는데 없어서는 안될 리놀산과 유기체의 노화를 지연시키는 비타민 E 그리고 동맥 경화를 예방하는 레시틴 등이 풍부히 들어 있다.

또한 콩은 점화 작용을 한다. 콩에 함유되어 있는 점화 물질은 유기체의 노화를 지연시키고 어른들의 일부 질병을 예방하는 역할을 한다.

이와 함께 콩에 함유되어 있는 칼슘 원소는 인체에 대한 염분의 해독을 덜 수 있다.

장수촌의 주민들이 콩으로 만든 장을 정상적으로 먹기 때문에 섭취하는 염분이 적지 않지만 그것으로 하여 해를 입는 것은 보기 드물다. 그것은 콩과 채소를 정상적으로 먹음으로써 많은 칼슘을 섭취하였기 때문이고 끝으로 콩에는 식물 섬유가 많이 들어있으므로 간장병과 심장병을 예방하는 좋은 건강 식품이다.

그러면 이제부터 몇 가지 콩제품의 건강 효과를 보기로 하자.

콩비지의 약효

① 콩비지를 정상적으로 먹으면 당뇨병을 예방할 수 있다.

비지에는 섬유소가 많이 들어 있는데 정상적으로 비지만 먹으면 음식물의 당분이 섬유소에 흡착되 당분 흡수가 늦어지게 되므로 혈액속의 포도당 함유량이 상대적으로 적어진다. 즉 정상적으로 비지를 먹으면 몸안에 인슐린이 좀 모자라도 당뇨병에 걸리지 않는다.

② 비대증을 예방할 수 있다.

뚱뚱한 사람들은 대부분이 적게 먹는 것으로 살을 빼려고 하는데 이렇게 하면 배고픈 고생을 해야 한다. 그러나 비지는 산화하는 열량이 적으므로 비지를 먹으면 배고픈 고생도 하지 않고 살을 뺄 수 있다.

③ 동맥 경화를 예방할 수 있다.

비지의 섬유소는 담즙에 있는 부분적 콜레스테롤을 흡수하여 몸밖으로 배설하므로 혈관내 침전되는 콜레스테롤을 상대적으로 감소시키며 동맥 경화를 예방하는 작용을 한다.

④ 구루병을 예방한다.

칼슘은 인체에 필요한 물질로 음식물 중에 칼슘이 부족되면 구루병에 걸릴 수 있으며 심지어 자발성골절 현상도 생길 수 있다. 측정치에 의하면 비지에는 1,000분의 1 되는 칼슘이 들어있는데 이는 우유가운데 들어 있는 칼슘량과 비슷하며 또 인체에 잘 흡수된다. 때문에 정상적으로 비지를 먹으면 몸안의 칼슘 수요를 충족시킬 수 있으며 구루병을 예방할 수 있다.

⑤ 대장염을 막을 수 있다.

일반적으로 콩을 자주 먹는 사람들에게는 대장염이 적다. 그것은 콩안의 어떤 성분이 대장균을 억제하기 때문이라고 보아진다.

뇌수피회복과 중년기 건강에 좋은 콩나물

콩나물은 단백질 함유량이 매우 많은 영양 식품일뿐 아니라 콩에서 갓 나온 싹에는 비타민 C가 풍부히 들어 있다. 때문에 콩나물을 먹으면 소고기와 채소를 함께 먹는 것과 같은 효과를 나타낸다. 우리가 먹는 식품 중에서 콩나물 만큼 값이 저렴면서도 영양가가 풍부한 식료품은 그리 흔치 않다. 콩나물국이나 콩나물 반찬을 먹으면 차멀미를 하지 않는다. 콩에 함유되어 있는 단백질의 대부분은 모두 필수아미노산의 종합체인데 이것이 교감신경을 활성화시키기 때문에 차멀미를 하지 않게 된다고 본다.

콩나물은 콩의 종류에 따라 영양가와 맛이 다른데 검정콩, 완두콩, 녹두로 기를 수 있다.

콩나물은 콩 중에서도 알이 작은 것으로 기름한 것이 맛도 좋고 영양가도 더 높다. 콩나물 시루에서 뽑은 지 오래 되었거나 농약 화학비료를 쳐서 기른 콩나물은 줄기에 탄력이 없다. 머리 부분이 노랗고 윤기가 나며 줄기는 희고 생생한 것일수록 좋다. 정신노동을 과로하게 하여 뇌수가 피로한 사람들은 매일 한 끼 식사 때만이라도 콩나물 요리를 먹는 것이 피로를 푸는데 좋다. 콩나물의 좋은 점은 여기에 그치지 않는다. 콩나물에는 비타민 C와 함께 B_1, B_2도 많은 것이 특징이다. 그리고 콩나물에는 섬유질이 많으면서도 철분이 소고기와 같은 정도로 있고 우유보다는 20배나 많이 들어 있다. 콩나물은 간장에도 좋으며 피로가 겹쌓이는 중년기 사람들의 원기 회복에도 효과가 있다고 한다.

콩나물은 칼로리의 과잉 섭취를 방지하는 가장 좋은 식료품이다. 이밖에 필수 미량 영양소들이 풍부히 들어있다. 그런데 콩나물을 지나치게 오래 삶지 말아야 한다. 잠깐 데쳐서 사각사각하는 감이 있는 정도로 요리하는 것이 좋으며 가두배추, 참나무버섯 등 여러 가지 채소를 많이 섞으면 더욱 좋다. 콩나물의 영양가(먹을 수 있는 부분 100g 중)에는 아래와 같다.

단백질 5.4g, 철 0.7g, 나트륨 4mg, 비타민 B 13mg, 비타민 B_2, 0.1mg, 비타민 C 8mg.

콩가루는 노화를 지연시키는 장수 식품

콩가루는 아주 좋은 장수 식품이다.

혈관의 말초 부분이 손상되면 혈액이 충분히 흐르지 않거나 정지되고 그 부분의 조직이나 장기는 사멸 된다. 이러한 상태가 심장의 관상동맥에 생기면 심근 경색이 되고 뇌의 피질에 생기면 뇌경색이 된다. 그러면 혈관을 손상시키는 원인은 무엇인가?

과산화지질이 혈관을 손상시킨다는 것이 판명되었다. 그런데 이 과산화지질을 파괴하는 물질이 있는가 없는가를 검토한 결과 두 개의 물질이 발견되었다. 이것이 바타민 E와 콩의 사포닌이다. 그 작용은 콩의 사포닌이 더 강하다. 그런데 이 두 가지 물질이 다 콩안에 들어 있다.

일부에서는 콩이 심장이나 혈관에 좋은 영향을 준다는 것이 확인되어 최근 두부와 콩우유에 대한 인기가 대단히 높다고 한다. 그런데 콩제품 중에서도 콩가루가 가장 영양가가 높다. 두부는 콩에서 비지를 제한 것이다. 그런데 콩가루는 콩을 그대로 가루낸 식료품이다. 그리고 콩가루 이외의 콩제품은 모두 물을 넣고 열처리한 것이다. 그 결과 상당한 양의 영양 물질이 상실된다.

콩에는 레시틴이라는 특수한 성분이 들어 있다. 이 성분은 나쁜 콜레스테롤을 줄이고 피가 굳어지는 것을 방지한다. 또한 이 성분은 피부의 물질 대사를 원활하게 하여 피부를 튼튼하게 해 준다. 그리고 레시틴의 한 성분인 콜린은 노인들의 노망을 방지하는 작용을 한다. 그런데 레시틴은 열에 약하다. 그러므로 콩가루 이외의 콩제품과 같이 물을 첨가하여 가열 처리한 식료품에는 레시틴이 적다.

콩가루도 열처리하여 만든 것이지만 수분을 넣지 않고 열처리 한 것이기 때문에 레시틴이 적게 파괴되는 것으로 생각된다. 콩의 유일한 결함은 비타민 A가 거의 없는 것이다. 그래서 비타민 A가 많은 우유에 콩가루를 넣어 먹는 것이 좋다.

콩가루를 매일 먹으면 사포닌의 작용으로 심근 경색을 예방하고 콩단백에 의해 암을 예방하고 레시틴의 덕택으로 고혈압을 예방할 수도 있을 것이다.

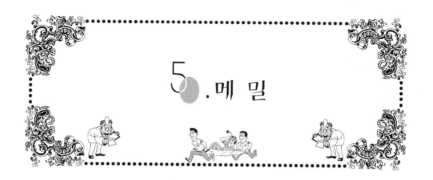

5. 메 밀

메밀을 먹으면 뇌출혈이 생기지 않는다.

메밀은 옛날부터 건강식품의 하나로 불리워 왔다. 옛날부터 집에 반가운 손님이 찾아오면 메밀국수나 지짐, 묵을 만들어 대접하여 왔다.

메밀을 먹으면 뇌출혈이 생기지 않는다고 하는데 그것은 메밀에 루틴이라는 성분이 들어 있기 때문이다.

루틴을 비타민 P와 같은 계열에 속한다. 즉 루틴은 모세혈관의 저항성을 높이는 성질이 있으므로 혈관이 터지는 것을 막는다.

또한 메밀에는 단백질이 많이 포함되어 있으며 비타민 $B_1 \cdot B_2$도 있고 소화가 대단히 잘 되는 특징이 있다.

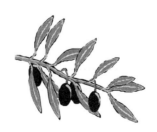

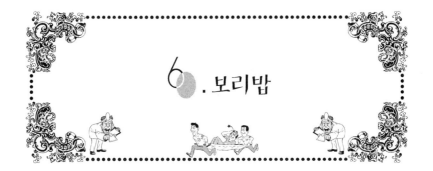

6. 보리밥

보리밥은 변비를 예방하고 기분을 좋게 한다.

1) 보리밥에는 섬유질이 많다.

보리밥이 좋은 것은 흰쌀밥보다 위액에 의해 분해되지 않는 부분이 많기 때문이다. 이것은 거의 섬유질로서 섬유질이 적으면 장에서 불필요한 발효 현상이 생기며 이것이 나쁜 물질을 흡수하게 되어 변비를 일으킨다.

2) 비타민 B$_1$과 판토텐산도 많다.

보리는 비타민 B$_1$와 노화를 방지하는 판토텐산이 많다. 이것은 보리쌀이 소화되는데 시간이 더 걸리므로 녹말이 당분으로 분해되는데 그만큼 시간이 걸리기 때문이다. 그러므로 당뇨병 및 비만증 환자에게 보리쌀은 매우 좋다.

3) 변을 잘 보게 한다.

보리밥을 먹으면 변을 잘보게 된다. 그것은 섬유질이 많기 때문이며 변비는 여러 가지 면에서 몸에 나쁘다.

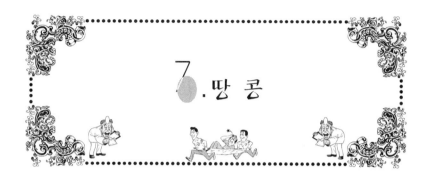

단백질과 비타민 B₁ 과 비타민 B₂ 의 보물창고

1) 땅콩은 단백질이 많아 고기와 비슷하다.

땅콩 50알에 들어 있는 단백질 함량은 달걀 하나에 들어 있는 단백질과 맞먹는다.

또한 사람들의 키를 크게 하고 뼈를 굵게 하는 리진, 티로진 함량은 달걀보다 많다. 이밖에 히스티딘, 아르기닌, 메티오닌 등 여러 가지 필수아미노산도 많이 들어 있다.

2) 땅콩에는 비타민 B₁과 비타민 B₂가 많다.

땅콩에는 꼬투리가 달린 땅콩보다 비타민 B₁과 B₂가 매우 많다.

꼬투리 달린 땅콩에서 B₁은 0.11mg, 비타민 B₂는 0.13mg 이지만 땅콩에서 비타민 B₁은 0.50mg, 비타민 B₂은 0.20mg 으로서 매우 많다.

3) 땅콩에는 칼륨도 매우 많다.

땅콩에는 칼륨이 매우 많아서 나트륨의 150배나 된다. 그러므로 나트륨을 많이 섭취하여도 땅콩을 먹으면 그 속의 칼륨의 작용에 의

하여 나트륨이 빨리 배설된다.

또한 고혈압 환자가 혈압을 낮추는 약을 먹고 있으면 오줌속에 칼륨 배설량이 많아지므로 칼륨이 적어진다. 따라서 고혈압 치료를 받고 있는 사람에게는 땅콩이 좋다.

땅콩밥은 다음과 같이 짓는다.

쌀을 밥짓기 2시간전에 씻어 소쿠리에 건져둔다. 땅콩을 삶다가 쌀을 앉히고 밥을 짓는다. 풋땅콩을 쓸 때에는 흰쌀을 앉힌 다음 그 위에 풋땅콩을 얹고 물을 부어 땅콩알이 푹 퍼지도록 삶아서 밥을 짓는다.

땅콩알이 덜 퍼지거나 타서 가마에 붙으면 굳어져서 땅콩밥의 맛이 없어지므로 불조절을 잘 해야 한다.

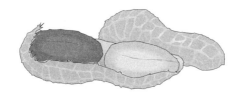

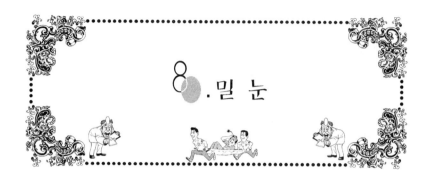

8. 밀 눈

젊어지게 하고 노화를 방지하는 비타민 E가 많다.

밀눈은 건강 장수 식품의 하나이다.

밀눈은 그 속에 비타민 E가 많기 때문에 사람들을 젊어지게 하는데 매우 좋다고 한다. 이 비타민 E는 노화를 방지하고 고혈압을 예방하는데 좋다. 건강 식품에는 반드시 비타민 E가 들어 있다. 밀눈에는 리놀산이 많은 밀 눈 기름이 들어 있다. 밀눈 기름은 쓴맛이 있고 달지 않지만 밀눈에 포함되어 있을 때에는 그러한 쓴맛이 나지 않고 오히려 향기롭다.

밀눈은 그 자체로도 맛있게 먹을 수 있으나 빵에 섞어 먹으면 더 좋다. 빵을 만들 때 효모를 쓰는데 요즈음에는 마른 효모를 쓰고 있다. 마른 효모는 빵에 그대로 섞을 수는 없으나 그것을 40℃ 정도의 설탕물에 풀고 30℃에 30분 정도 놓아두면 효모의 활성이 커진다. 이것을 쓰면 된다. 밀눈은 반죽할 때 밀가루와 함께 섞는다.

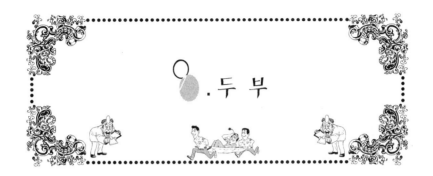

두부는 인내력과 건강 장수의 원천이다.

1) 두부는 콩의 좋은 성분들이 들어있는 집합체이다.

일반적으로 콩을 불려 찌면 조직이 굳어 소화가 잘 되지 않지만, 두부를 만들 때 소화가 잘 되지 않는 성분들은 모두 비지에 남는다. 콩은 다른 식물성 식료품에는 적은 단백질이 많다. 그리고 콩단백질은 〈밭고기〉라고 불리울 정도로 쇠고기의 좋은 동물성 단백질과 같은 성분을 많이 가지고 있다. 또한 리놀산, 콜레스테롤을 정상화하는 성분인 식물성기름이 콩에 20% 정도 들어 있다. 이 식물성기름은 두부를 만드는 과정에 두부 속으로 스며든다.

2) 두부는 고혈압과 노화를 예방한다.

두부는 콩단백질을 유산칼슘과 같은 응고제로 굳힌 것이나 콩단백질은 함께 있는 성분을 모두 흡수하면서 굳어진다. 그러므로 콩기름도 두부 속에 남게 된다. 이러한 기름은 콩을 갈아서 삶은 콩기름 성분에 가깝다. 콩기름과 함께 레시틴도 함유하고 있다. 레시틴은 몸안에 흡수되어 콜린을 분리하는데 이 콜린은 노화를 예방하는데 중요한 작용을 하는 성분이다.

두부를 많이 먹는 사람에게는 고혈압 비율이 적다고 한다. 특히 기온이 높고 습기찬 장마철이나 입맛이 없을 때 찬두부는 단백질을 보충하는데 아주 좋다.

 ## 언두부는 밭고기 덩이이다.

1) 언두부에는 단백질과 콩기름이 많다.

두부는 변질되기 쉽지만 두부를 얼렸다가 말리면 보존성이 매우 좋아 영양 성분은 거의 두부와 같다. 즉 〈밭고기〉라고 불리우는 콩단백질, 리놀산을 비롯하여 좋은 기름산을 많이 포함한 콩기름도 많다. 그리고 보존하였다가 아무때나 쓸 수 있다는 좋은 점이 있다.

2.) 언두부는 두부와 특성이 달라도 영양가는 달라지지 않는다.

언두부는 맛은 달라도 영양가는 달라지지 않는다. 그러나 보존성이 좋다고 하여 지나치게 오래두면 기름이 산화되고 맛이 나빠지므로 콩기름의 좋은 점들이 없어진다.

3) 단백질을 많이 섭취할 수 있다.

언두부는 두부보다 부피가 작다. 그러므로 단백질을 많이 섭취하는 면에서 좋다. 더욱이 동물성 단백질과 기름이 없으므로 많이 먹어도 중성기름이나 콜레스테롤이 축적되지 않는다. 이러한 점에서 언두부는 매우 좋다. 특히 나이가 들수록 언두부는 단백질 공급 원천으로서 좋다.

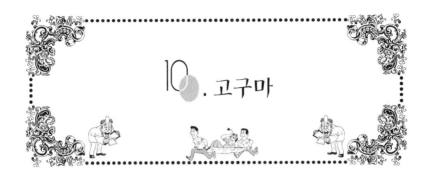

노망과 기억 상실에 특효인 흰고구마

한 영양사는 흰고구마 가루를 아버지에게 먹였더니 노망이 치유되고 의식과 기억력이 회복되었다고 하면서 다음과 같은 점을 강조하였다.

1) 흰고구마는 혈액 순환을 좋게 한다.

씨몬 1 호라고 하는 흰고구마가 피와 관련되는 질병 치료에 효과가 있다고 하므로 아버지의 노망에 흰고구마를 써보았다.

7년전에 당시 80살이던 아버지가 갑자기 노망증이 나타났다. 지금까지 아무런 증후도 없었는데 어느날 앉아있다가 갑자기 〈일어서는 방법을 모르겠다〉고 말하였다. 허리맥이 빠진것처럼 되고 일어서는 방법을 가르쳐 주어도 아버지는 이해하지 못하였다. 그 이후 아버지의 노망은 계속 진행되었다. 나는 영양사라는 직업상 관계로 흰고구마에 대한 상식을 가지고 있었다. 말린 흰고구마를 가루내어 우유나 더운물에 타서 혹은 꿀에 섞어서 먹게 하였다. 매일 하루 3번 많은 양을 먹었다. 3달 동안 계속한 결과 아버지의 노망이 깨끗이 좋아졌다. 의식이나 기억이 정확하게 되고 원래의 정상상태로 되돌아갔다.

노망기는 뇌가 위축되어 일어나는 형과 뇌의 혈액 순환이 나빠져서 일어나는 2가지 형태가 있다. 흰고구마에는 피의 상태를 정상화하는 작용으로 혈액 순환이 나빠져서 일어나는 노망형에는 효과가 있다. 나의 아버지도 혈액 순환이 순조롭게 되어 노망이 치료된 것이다. 비교적 짧은 기간에 효과가 나타났기 때문에 대단히 놀랐다.

2) 비타민 K와 P가 대단히 많이 포함되어 있기 때문이다.

우선 비타민 K는 혈액 응고 작용이 있는데 몸에 부족되면 출혈을 멈추기 힘들게 된다. 그러므로 흰고구마는 위궤양과 치질등 출혈하는 질병 치료에 대단히 효과가 있다. 백혈병 등에도 효과가 있었다고 한다.

요리사가 칼로 손을 벴을 때 흰고구마 가루를 상처에 발랐더니 피나는 것이 멎었다고 한다. 흰고구마에 풍부하게 포함된 비타민 P도 중요한 역할을 한다. 이 비타민 P는 간단히 말하면 모세혈관을 강화하여 혈액 순환을 좋게 하는 작용이 있다. 그러므로 고혈압과 동맥경화등 모세혈관이 약한 사람에게는 꼭 필요한 비타민이라고 말할 수 있다. 또 흰고구마에는 이런 비타민 외에도 칼슘, 칼륨 등의 광물질도 많이 포함되어 있다. 그러므로 뼈가 약한 노인들에게 흰고구마는 대단히 좋은 식품이다.

또 칼륨은 오줌을 잘 나오게 하는 작용이 있다.

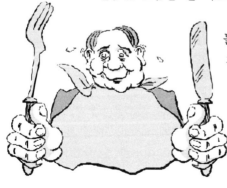

흰고구마 가루는 위속에 들어가면 대단히 팽창되어 적은 양을 먹어도 포만감이 있다. 그러므로 몸무게를 줄이는 사람에게도 좋다. 흰고구마에는 노화나 성인병 예방에 좋은 영양분이 풍부하게 포함되어있다.

고구마는 노화를 예방하는 비타민 E의 유력한 공급 원천

성인병을 일으켜 수명을 단축시키는 병적 노화의 주요 원인은 동맥 경화, 뇌졸중, 심근 경색, 콩팥 질병이다. 그런데 최근 연구 결과 비타민 E가 병적 노화는 물론 생리적 노화를 예방하는데도 효과가 있다는 것이 밝혀졌다.

노화의 정도를 측정하는 방법으로서는 리포프스이라는 색소가 생기는 정도를 측정하는 방법이 있다. 이 갈색의 색소는 노화가 진척됨에 따라 몸의 표면에 검버섯으로써 나타날뿐 아니라 신상성, 뇌를 비롯한 중요한 장기의 세포에까지 눈에 띄게 많이 생기게 된다.

이렇게 되면 비중이 낮은 나쁜 콜레스테롤과 중성지방이 혈관벽에 걸려 가라앉으면서 혈관을 좁힌다. 이러한 과정이 더 진척되면 중막과 외막까지 굳어지고 혈관이 탄력을 상실하고 약해진다. 그런데 다행히도 세포막에는 비타민 E가 많이 포함되어 있기 때문에 이것이 과산화지질의 생성을 억제하게 된다.

비타민 E에는 대체로 8개형 즉 알파, 베타, 감마, 델타의 4개 종류와 가타가 있다. 이것들의 효력은 알파를 100으로 하면 베타, 감마, 델타는 각각 30, 10, 2의 비율로 된다.

식탁에 오르는 감자류에서 알파 비타민 E의 함유량이 많은 것이 고구마이다. 콩기름으로 고구마 튀김을 해먹으면 비타민 E의 양이 더 늘어난다. 그래서 고구마를 비타민 E의 유력한 공급원천이라고 한다.

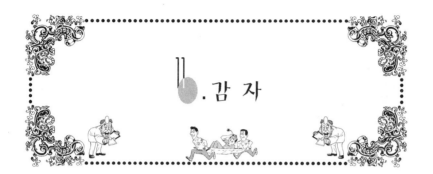

간의 콜레스테롤을 분해하여 동맥 경화를 방지

감자에는 쌀보다 훨씬 많은 단백질이 들어 있으며 그 질은 빵이나 밥보다 더 좋다. 그러나 감자와 같은 식물성 단백질에는 황아미노산이 부족하기 때문에 감자만을 먹지 말고 동물성 단백질을 첨가하여 먹는 것이 중요하다.

단백질은 간의 기능을 정상상태로 유지하는데 반드시 필요하다. 간의 콜레스테롤을 분해하여 동맥 경화를 예방하거나 발암 물질의 독성을 파괴해 버리기 위해서는 단백질을 충분히 섭취해야 한다.

감자에는 비타민 C가 사과의 3배 포함되어 있다. 담배를 피우는 사람들이 피우지 않는 사람들보다 비타민 C 소모가 많으므로 애연가들은 감자를 많이 먹어 비타민 C를 보충하는 것이 좋다. 산화된 비타민 C는 가열하면 간단히 파괴되므로 만든 감자요리를 다시 데워 아무리 많은 감자를 먹어도 비타민 C는 거의 섭취할 수 없게 되므로 유의한다. 또한 감자는 판토텐산과 철을 충분히 함유하고 있어 매일 먹으면 빈혈 예방에도 좋은 식료품으로 된다.

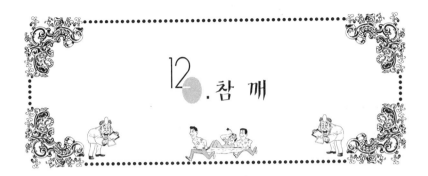

참깨는 영양의 보물고라 할 정도로 좋은 식품

참깨는 질좋은 식물성 지방을 비롯하여 단백질, 각종 비타민과 철, 칼슘과 같은 광물질 그리고 불포화 지방산이 과산화지질(자외선이나 산소에 의하여 노화를 촉진하고 발암 작용을 하는 유해물질)로 변하는 것을 막는 항산화물질 등 사람의 몸과 건강에 없어서는 안될 성분이 들어 있다.

특히 참기름에는 불필요한 콜레스테롤이 몸안의 조직에 고이는 것을 막는 리놀산이 지질의 46%나 들어 있다. 옛날 스님들 가운데 건강 장수자들이 많았던 것은 고기를 먹지 않으나 콩, 참깨 같은 것을 많이 먹은 것과 관련되어 있다고 한다.

장수와 노화에 영향을 미치는 요소에는 여러 가지가 있는데 그 중에서도 특히 음식물의 영향이 크다. 예로부터 장수에 좋은 여러 가지 음식물이 알려져 왔는데 참깨도 그 중의 하나이다. 그런데 최근 노화 과정과 관련하여 세계의 학계에서 특별히 주목을 돌리고 있는 문제는 생물에 미치고 있는 산소의 작용이다.

산소는 사람이 섭취한 음식물을 연소시켜 에너지로 전환시킨다. 그러나 이러한 산소도 경우에 따라서는 그 작용이 지나쳐 핵산이나 세포막 같은 세포의 중요한 부분에 상처를 입히며 위험한 것으로 된다. 참깨에는 세가모리놀, 세사미놀과 같은 항산화물질이 들어있는데 이 물질들을 리그난페놀류라고 한다.

리그난페놀류는 음식물이 산화되어 썩는 것을 방지할 뿐만 아니라 사람의 몸에서 세포들이 산소의 작용으로 산화되는 것을 억제한다는 것이 증명되었다. 또한 참깨에는 여러 가지 발암 억제인자가 들어 있다. 이러한 효과는 참깨에서 어느 한 성분만을 뽑아서 먹는 것보다 그대로 만든 식품을 매일 계속 먹을 때 잘 나타난다.

그밖에 참깨는 당뇨병, 위산과다증의 치료에도 쓰인다.

노화를 지연시키는 특효물질을 참깨에서 발견

고려 의학서에는 참깨를 오랫동안 복용하면 몸이 가벼워지고 불로 장생 한다고 씌여있다. 참깨의 성분을 보면 우선 기름 성분이 50%를 넘을 정도로 많을 뿐 아니라 그 중에는 영양학적으로 대단히 중요한 지방산인 리롤산이 40% 정도 들어 있다.

참깨에 단백질에는 필수아미노산의 하나인 메티오닌이 많이 들어 있다. 이 메티오닌은 콩단백질의 부족점을 보충해 주는 질이 좋은 것으로 알려지고 있다. 또한 칼슘을 비롯한 미량 영양소도 많이 들어 있어 참깨가 영양학적으로 대단히 좋은 식품이라는 것을 보여준다.

참깨에 많이 들어 있는 리놀산은 콜레스테롤을 제거하는 중요한 역할을 한다. 리그닌항산화물질은 일반적으로 식물의 중요한 성분의 하나다. 그러나 최근에 참깨에 들어 있다는 것이 밝혀진 리그닌항산화물질은 참깨 이외에는 찾아볼 수 없는 것이다.

이러한 리그닌항산화물질은 참기름을 짜낸 찌꺼기에도 당과 결합된 형태로 존재한다는 것이 밝혀졌다. 그러므로 참기름뿐 아니라 참깨 찌꺼기까지 먹는 방법은 이러한 항산화물질을 효과적으로 이용하는 입장에서 보면 대단히 좋은 것이다. 이러한 항산화물질이 몸에 미치는 영향은 어떠한가. 일반적으로 지방이 산화되어 질이 나빠지는 것은 식료품 문제뿐 아니라 생체에도 큰 영향을 미친다. 그것은 세포 기능의 저하와 동맥 경화, 간장병, 암 등의 질병의 원인이 되고 노화에 관계된다.

최근에 화학 구조가 밝혀진 리그닌항산화물질에 관한 생체계의 지질 산화반응에 대하여 억제 효과를 검토한 결과 비타민 E 이상으로 효과가 있다는 것을 확인하였다. 현재 새로운 천연 항산화제로서 참깨를 식품, 의약품에 이용하기 위한 기초 실험을 추진하고 있다. 이와 같이 참깨에서 얻은 새로운 리그닌항산화물질은 암의 발생과 노화의 원인으로 최근 관심을 끌고 있는 활성산소에 의해 생기는 변이원성(세포의 염색체와 유전자에 장애를 조성하는 물질)의 약제에도 이용될 수 있다는 것이 밝혀졌다.

참깨에는 까만참깨와 흰참깨 등 여러 가지 종류가 있는데 각각 성질이 다르다. 흰참깨는 〈대한〉이라고 하여 몸을 차게 하지도 않고 덥게 하지도 않는 중간 성질을 가지고 있다. 까만참깨와 흰참깨는 그 작용이 서로 다른데 까만참깨는 주로 콩팥을, 흰참깨는 폐를 보호해 주는 것으로 알려져있다.

까만참깨차를 마시면 기억력이 좋아지고 살결이나 근육이 충실해지며 머리가 거뜬해지므로 오래 사용하면 몸이 가벼워지고 노화를 방지한다. 즉 내장이 활발히 활동하게 되어 불로장수하게 된다. 참깨는 벤상처의 아픔을 멈추고 급성폐염 등의 세균성 감염증, 비구스성 열병을 치료한다. 즉 참깨는 근골과 뼈의 상처를 좋게 하고 귀와 눈을 예민하게 하며 적은 양의 식사에도 견디어 내게 하고 머리칼을 까맣게 하는 등 그야말로 만능약으로서의 효과를 기대할 수 있다.

까만참깨차를 마시는 방법은 닦은 까만참깨를 달여 마신다는데 있다. 까만참깨는 달여야 성분이 잘 추출 되는데 잘 씻은 참깨를 작은 차주전자에 넣고 거기에 끓인 물을 부어 마시는 방법도 있다. 이런 경우에는 끓인 물을 한번 부을 때마다 까만참깨를 2-3개씩 넣으면 된다.

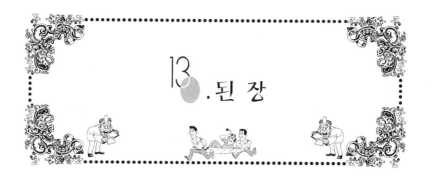

13. 된 장

된장은 동양민족의 고유한 음식의 하나이다.

자료에 의하면 된장을 즐겨먹는 사람은 일반적으로 앓지 않고 오래 산다고 한다. 어떤 장수촌에서는 집집마다 1년 또는 몇 년 묵은 된장을 저장해 놓고 먹고 있었다. 그 마을 사람들은 된장에 밀기울이나 누룩을 많이 섞었기 때문에 거기에서 끊임없이 식용미생물을 섭취할 수 있었다. 연구에 의하면 매일 된장국을 먹는 사람은 먹지 않는 사람보다 위암, 심근 경색, 간경변 등으로 사망율이 극히 적었다.

한편 된장은 식품의 소화 흡수율을 높여 사람들이 병에 걸리지 않게 한다. 콩된장의 소화 흡수율은 92.7%나 된다. 된장은 맛내기(글루타민산 나트륨염) 성분이 많이 들어 있고 당, 유기산이 적당히 배합되어 있어 탈액 및 위액의 분비를 촉진하며 소화 흡수를 촉진시킨다. 특히 사람의 영양에서 중요한 의의를 가지는 필수아미노산의 소화흡수를 높여준다.

필수아미노산에는 8가지가 있는데 이것을 섭취하지 못하면 세포가 재생되지 못하여 빨리 늙게 되며 몸이 쇠약하게 된다.

사람들이 아미노산이 많은 된장을 먹으면 아미노산의 섭취량이 늘어 건강을 유지하여 늙는 것을 막을 수 있다. 또한 된장을 먹으면 동맥 경화증이나 심장병 같은 질병을 막을 수 있다. 된장에는 리놀산이라고 하는 기름산이 들어있는데 이 기름산은 혈관에 붙어있는 콜레스테롤을 제거하여 혈액 순환이 잘 되어 동맥 경화증과 고혈압을 예방한다.

또한 된장에는 심장병에 특효가 있는 레시틴이라고 하는 물질이 들어있다. 이러한 기름은 몸을 건강하게 하고 살결을 부드럽게 하여 준다. 연구자료에 의하면 된장이 니코틴의 독성을 없애는데 효과가 있으며 된장이 방사선을 막는 것은 장 생산에 쓰는 노란곰팡이의 특수한 성질 때문이라고 한다. 이와 같이 된장은 사람들을 질병으로부터 직접 보호하는 역할도 한다. 그러므로 된장은 보약으로 뿐만 아니라 사람들의 질병을 미리 막는 예방약으로도 되고 있다.

한 장수촌의 비밀 된장의 역할

어떤 나라에서 오래 사는 사람이 가장 많은 〈제일가는 장수촌〉에 대한 조사 자료에 의하면 다음과 같은 조건들이 갖추어져 있었다.

① 알맞는 운동을 하며 일찍 자고 일찍 일어나는 것이다.
② 보리와 잡곡을 주식으로 하고 흰쌀을 적게 먹거나 먹지 않는 것이다.
③ 연식품이 부식물의 위주로 되어 있고 화학적으로나 기타 방법으로 처리된 식료품을 먹지 않는 것이다.
④ 당분과 고기를 먹지 않는 것이다.
⑤ 수질이 그 나라에서 제일 좋다는 것이다.

물론 이 조건들은 그 어느 것이나 다 명백하지만 이것만으로는〈제일 장수촌〉의 자격을 다 갖추었다고 말할 수 없는 산간 마을에 가면 어디서나 볼 수 있는 것이기 때문이다. 따라서 이것만으로는 그 지방이 이 나라의 제일가는 장수촌으로 되는 조건을 설명하기는 힘들다. 위에서 지적한 조건들 이외에 장우촌에서 특히 주목되는 것은 다음의 한 가지가 더 있다.

⑥ 이 장수촌에서는 집집마다 1년 또는 7-8년 묵은 된장외에 20년까지 묵은 된장을 저장하고 있으며 노인들은 생된장과 끓인 된장을 즐겨먹고 있는 것이었다.

이 마을 사람들은 된장의 양을 늘이기 위하여 밀기울과 같은 양의 누룩을 넣고 있으며 거기에서 끊임없이 식용미생물을 섭취하고 있는 것이다. 그런데 이 지방 사람들이 먹고 있는 된장을 분석하면 여기에는 비타민 E가 많이 포함되어 있었다. 이 모든 것을 고려하여 보면 이 지방이 제일가는 장수촌으로 되는 진짜 비밀은 장수할 수 있는 일반조건이 갖추어져 있을 뿐 아니라 이 마을에 사는 사람들은 특별히 바타민 E를 많이 섭취하고 있는데 있다고 보아진다.

물론 세계의 장수촌에는 각기 자기의 특징적인 식품이 있다. 불가리아의 장수촌에서는 소젖, 구 소련의 깝까즈지방의 장수촌에는 홍차버섯, 그밖에 사과술, 유산균발효유가 특징적이라고 한다.

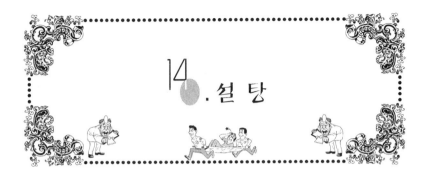

14. 설 탕

최근 정제한 흰설탕을 500g 이상 섭취하면 먼저 탄수화물 대사가 파괴되어 혈액에 당분 함량이 떨어진다고 한다. 그렇게 되면 피로감이 생기고 머리가 어지럽고 늘 배가 고프고 시력이 감퇴되는 등 여러 가지 불쾌한 증상이 생긴다고 한다.

이러한 저혈당증은 곧 당뇨병으로 넘어갈 수 있고 그 다음에는 분류성 동맥 경화증과 심장혈관계통 질병이 뒤따를 수 있다고 한다. 그러나 다른 학자의 연구 자료에 의하면 흑설탕은 몸에 해롭지 않을뿐 아니라 피로 저항력을 높여주고 수명을 늘인다는 것을 증명했는데 그것이 영국의 한 과학잡지에 소개되어 파문이 일어났다고 한다.

그것은 흰설탕이 99.9% 자당으로 되어 있기 때문에 본질상 화약시 약과 같다면 흑설탕은 2 ~ 12%가 당밀이다. 대개 사탕가루 결정체를 얇은 피막으로 감싸주고 있는 당밀에는 약 200종의 유기 및 무기물질이 들어 있다고 한다. 실험에 의하면 누런사탕은 유기체를 정상 상태로 유지하고 어려운 조건에 순응하도록 도와 주는 작용을 한다고 한다.

사탕수수를 가공하면 흰정제설탕이 85% 나오는데 나머지 15%의 찌꺼기를 가지고 흑설탕을 만든다고 한다.

노인들은 사탕을 적당히 먹어야 한다.

설탕은 먹기 좋지만 노인들은 설탕을 많이 먹는 것이 몸에 해롭다. 매 1 ㎏ 의 설탕은 몸안에서 산소와 결합되어 4,000칼로리의 열량을 내게 한다. 그러므로 설탕을 먹으면 일부 음식물을 대신하게 되며 식사량이 줄어들게 된다. 결과 몸에 필요한 총열량은 보장되지만 단백질, 지방, 광물질, 비타민, 섬유소 등 그밖의 영양분이 부족되어 영양 실조와 빈혈이 생긴다. 일부 고혈압, 동맥경화, 심장병, 비만증, 당뇨병 등의 발병은 당분과 지방이 많은 음식을 먹는 것과 관련되어 있다. 늘 사탕을 먹으면 치아와 구강의 산성이 증대되고 산성의 침식을 받아 치아가 삭거나 구강 궤양이 생길 수 있다. 설탕을 많이 먹으면 칼슘의 대사에도 영양을 줄 수 있다.

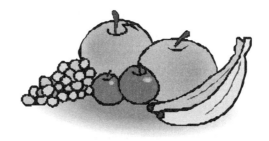

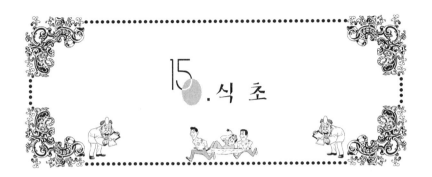

식초는 물질 대사를 원활히 하고 설사를 고친다.

1) 식초는 물질 대사 과정을 촉진시키고 사람을 젊어지게 하며 건강에 좋다.

대개 식초를 많이 먹는 사람은 건강하며 식초절임을 좋아하는 사람 중에는 고혈압에 걸리는 비율이 낮다고 한다.

2) 단백질을 잘 소화되게 한다.

단백질은 내장, 혈액 그리고 물질 대사가 잘 되게 하는 여러 가지 효소를 만드는 중요한 성분이다. 단백질이 충분하면 물질 대사가 순조로워지고 많이 섭취하면 물질 대사가 활발히 진행되어 젊어진다. 그런데 단백질이 모자라면 빈혈이 오고 물질 대사가 떨어진다. 이렇게 되면 발열량이 적어지고 피부는 탄력이 없어지면서 빨리 늙는다.

음식을 많이 먹는다고 해도 위액 속의 펩신 효소가 작용하지 않으면 소화가 잘 안된다. 그런데 이 효소는 위속에 위산이 없으면 잘 작용하지 않는다. 위산을 돕고 펩신이 잘 작용하게 하는 것이 바로 식초이다. 그러므로 식초를 많이 먹는 사람은 단백질을 잘 소화시키고 젊어진다.

3) 식초를 먹으면 기분이 좋아진다.

식초는 매우 쉽게 흡수되기 때문에 그 성분인 산은 물질 대사가 매우 빠르다. 그것은 산 자체의 구조가 그렇게 되어있고 마지막에는 대사 분해되며 탄산가스와 물로 되는데 있다. 식초가 대사되는데 따라 다른 성분의 대사도 촉진된다. 그러므로 식초를 먹으면 피곤이 풀리고 원기가 난다.

식초의 신맛은 기분을 상쾌하게 만들고 스트래스(*몸에 해로운 자극들이 다해졌을 때 생체가 나타내는 반응 즉, 정신적 긴장)을 완화시키며 기분을 좋게 한다. 게다가 노화를 방지하는 데도 매우 중요하다. 그러므로 식초를 많이 먹을수록 젊음을 더 오래 유지하고 거뜬하고 상쾌한 기분으로 일이나 학습에 마력을 내게 되는 것은 의심할 바 없다. 그러나 신맛을 내는 요리는 소금을 적게 쓰므로 염분을 많이 섭취하지 않도록 한다.

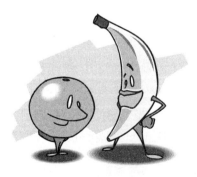

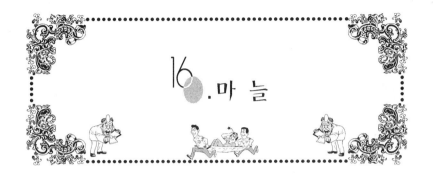

마늘은 살균 작용과 균의 증식을 억제

마늘의 냄새와 맛을 싫어하는 사람들이 적지 않다. 그러나 사실은 냄새 성분이 마늘의 유효 성분이기 때문에 이것을 없앤다고 하면 마늘의 좋은 점은 사라지는 셈이다. 이 냄새 성분은 마늘속에 들어있는 알리신이라고 하는 물질이다. 이것은 원래 냄새가 전혀 없으며 또한 마늘의 효과도 없다. 그러나 마늘을 다지든가 짓누르면 마늘속의 알리신과 함께 있는 아리나제라 하는 효소가 곧 작용하여 냄새를 내는 알리신으로 변화된다. 알리신은 매우 센 살균 작용과 균의 증식을 억제하는 작용을 한다. 감기에 걸렸을 때 마늘을 먹으면 균을 억제하는 작용이 있으므로 균의 2차 감염에 의하여 감기가 더 심해지는 것을 예방할 수 있다.

1) 피곤을 풀고 소화액의 분비를 돕는다.

마늘의 알리신에는 비타민 B_1이 많이 흡수되어 있다. 비타민 B_1만을 많이 섭취한다고 해도 몸에서 흡수되는 양은 한계가 있지만 알리신과 결합하여 알킬시아민으로 되면 이상할 정도로 흡수율이 좋아진다. 비타민 B_1이 많이 흡수되고 알킬시아민의 자극도 가해지면 잘 대사되어 피곤을 푸는데 효과적이다. 그리고 알리신은 위를 자극하여 위액이 빨리 분비되도록 하는 작용이 있으므로 입맛을 돋군다. 그러나 빈속에 마늘을 먹거나 많이 먹으면 위를 자극하여 메스꺼워지고 기분이 나빠지므로 이것을 고려하여야 한다.

2) 깊이 잠들게하고 신경통을 진정시킨다.

마늘을 조금씩 먹으면 깊이 잠든다. 그것은 마늘이 몸을 덥혀주고 마늘의 특이한 냄새가 잠을 잘 들게 하는 작용을 하기 때문이다. 보다 효과를 높이자면 마늘술을 만들어 마시면 좋다. 이것은 알콜에 의하여 교감 신경이나 흥분을 진정시키는 작용이 마늘 냄새에 가해져서 더 효과를 내게 된다. 마늘은 물질 대사를 좋게하고 비타민 B_1을 잘 흡수하도록 하며 깊이 잠들게 하므로 건강에 매우 좋고 비타민 B_1을 잘 흡수하도록 하며 깊이 잠들게 하므로 건강에 매우 좋다.

3) 강장 강정 효과가 있다.

마늘의 어느 성분이 강장 강정 효과를 나타내는가.

그것은 무엇보다 마늘 B_1이다. 마늘에는 냄새가 없는 알리인이라는 성분이 있는데 이 성분은 썰거나 짓누르면 아리나제 효소에 의해 자극성 냄새가 센 알리신으로 변한다. 알리신은 비타민 B_1(티아민)과 결합하여 알리티아민이라는 물질을 만든다. 이알리티아민이 이른바 마늘 B_1이다.

요즘 세계적으로 인스턴트를 많이 쓰는 사정으로 비타민 B_1을 덜 섭취하는 폐단이 나타나고 있다.

비타민 B_1이 모자라면 입맛이 없어지고 위장의 기능도 약해지며 소화 불량에 잘 걸리게 된다. 그러면 곧 피곤해지고 나른해지며 몸무게가 줄게 된다. 그래서 곧 비타민 B_1을 먹어도 좀처럼 회복되지 않는다.

그것은 보통 몸에 필요한 양의 비타민 B_1을 장이 흡수하고 나머지를 배설하기 때문에 많이 먹어도 쓸데없다. 그러나 마늘 B_1은 비타민 B_1과는 다르다. 장은 보통 비타민 B_1의 10배이상 마늘 B_1을 흡수한다. 게다가 이것은 오랜 시간 동안 장기에 있으면서 그 효과를 나타낸다. 그러므로 마늘 B_1이 있으면 비타민 B_1 부족으로 오는 피곤이 가셔지고 원기가 생긴다.

마늘의 또다른 강장 강정 성분은 스콜니딘이다. 마늘의 강장 강정 효과를 보기 위한 쥐실험을 한 자료가 있다. 쥐를 두 무리로 가르고 한 무리에는 스콜니딘을 주고 헤엄을 치게 하였다. 더위에 대한 인내성도 꽤 좋았다. 더욱이 스콜니딘을 계속 주면 그 효과는 점점 커졌다. 마늘을 짓누르면 진득진득해진다. 이것은 당단백질 성분 때문이다. 당단백질인 무틴은 단백질 구성 성분으로 되는 아미노산이 몸에 빨리 흡수되도록 하고 간접적으로 인내력을 키워준다. 예로부터 참마와 뱀장어는 강장 작용이 있다고 하였는데 마늘도 이와 못지 않다.

4) 마늘은 비타민 B_1의 흡수를 돕고 피곤을 풀어준다.

비타민 B_1이 모자라면 인내력이 없어진다. 흔히 사람들은 마늘을 먹으면 피곤을 모른다고 한다. 이것은 마늘이 비타민 B_1의 흡수를 돕기 때문이다.

비타민 B_1이 모자라면 각기병에 걸린다.

비타민 B_1의 작용을 보면 대개 다음과 같다. 당질(탄수화물)을 분해하여 에너지로 만드는 당대사를 촉진한다. 밥이나 빵에 많은 탄수화물이나 고기에 많은 탄수화물은 포도당까지 분해되어 흡수된다. 포도당은 여러 가지 효소의 작용에 의해 분해되어 에너지의 원천으로 된다. 이 분해 과정에서 한 가지 효소의 주 효소로 작용하는 것이 바로 비타민 B_1이다.

즉 비타민 B_1이 모자라면 아무리 당질을 많이 먹어도 순조롭게 에너지로 되지 않으므로 곧 피곤을 느낀다. 그리고 정신적 긴장성이 있으면 긴장이나 흥분의 이상상태를 가시기 위해서 에너지가 필요한데 여기에 따라 비타민 B_1도 많아져야 한다.

물론 비타민 B_1은 몸에 일정한 양이 있으면 그 이상 흡수되지 않는다. 그러나 마늘속의 알리신 성분에는 비타민 B_1이 잘 흡수되도록 하고 비타민 B_1의 작용을 방해하지 않도록 갈라진다.

5) 비타민 B_1이 많은 음식물을 마늘과 함께 먹어야 좋다.

비타민 B_1은 돼지고기, 뱀장어, 밀눈, 땅콩에 많다. 이러한 것과 마늘을 함께 먹으면 비타민 B_1이 많은 음식물과 마늘을 먹도록 하여야 한다. 그런데 알리신에는 비타민 B_1을 잘 흡수하도록 하는 것과 함께 강한 살균 작용이 있다. 마늘을 지나치게 많이 먹으면 몸에 좋은 장내 세균까지 죽인다. 알리신은 미량으로도 비타민 B_1의 흡수율을 높여주므로 요리에 쓸 만큼의 마늘을 먹으면 충분하다고 본다. 마늘 꿀절임을 해먹는 것이 좋다. 마늘 껍질을 벗기고 구워서 더울 때 간장이나 된장에 발라서 먹어도 좋다.

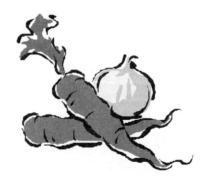

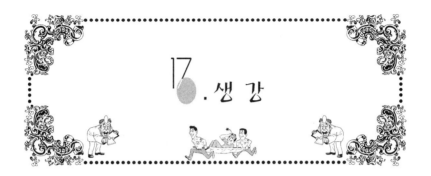

생강은 땀을 내 감기를 낫게하며 입맛을 돋군다.

1) 여름타는 것을 예방한다.

젊음을 유지하려면 우선 감기에 걸리지 않도록 하는 것
도 중요하지만 일단 감기에 걸려도 빨리 치료하여 물질 대사를 활발
하게 해야 한다. 한편 간접적으로는 입맛을 돋구는 것도 중요한다.
특히 더울 때 입맛이 없어지면 초가을에 나타나는 증상은 피곤하면
서 빨리 늙게 된다. 향신료 중에서 이러한 목적에 잘 쓰이는 것이 바
로 생강이다.

2) 땀내기 작용으로 물질 대사를 활발하게 한다

생강은 오래전부터 한의학에서 좋은 재료로 쓰이고 있다. 그것은
생강이 소화를 돕고 입맛을 돋구며 땀을 많이 내게하는 작용이 있기
때문이다. 그러므로 민간에서 감기 초기에는 생강을 먹고 감기를 고
치고 있다. 유럽에서는 더운 홍차 단지속에 말린 생강 뿌리를 넣어
그 성분을 우려내어 마시곤 한다.

3) 위액을 잘 분비되게 하여 입맛을 돋군다.

잘 알려진 바와같이 생강은 물고기, 고래고기, 닭고기 등의 생비린

내를 없애고 단백질을 잘 흡수하게 하며 여름을 타지 않도록 한다. 이 생강의 유효 성분은 쇼가올과 잔게론이라는 물질이다. 자극성이 있지만 맵지 않으므로 소화 기관을 심하게 자극하지 않는다.

무더운 날이 계속될 때 생강을 먹는 것이 좋다. 더울 때 땀이 잘 나오게 하여야 몸의 기능이 충분히 작용한다. 일반적으로 더울 때 땀이 충분히 나오지 않으면 건강하지 못한 징조이다. 이런 의미에서도 생강은 효과가 좋다.

땀을 흘리고 감기에 걸릴 징조가 나타날 때 식초에 다진 생강을 조금씩 뜯어 먹어도 좋다.

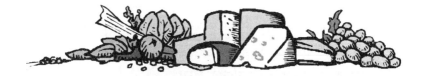

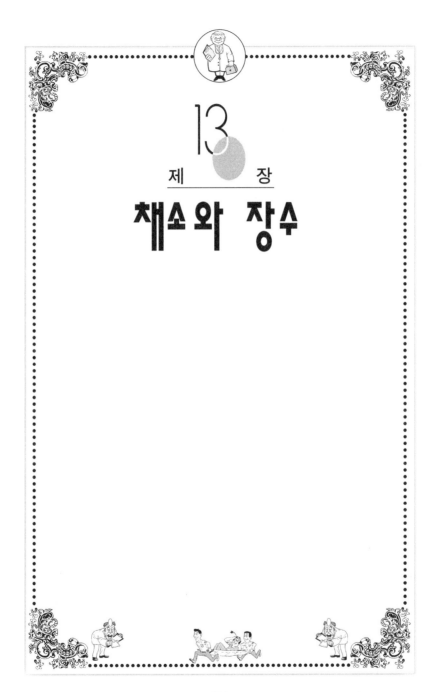

제 13 장

채소와 장수

한 연구소의 연구 자료에 의하면 어떤 종교인들의 암에
대한 사망률이 보통 사람들보다 50% 낮다는 것을 발견하
였다. 이 교인들은 대부분 술을 마시지 않고 채식을 하거
나 우유나 달걀을 조금씩 먹었을 뿐이었다.

한 학자가 세계적으로 암 발생률이 제일 낮고 노인들이 많이 살고
있는 유럽과 아시아, 아프리카의 몇 개 지방을 방문하였는데 그곳 주
민들의 단백질 소모량이 매우 적고 알곡과 채소를 주로 먹는다는 것
을 발견하였다.

과학자들은 알곡과 채소 등에는 단백질과 지방(대부분은 식물성
불포화지방), 콜레스테롤이 적게 들어있으므로 장기간 채식을 하면
심장병, 고혈압병과 같은 병에 적게 걸린다는 것을 발견하였다. 그밖
에도 이러한 음식물에는 섬유질이 많이 들어 있어 몸안의 유독성 물
질이나 노폐물을 제때에 배출시킨다. 그러나 영양학적 견지에서 볼
때 단백질은 인체 조직의 구성 물질이므로 보통 성인은 매일 70 ~
80g 정도의 단백질을 섭취해야 한다. 단백질에 대한 인체의 수요는
수량뿐 아니라 질적인 요구도 있다. 알곡과 채소에서 공급하는 단백
질은 질적인 면에서 동물성 단백질보다 훨씬 못하며 몸안에서 소화
흡수율도 낮으므로 단백질에 대한 인체의 수요를 충족시키지 못한다.

음식물에 단백질이 너무 적으면 종양이 생길 수도 있다. 하지만
단백질 섭취량이 너무 많아도 암 발생률이 높아질 수 있다.

통계에 의하면 고기를 먹지 않은 여자의 유방암 발생률이 다른 여
자들보다 30 ~ 20% 낮다. 하지만 채식만 하면 유방암 발생률은 낮아
지지만 다른 질병을 초래할 수 있다. 곡식이나 채소에는 콜레스테롤
함유량이 너무 적기 때문에 채식만 하는 것도 몸에 이롭지 않다.

서양 사람들은 흔히 지방과 단백질이 많은 음식물을 먹지만 채소
와 같은 섬유소를 많이 먹는다. 반면에 동양 사람들은 채소와 같은
음식물을 많이 먹는다.

지금까지의 연구에 의하면 서양 사람들은 단백질과 지방이 많은,

음식물을 먹기 때문에 심장혈관계 질병이나 유선암과 대장암에 많이
걸린다.

영양학자들은 채소와 과일 같은 것을 많이 먹는 것도 옳지만 일정
한 양의 단백질도 섭취해야 한다고 주장하고 있다. 물론 노인들은 단
백질 섭취량을 적당히 감소해야 하지만 질이 좋은 단백질을 일정량
섭취해야 한다. 더욱이 왕성한 성장 발육 시기에 있는 청소년들은 많
은 단백질을 섭취해야 한다.

일부 전문가들은 식사와 휴식, 단련을 과학적으로 결합하는 것만이
장수의 대표적 요인이라고 인정하고 있다. 영양학의 견지에서 보면
인체의 수요에 따라 음식을 다양하게 먹으면서 영양의 종합적 균형
을 유지해야 한다.

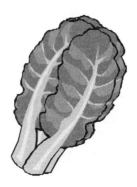

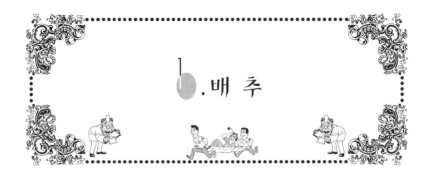

배추는 영양가가 높고 질병 치료 작용을 한다.

　　배추는 배설을 순조롭게 하고 장을 튼튼하게 하며 가슴 답답증을 없어지게 하고 숙취를 해소시키며 음식을 소화시키는 등 약용 가치가 있으며 많은 양의 비타민 C와 섬유질이 함유되어 있다고 한다.

　배추를 짓찧어 붙이는 방법으로 알레르기성 피부염을 치료 할 수 있으며 배추 뿌리를 달여 마시면 감기를 치료할 수 있고 배추와 고추를 달인물로 동상도 치료할 수 있다.

　또한 배추에는 적은 양의 몰리브덴이 함유되어 있으므로 몸안에서 니트로조아민이 생기는 것을 억제함으로써 항암 작용을 한다.

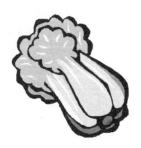

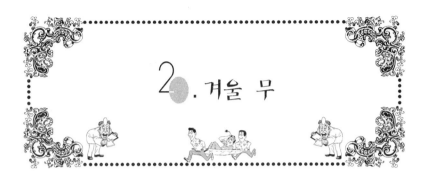

2. 겨울 무

겨울에 무를 먹으면 좋다.

신선한 무에는 많은 양의 당분, 여러 가지 비타민과 광물질이 함유되어 있다. 신선한 겨울 무에는 특히 비타민 $C \cdot B_2$, 칼슘, 인, 철 함유량이 다른 무보다 배이상 된다.

무에는 아밀라제와 겨자유가 있는데 아밀라제는 소화를 돕고 물질 대사를 촉진하고 겨자유는 매운맛이 있어 위의 운동을 자극하고 식욕을 높이며 위에 찬 가스를 내보낸다. 이밖에도 무에는 많은 양의 섬유질이 있어 변이 잘 나가게 하므로 변비가 있는 사람이 무를 많이 먹으면 쉽게 변을 볼 수 있다.

한의학에서는 무가 속을 시원하게 하고 위의 기능을 조절하며 가스를 내보내고 기침을 멎게 하며 숙취를 해독시키며 만성위염, 소화불량, 가슴이 답답하고 숨이 가쁘며 가래가 많고 기침을 하는 등의 병을 치료하는데 일정한 효과가 있다고 한다. 그러므로 겨울철에 무를 자주 먹으면 건강에 아주 좋다.

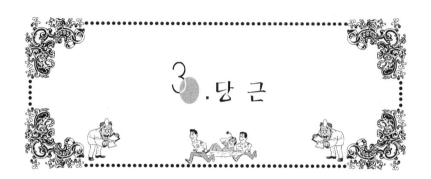

3. 당 근

홍당무는 신경의 피로를 풀고 혈액 순환을 돕는다.

홍당무에는 몸안에서 비타민 A로 변하는 카로틴과 광물질인 칼륨, 칼슘 등이 많고 몸에 필요한 영양소가 균형있게 포함되어 있다. 또한 홍당무는 한의학에서 말하는 기를 내리는(신경의 피로를 푸는) 작용과 혈액 순환을 좋게 하는 작용 등이 있다.

홍당무 1 ∼ 2개의 껍질을 벗겨 썰어서 남비에 넣은 다음 잠길 정도로 물을 붓고 끓인다. 물이 끓은 다음에는 불을 약하게 하여 물이 없어질 때까지 졸인다. 물이 없어질 때까지 타지 않도록 주의 해야 한다. 먹기 전에 참깨나 참깨가루를 뿌리면 참깨 향기와 홍당무의 단맛이 조화되어 대단히 맛이 좋다.

홍당무를 한 끼에 반개 정도 아침식사와 함께 먹는다.

예로부터 아침식사는 중요하고 불가피한 것으로 전해지고 있는 실정을 고려하여 아침식사에 중점을 두는 것이 좋다. 한 의학자는 홍당무를 먹은 결과 수십년 동안 비만을 모르고 몸의 피곤도 모르게 되었다. 저녁에 피곤하여 드러눕기만 하던 일이 없어지고 손발이 따뜻해져 밤에도 잠을 잘 잘수 있게 되었다. 3달 정도 지난후부터 혈압이 내려가서 안정되기 시작하였다. 지금도 삶은 홍당무를 계속 먹고 있는데 지금 혈압은 최고가 140 ~ 150㎜hg, 최저가 70 ~ 80㎜hg로서 크게 오르내리지 않아서 건강이 좋은 상태이다.

그야말로 쾌식, 쾌면, 쾌변이라 할 수 있다. 이렇게 그는 자신의 체험에 기초하여 환자들에게 삶은 홍당무를 권하고 있다. 1년전에 매우 신경을 쓰는 직업을 가진 사람이 변비와 설사를 반복하여 과민성대장염이라는 진단을 받고 그를 찾아왔다. 그에게 침치료와 삶은 홍당무를 권한 결과 그 효과가 즉시에 나타났으며 동시에 떨어졌던 식욕도 왕성해지고 잠도 잘자게 되었다고 한다.

삶은 홍당무를 알레르기성비염과 아토피부염 환자에게도 권하였는데 홍당무를 먹고 증상이 좋아졌다고 한다.

이와 같은 체험과 연구 사업에 기초하여 이 학자는 홍당무에는 몸안에 비타민 B_1, B_2, E 니코틴산, 칼륨, 섬유질 등의 우수한 영양성분이 많이 포함되어 있다고 설명하고 있다. 그 중에서도 칼륨과 섬유질은 나트륨의 배설을 촉진하여 혈압을 내리는 작용이 있으며 비타민 B_2는 콜레스테롤과 중성지방(비만의 원인으로 되는 지방)을 감소시켜 동맥 경화를 막고 취약해진 혈관을 강화하는 작용도 한다고 설명하고 있다.

다음으로 홍당무를 오랫동안 계속 먹으면 허약한 체질을 개선한다. 52살난 한 여성은 어린시절부터 허약하여 설사를 자주하고 감기에도 자주 걸려 몹시 무력하였다. 또한 냉증으로 여름에도 두터운 양말을 신고 다닐 정도였으며 빈혈 때문에도 고민하였다. 10대 후반기부터는 고기, 닭알, 흰쌀이 알레르기 반응을 일으켜 이런 것들을 먹기만 하면 뒤 잔등 전면에 습진이 나와서 가려웠다. 게다가 선천성 백내장으로 강한 근시안이었다.

안과이나 일반 병원에서는 "전체적으로 약한 아이인데 그것이 특히 눈에 나타났다"고 하였다. 아버지가 홍당무, 시금치 색이 진한 채소는 눈에도 몸에도 좋다고 하기 때문에 채소는 좋아하였다. 20대 후반부터 홍당무를 자주 먹기 시작하여 하루 평균 반개씩 먹었다. 보통 때는 다시마를 한 장 밑에 깔고 간을 맞추지 안은채로 홍당무, 토란, 연꽃뿌리 그밖의 채소 등을 그 위에 놓고 맹물에 삶아 먹었다. 술과 약간의 간장을 넣을 때도 있었으나 설탕은 별로 사용하지 않았다.

이런 식생활이 효과를 보아 30대 중반부터는 고기 등에 대한 알레르기 증상이 없어지고 아무것이나 먹을 수 있게 되었다. 또한 설사도 안하고 빈혈로 넘어지는 일이 없어졌으며 감기도 드물게 걸렸으며 냉증도 개선되었다. 그런데 50살을 넘어서부터 혈압이 올라가 한때는 최고 혈압이 170㎜hg, 최저 혈압이 90～100㎜hg까지 내려갔다.

옛날에는 홍당무를 결핵약으로 써왔다. 결핵은 지금과 같이 특효약도 없는 옛날에 영양을 공급하지 않으면 에너지가 소모되어 생명을 잃는 질병이었다. 그러한 질병 치료에 사용되었기 때문에 홍당무의 자양 강장 작용은 강한 것으로 인정되고 있다.

또한 홍당무를 먹으면 완고한 오십견, 머리아픔, 어지럼증을 개선한다. 58살난 한 여자는 젊어서부터 직업상 잠이 부족하여 아침에는 머리를 들지 못할 정도였다. 겨우 일어나도 머리가 아프고 어깨가 뻐근할 뿐 아니라 목이 아프고 어지럼증이 계속되었다. 저녁에는 다리가 나무막대기처럼 뻣뻣하였다. 그런대로 젊을 때는 견디었는데 40살경부터는 특히 오른쪽 어깨와 목줄이 세게 아프기 시작하여 침치료를 받았다. 그래도 낫지 않아 홍당무를 먹기 시작하였더니 반년후에는 효과가 나타났다. 그는 홍당무를 하루 3개씩 매일 식사에 포함시키고 야식으로도 먹었다. 이 여자는 50견의 진단을 받았는데 (50견은 일종의 노화성 현상) 홍당무 식사를 한후부터 점차 치료되었다.

홍당무는 영양성분이 풍부한 식료품이다.

특히 홍당무의 강한 자양 강장 작용은 에너지를 생산하여 몸을 젊어지게 하는 작용이 있다. 이 젊어지는 효과에 의해서 노화 현상의 하나인 50견도 고칠 수 있었던 것이다. 한편 홍당무를 먹으면 살결이 매끈매끈해진다.

51살난 한 미안사는 삶은 홍당무를 먹기 시작하여 4~5달만에 이전에 고민하던 거치른 살갗이 완전히 매끈매끈해졌다. 게다가 기대하지 않았던 변비와 설사의 치료 효과도 나타났다. 삶은 홍당무를 먹기 시작하여 3달후부터 변비와 설사의 반복 증상이 전혀 없어졌다.

생홍당무는 간장병의 원기회복 식품이다.

한 환자는 간내담즙체성간염이라고 하는 간장병을 앓았다. 이 병은 간장에서 분비되는 담즙(지방을 소화시키는 작용을 가진다)의 배설이 어떤 원인에 의해 막혀 간장내의 일부 혹은 전반에 담즙이 이상 유출하여 간장과 혈액에 흐르는 질병이다.

의사의 말에 의하면 이 사람의 간은 이 병 때문에 보통사람들의 간보다 3배나 불어났다고 하였다. 그래서 병원에 약 40일간 입원하였으며 생채소 특히 홍당무를 생채로 매일 1개씩 먹었다. 그리하여 증상이 좋아졌다. 영양균형에서 부족되는 것은 몸 자체가 자연히 요구하게 된다. 최근에는 홍당무 덕으로 체질의 변화가 생겼다는 것을 실감하고 있다고 한다.

홍당무잎은 좋은 건강식품

홍당무의 밑동은 고급 채소에 속하지만 뿌리보다 영양가가 더 높고 맛이 좋은 홍당무잎은 자주 천시되고 있다. 홍당무잎에 칼슘은 뿌리의 5배, 단백질과 지방질은 3배, 비타민 B_1은 13배, B_2는 16배, C는 21배 더 많다. 그러므로 혈관의 노화를 예방하며 생기발랄한 상태를 유지하려면 홍당무잎을 일상적으로 먹는 것이 좋다.

홍당무 잎은 이밖에도 전염병, 기관지염에 대한 저항력을 높이는 작용, 조혈 작용, 혈액 순환을 정상적으로 유지하는 작용도 한다. 따라서 빈혈, 냉증, 저혈압증에도 좋다. 세포를 강화하는 작용도 하기 때문에 아름다운 피부를 유지하는데도 좋을 것이다.

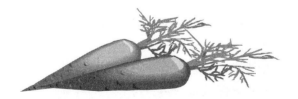

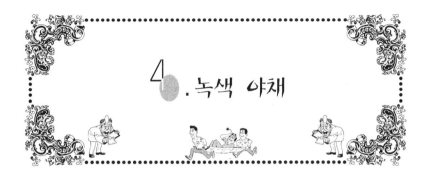

4. 녹색 야채

녹색 야채는 비타민이 많이 들어있다.

녹색 야채에 들어있는 비타민의 대부분이 B_2 복합체라는 것이 사람들의 이목을 끌고 있다. 비타민 B_2 복합체라는 것은 비타민 B_2, B_6, 핀토텐산을 총칭한 것이다. 이것들은 모두 사람들의 몸안에서 효소 성분의 일부를 구성하고 생명 유지에 깊이 관련되어 있다. 비타민 A로 전환되는 물질인 베타-카로틴이 많이 들어 있는 녹색 야채를 많이 섭취해야 한다. 녹색 야채는 또한 생체 기능을 조절하는 작용을 하는 Ca, Fe, P 등 광물질이 많다. 이런 광물질은 치아와 뼈 등의 구성에 기여하며 생리 활성 물질의 성분으로 되고 그것들을 활성화하는 물질로도 되는 등 생체가 생명을 유지해 나가는데서 중요한 역할을 수행하고 있다.

녹색 야채를 매일 먹으면 암에 걸릴 위험성이 크게 줄어든다. 매일 야채를 먹고 담배를 피우지 않고 술도 마시지 않는 좋은 습관을 가진 사람들의 암발생 위험성은 그와 반대되는 습관을 가진 사람들의 40%에 지나지 않는다. 좋은 습관을 가진 사람들에게 있어서 구강, 후두, 식도 및 폐암 발생률은 나쁜 습관을 가진 사람의 5분의 1 아래였다.

야채를 데쳐 먹으면 비타민 C 를 많이 섭취할 수 있다.

비타민 C의 큰 효과를 얻기 위해서는 소요량의 훨씬 넘는 비나민 C를 섭취해야 한다. 이러한 효능을 기대하자면 어른들은 하루 소요량인 50 ㎎의 10 ~ 40배 정도를 섭취해야 한다.

비타민 C를 손쉽게 빨리 섭취하는 방법은 생야채를 먹는 것이다. 생야채는 비타민 C가 거의 파괴되지 않고 가공할 필요도 없는 이점을 가지고 있다. 그러나 먹는 양에 문제가 있다. 생야채는 부피가 크기 때문에 자기가 상당히 많은 양을 먹었다고 해도 그람수로 보면 얼마되지 않으며 몸안에 흡수되는 비타민 C의 양은 극히 적다. 그리고 생채로 먹을 수 있는 채소는 부추, 오이, 토마토, 배추, 쑥갓, 미나리 등 그 종류가 한정되어 있다. 그런데 삶거나 데치고 무쳐 먹을 수 있는 야채의 종류는 훨씬 많다. 그리고 삶거나 데쳐먹기 좋은 시금치, 배추 등에는 비타민 C가 대단히 많이 들어 있다.

이러한 야채는 가열하면 부피가 적어지므로 생야채의 몇 배의 양을 한 번에 쉽게 먹을 수 있다. 여기서 문제되는 것은 가열에 의한 비타민 C의 손실 문제이다. 가령 요리 가공에 의하여 50%의 비타민이 상실된다 하여도 데친 야채를 그 만큼 더 많이 먹으면 상실된 분을 보충할 수 있다. 비타민 C는 열과 산소에 견디는 능력이 극히 약하다. 대체로 열을 오랜 시간 가할수록 비타민 C의 상실률이 커지므로 가열 시간을 될수록 줄여야 한다.

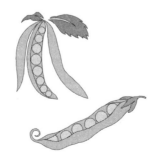

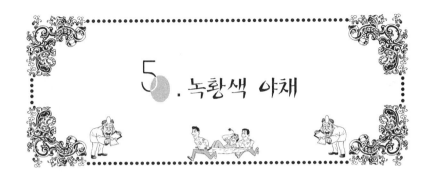

5. 녹황색 야채

녹황색 야채에 들어있는 베타-카로틴의 효능

야채를 많이 먹는 것이 건강 유지에 대단히 중요하는 것은 누구나 다 잘 알고 있다. 그 중에서도 최근 특히 주목되고 있는 것은 녹황색 야채에 들어있는 베타-카로틴이 건강 증진에 효과적이라는 것이다.

시금치, 호박, 홍당무, 등과 같이 푸른색 또는 누런색을 띤 야채들을 녹황색 야채라고 하는데 이 야채에 베타-카로틴이 많이 포함되어 있다. 즉 〈식료품 성분표〉에서 야채의 먹을 수 있는 부분 100g당 카로틴 함유량이 600mg 이상 되는 야채를 말한다.

카로틴은 몸안에서 비타민 A로 변한다.

비타민 A는 하나의 물질을 가리키는 것이 아니라 몸안에서 비슷한 작용을 하는 물질의 총칭이다. 이 물질에는 2가지 계통이 있다.

그 하나는 레티놀을 대표로하는 계통이다. 이것은 계란, 간 등의 동물성 식품에 들어 있다. 다른 하나는 카로틴이다. 이것은 녹황색 야채를 대표로 하는 식물성 식품에 들어 있으며 장에서 흡수될 때에는 그 일부가 레티놀로 변한다.

이 카로틴에는 몇 가지 종류가 있는데 각각 알파, 베타, 감마라는 희랍문자의 부호를 붙인다. 이러한 몇 가지 카로틴 중에서 베타-카로 틴이 관심을 끌게 된 것은 이것이 가장 높은 비율로 비타민 A로 변 하기 때문이다.

왜 녹황색 야채의 베타-카로틴이 가장 큰 관심을 끌고 있는가?

① 동물 실험에서는 카로틴이 암의 진행을 억제한다는 것이 실증 되었다.

② 암에 걸린 사람들은 혈액 속에 카로틴의 농도가 낮았다. 다시 말하여 카로틴의 섭취량과 암의 발생률이 함수 관계에 있다는 것이다.

③ 항암 효과가 있는 것은 레티놀이 아니라 카로틴이라고 한다.

④ 각국에서 진행된 조사 보고에 의하면 암환자는 암의 발병전에 일반 건강한 사람들보다 카로틴이 풍부한 녹황색 야채의 섭취 량이 적었다는 사실이 판명되었다고 한다.

이렇게 보면 암과 카로틴은 상관 관계를 가지고 있을 뿐만 아니라 카로틴은 섭취량에 따라 혈액 속에서 농도가 증감하기 때문에 레티 놀과는 다른 작용을 한다는 것을 이해할 수 있다.

그러면 카로틴과 레티놀간의 차이는 무엇일까?

인체가 여러 가지 대사 반응을 하면 부산물로서 세포의 노화에 관 계하는 유해로운 과산화물이라는 물질이 생겨난다. 그런데 카로틴은 레티놀과는 달리 이것은 무독화하는 작용을 한다. 만일 이 과산화물 질이 발암 작용을 한다면 베타-카로틴은 항암 작용을 한다고 생각할 수 있다.

이와 같이 녹황색 야채는 비타민 C 및 섬유질과 함께 건강 증진 에 큰 효과를 나타내는 물질이다.

야채국을 정상적으로 먹는 것이 건강에 좋다.

의학계에서는 국의 치료 효과를 인정하고 있다.

식물과 동물 제품으로 끓인 국은 확실히 영양가가 높다. 국은 단백질, 지방, 탄수화물, 비타민과 광물질을 풍부하게 공급해 준다.

많은 의학자들은 마늘과 고추를 섞어서 끓인 뜨끈한 닭고기국이 감기 치료에 유효하며 인체에 임파약의 부족을 보충해 주는 면에서 이상적인 식품으로 된다고 여기고 있다.

민간 의학에서는 국이 위암을 예방하는 수단으로 된다고 인정하고 있다. 한 연구소의 과학자들은 17년 동안 26만 1천명을 조사한 결과 콩물과 야채국을 먹으면 위암의 발병률을 대폭 낮출 수 있다는 결론을 얻어냈다.

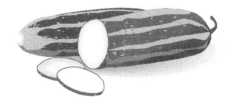

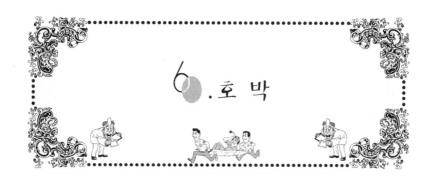

6.호박

혈관을 튼튼하게 하고 뇌졸중이나 동맥 경화를 미리 막아준다.

혈관은 세포들이 여러 가지로 결합되어 이루어진 것인데 이를 결합시키는 점착제의 역할을 하고 있는 것이 콜라겐이다. 비타민 C는 이 합성을 촉진하는 작용을 하므로 혈관을 튼튼하게 한다고 말할 수 있다.

비타민 C가 부족하면 몸에서 피가 나오는데 이것은 비타민 C의 결핍 때문에 콜라겐의 합성이 작용하지 않아 혈관의 세포와 세포의 결합이 튼튼하지 못하게 되고 그 사이로 피가 새어나오는 것이다.

혈관이 파손되면 뇌출혈을 일으키게 되고 혈관의 안쪽면이 손상되면 피가 굳어지면서 혈전이 생기고 혈액 순환이 나빠진다. 그렇게 되지 않도록 하기 위해서는 평소부터 비타민 C를 충분히 섭취하여 혈관을 튼튼하게 하도록 관심을 가져야 한다.

비타민 C는 성인병과 노화의 방지에도 효과를 나타낸다. 비타민 C는 혈액속의 콜레스테롤 수치를 낮추는 작용을 한다. 그것은 비타민 C가 콜레스테롤을 담즙산이라는 것으로 바꾸어 배출시키는 작용을 하기 때문이다.

또한 사람의 몸은 부단히 세포의 증식과 파괴를 반복하면서 생명을 유지하고 있으나 나이가 들어감에 따라 증식보다도 파괴의 속도가 빨라진다. 그러므로 노화를 막기 위해서도 파괴를 막는 작용을 하는 비타민 C를 충분히 섭취할 필요가 있는 것이다.

호박에 많이 들어있는 칼륨이 혈압을 낮춘다.

호박에 많이 들어있는 칼륨은 중고령 사람들이 걱정하는 혈압을 낮추어 준다.

몸안에 칼륨이 충분히 있으면 세포에 칼륨을 끌어들이고 나트륨을 뽑아낸다는 것이다. 칼륨은 나트륨의 배설을 촉진하여 혈압의 상승을 억제한다.

주의할 점은 칼륨이 많으면서도 나트륨이 적은 식료품을 선택하는 것이다.

이런 의미에서 볼 때 이상적인 식료품이 호박이다. 호박 100g 중에 들어 있는 칼륨의 양은 370mg이지만 나트륨은 1mg밖에 되지 않는다.

또한 하루에 필요한 칼륨은 몸무게가 62kg인 사람의 경우에는 약 1g이지만 나트륨의 대비를 고려하면 2~4g 정도를 섭취하는 것이 바람직하다. 이것을 호박만으로 섭취하려고 하면 칼로리가 초과되므로 다른 야채 또는 과일 등을 균등하게 섭취하는 것이 필요하다.

한의학과 현대 의학에서 호박에 대한 평가는 서로 다르다.

당뇨병 치료에는 호박이 좋다는 말이 옛날부터 전해지고 있다. 그러나 현대 의학에서는 호박을 당뇨병 환자들이 지나치게 많이 먹지 않는 것이 좋다고 한다. 그것은 호박에 당분이나 녹말이 많고 칼로리가 높은 식료품이기 때문이라는 것이다.

한의학에서는 호박을 포함한 오이류는 당뇨병 치료에도 좋다고 하며 동물 실험에서도 혈당을 낮추는 작용을 한다는 것이 확인되었다고 한다. 지금 당뇨병의 식사 요법을 하고 있는 사람들도 호박을 비롯하여 보리와 팥 등을 먹는 것이 좋다고 한다.

옛날부터 〈동지의 호박〉이라고 하며 12월의 동지날에는 호박을 먹는 풍습이 있다.

이것은 야채가 적은 겨울철에 비타민을 보급하기 위해서 호박을 얼마나 중요시 하였는가를 보여주는 증거라고 말할 수 있다. 일반적으로 이것은 중풍을 막기 위해서라고 말하지만 추운 겨울철에 생기는 성인병을 예방하기 위한 것으로 해석할 수 있다.

호박에 들어 있는 풍부한 비타민 중에서도 우선 관심을 끄는 것은 카로틴이다. 카로틴은 몸안에서 비타민 A로 변한다. 비타민 A는 몸의 모든 부분 점막의 강화에 없어서는 안되는 것이다. 또한 지나친 긴장성을 풀어주는데 좋으며 암을 예방하는 효과도 있다.

다음으로 주목되는 비타민 E는 항산화 작용, 좋은 콜레스테롤을 늘이는 작용, 혈관 확장 작용을 함으로써 성인병 예방에 이바지 한다.

또한 비타민 B군은 권태감과 피로의 회복, 불면증 회복에 이바지한다. 호박에는 칼륨이 많고 나트륨이 적기 때문에 고혈압 예방식품으로서 대단히 좋다

칼륨은 식염 섭취에 의한 혈압의 상승을 억제하며 호박에 들어 있는 섬유질은 암을 비롯한 성인병의 예방에 큰 몫을 한다. 호박의 주성분인 농마는 에너지의 원천으로서 우리들의 활동을 보장한다. 호박은 일반적으로 무겁기 때문에 한꺼번에 이러한 유효성분을 쉽게 섭취할 수 있는 장점도 가지고 있다.

호박의 농마는 생것으로써는 소화가 되지 않는다.

감자류와 마찬가지로 호박은 반드시 가열하여야 먹을 수 있다.

카로틴이나 비타민 E는 기름에 잘 녹는 비타민이므로 기름과 함께 섭취하면 몸안에서의 흡수력이 훨씬 높아진다. 리놀산이 많이 들어 있는 식물성 기름으로 호박을 튀기거나 볶거나 굽는 것이 좋다.

호박을 지질 때도 기름에 한 번 넣었다가 꺼내는 것이 좋다.

세포의 노화를 방지하는 비타민 E가 호박, 시금치, 무잎에 많다.

자료에 의하면 야채와 과일에 포함되어 있는 비타민의 양을 보면 다음과 같다.

야채 및 과일 이름 비타민 E 함유량(100g 중 mg)

차잎	2.59	무잎	3.08
시금치	1.3	호박	1.2
달걀	0.5	쌀	0.3
고기와 물고기	0.3-0.5		

위에서 보는바와 같이 비타민 E는 푸른 야채에 많다는 것을 알 수 있다. 배추와 같이 연한 색깔의 야채에는 비타민 E가 거의 없으며 무 뿌리에도 없다. 비타민 E는 몸에 유해로운 라다칼(유리기라고 불리우는 분자의 덩어리이다. 다른 분자와 반응하기 쉽고 노화를 촉진하는 물질)이라고 하는 물질을 없애는 작용을 한다.

비타민 E가 사람에게 필요한 것도 그러한 성질이 있기 때문이다. 그러면 비타민 E가 왜 사람에게 필요한가? 비타민 E는 세포내의 막질에 포함되어 있는데 막을 형성하고 있는 불포화지방산(지방을 구성하는 지방산의 하나)이 산화된 결과 막이 파괴되는 것을 방지한다.

불포화지방산은 소화되기 쉽다. 그 산화 생성물질인 과산화 지질이 노화와 모종의 질병의 원인으로 된다고 생각된다. 노화 진행 과정을 지연시키고 질병의 발생을 막기 위해서는 산화 과정에 생기는 라다칼을 없애 세포의 노화를 억제하여야 할 것이다.

따라서 불포화지방산을 많이 섭취하면 비타민 E도 그만큼 많이 필요하게 된다. 자료에 의하면 하루 비타민 E는 25-30mg 섭취하는 것이 적당하다고 한다.

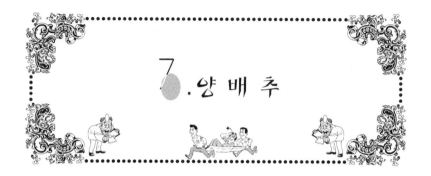

위의 기능을 높여주는 양배추

1) 양배추에는 항궤양성 물질이 있다.

양배추에서 제일 좋은 것은 항궤양성인자라고 불리우는 물질이다. 어떤 학자는 이 물질을 양배추에서 발견하고 위궤양에 효과가 있다고 발표하였다. 위궤양에 좋다고 하는 것은 지나친 것 같지만 실제적으로 가슴앓이, 메스꺼움, 입맛없기 그밖에 위의 기능이 나쁠 때 완화시키는 효과가 있다.

위는 영양분을 소화시키는 중요한 기관이므로 위를 튼튼하게 하는 것은 사람을 젊어지게 하는데서 기본으로 된다. 돼지고기 튀김에는 보통 양배추를 같이 내게되는데 이것은 양배추와 함께 먹으면 가슴앓이를 하지 않기 때문이다. 이것도 항궤양성인자에 관계된다고 볼 수 있다. 이 항궤양성인자를 흔히 비타민 C는 열에 불안전하므로 이것을 효과적으로 섭취하기 위해서는 될수록 생채로 먹는 것이 좋다.

2) 비타민 C와 칼슘이 많다.

양배추에는 비타민 C와 칼슘이 많다. 양배추는 비교적 많이 먹을 수 있으므로 비타민 C의 공급 원천으로도 좋다.

　일반적으로 야채의 칼슘은 이용률이 높지 못하다. 그것은 싱아산과 소화되기 힘든형의 칼슘이 많기 때문이다. 그런데 양배추의 칼슘만은 몸에 잘 흡수된다. 더욱이 칼슘이 뼈를 형성하기 위해서는 비타민 C 가 있어야 한다.

　나이가 들수록 칼슘의 이용률이 떨어지므로 비타민 C와 칼슘이 많은 양배추는 매우 좋을 뿐만 아니라 영양학적 측면에서 볼 때 단백질의 질이 좋으며 양은 다른 야채들보다도 많은 편이다.

　양배추 즙을 낼 때 식초를 넣고 하면 비타민 C가 파괴되지 않으므로 영양가가 높다. 이것은 피곤할 때 좋다.

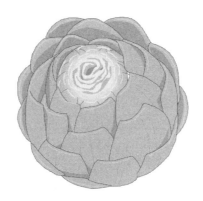

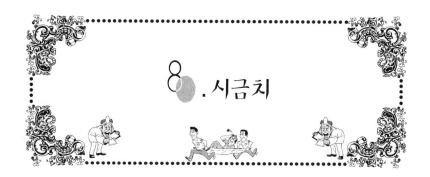

8. 시금치

철과 염산이 빈혈을 막는다.

시금치는 빈혈에 좋다고 한다. 그것은 철이 혈색소의 중요한 구성 성분으로 되고 엽산은 악성 빈혈을 방지하는 물질이기 때문이다. 그리고 피를 많게 하는데 필요한 비타민 C는 시금치 100mg으로서 많다.

악성 빈혈에 걸리면 몸의 기능이 매우 약해지고 특히 위산 분비량이 적어져 결국에 위암 발생 원인으로도 된다. 그러므로 엽산이 들어 있는 시금치를 늘 먹어 빈혈에 걸리지 않도록 예방해야 한다. 더욱이 비타민 C가 적으면 엽산은 전혀 작용하지 않으므로 이러한 점에서 볼 때 시금치에 비타민 C가 많다는 것은 이모저모 좋다. 여하튼 빈혈은 여러 가지 병에 걸리는 원인이 되므로 만병의 기원으로 된다고 볼 수 있다. 특히 악성 빈혈은 빈혈 가운데서 제일 악질인 것만은 사실이다.

비타민 A도 많다.

시금치에는 비타민 A도 많다. 시금치를 100g 정도 먹으면 비타민 A의 하루 필요량이 충족하고도 남음이 있다. 비타민 A가 모자라면 식도암에 걸린다고 한다.

싱아산에 대한 걱정을 할 필요가 없다.

흔히 시금치는 싱아산이 많으므로 나쁘다고 하는 소문이 들리고 있다. 이것은 물론 다른 야채보다 싱아산이 많다는 것을 염두에 둔 것이다. 그러나 문제가 될 정도의 싱아산을 도저히 섭취할 수 없기 때문에 싱아산에 대하여 전혀 걱정 안해도 된다.

실제적으로 시금치의 싱아산은 칼슘의 흡수를 나쁘게하고 콩팥에 돌이 생기는 원인으로 되지만 이러한 병에 걸리려면 하루에 시금치를 1-1.5 ㎏이상 먹어야 한다. 이것은 대단한 양이며 이만한 양을 하루에 먹을 수 없으므로 싱아산에 대하여 걱정은 안해도 된다. 특히 콩팥에 돌이 생기는 신석증은 그만한 양을 3달이상 계속 먹어야만 걸린다. 또한 시금치를 어떻게 가공하는가에 따라 싱아산 함량이 달라진다고 하지만 그렇게 큰 차이는 없다. 여하튼 싱아산을 줄여야 마음 놓인다면 시금치를 푹 데치면 된다.

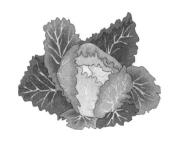

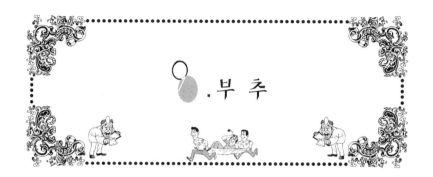

부추는 소화를 돕고 감기를 예방한다.

1) 부추를 먹으면 몸이 더워지면서 기운이 솟는다.

부추는 몸을 덥혀주고 기운을 솟게한다. 부추는 냄새가 강한데 이 냄새에는 좋은 점이 있다.

부추 냄새 성분은 마늘이나 둥근파와 같이 유황이 들어 있는 물질이다. 이것이 몸에 흡수되면 물질 대사를 활발하게 하기 때문에 그 결과 몸이 더워지고 기운이 솟는다. 물질 대사가 활발해지면 열이 많이 생기므로 그만큼 에너지가 축적되게 되고 힘이 생긴다.

2) 감기를 예방한다.

예로부터 부추는 감기를 예방하는데 많이 써왔다. 감기는 점막이 마르면 쉽게 생기므로 이러한 점을 고려할 때 비타민 A의 부족은 매우 나쁘다. 게다가 감기에 걸렸을 때 비타민 C를 섭취하면 바이러스의 침입을 막을 수 있다. 그런데 부추에는 비타민 A가 100g 속에 2000 Iu 즉 하루의 필요양이 들어 있고 비타민 C도 레몬과 맞먹는다.

3) 기름을 많이 먹었을 때 부추를 먹어야 한다.

부추에는 비타민 B_6가 많다. 이 비타민 B_6가 모자라면 아미노산 대사가 순조롭게 진행되지 못한다. 특히 당뇨병의 원인 즉 인슐린의 분비를 억제하는 크산토렌산이 아미노산의 이상대사의 결과 생성된다. 그리고 동물성 단백질과 기름이 많은 음식을 함께 먹으면 기름에 의해서 비타민 B_6의 작용이 나빠진다고 한다. 즉 고기와 기름이 많은 것 예를 들어, 비계가 많은 고기를 많이 먹으면 비타민 B_6의 작용이 나빠진다.

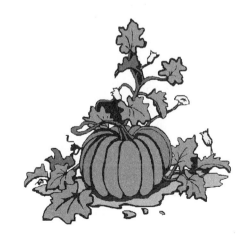

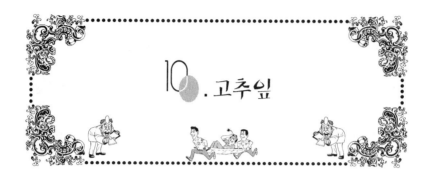

10. 고추잎

온기 돕고, 냉기 없애며, 위장을 덥혀 소화 증진, 가래 없애고 호흡 도우며, 간 보호, 눈을 밝게한다

오랫동안 사람들의 주목을 끌지 못했던 고추잎이 동남아시아와 세계의 여러 나라에서 훌륭한 야채로 인정을 받고 있다. 고추잎에는 칼슘, 카로틴, 비타민 등 영양 물질이 많이 들어 있다. 고추잎을 식생활에 이용하면 고추보다 더 독특한 맛이 나고 여러 가지 약효도 있다.

옛날 서적을 보면 정상적으로 먹으면 '온기를 돕고 냉기를 없애며 위장을 덥혀 소화를 증진시키고 가래를 없애고 호흡을 도우며 간을 보호하고 눈을 밝게한다.'고 쓰여있다.

현대 과학의 연구 결과는 고추잎이 살충, 해독, 비대증 감소, 미용 등의 효력을 가지고 있다는 것을 실증해 주고 있다. 그러므로 홍콩과 동남아시아의 일부 사람들은 고추잎을 높이 평가하면서 고추잎을 넣어 만든 볶음 요리는 싱그러운 향기를 풍겨 식욕을 북돋아준다.

서리내릴 무렵에 고추잎과 잔고추가지를 함께 뜯어 살짝 데쳐내고 물기를 뺀후 소금으로 절였다가 김장철에 깨끗이 씻어 김장속에 넣어 먹을 수 있다. 또 고추잎을 산나물처럼 데쳐 말렸다가 볶음요리를 만들거나 짠지를 만들어 먹을 수도 있다.

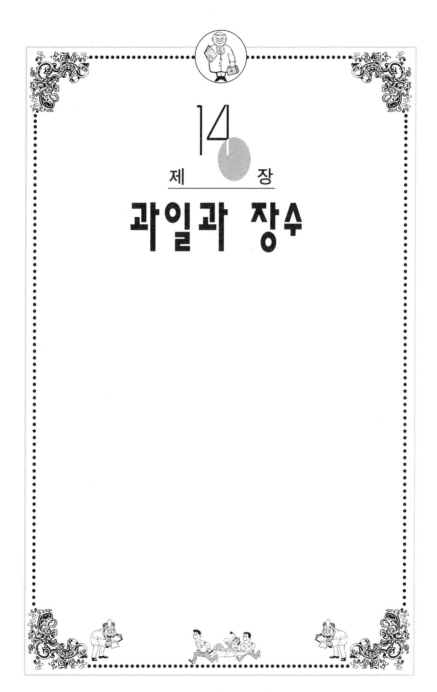

제 14 장

과일과 장수

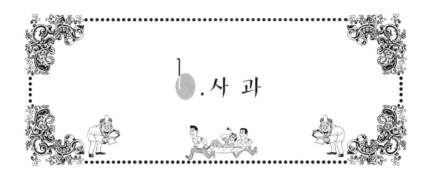

건강 상태를 개선하는 사과 식사요법

사과 식사요법은 간단히 할 수 있으며 어김없이 몸무게가 줄어든다. 뿐만 아니라 피부가 깨끗해지는 여러 가지 다른 효과도 기대할 수 있다. 사과 식사요법은 3일이고 사과만을 먹는 식사요법이다. 보통 식사 대신에 사과를 먹는 것이다.

식사요법 기간 중에 먹는 사과의 양은 몇 개이상 먹으면 안된다든지 몇 개 만을 먹어야 한다는 등의 제한이 없다.

사과는 몇 개든지 먹고 싶은 것 만큼 먹으면 된다.

식욕이 없으면 무리하게 먹을 필요는 없다.

사과 식사요법을 하는 사람들 중에는 세 끼 식사처럼 아침, 점심, 저녁에 각각 1-2개의 사과를 먹는 사람이 많은 것 같다. 그러나 식사 시간외에 오전이나 오후 또는 밤 어느 때든지 배고픈 때 먹으면 된다.

하루 먹는 양은 보통 5~6개이지만 대식가의 경우 10개 정도, 소식가의 경우 3개 정도일 것이다. 사과 식사요법에 쓰는 사과는 금강(데리야스)계통의 밑부분이 너실너실하고 뾰족한 종류의 것이 바람직하다. 그러나 금강계가 없으면 그밖의 종류의 것들을 써도 괜찮다.

먹는 방법은 물에 잘 씻고 껍질채로 먹는 것이 가장 이상적이다. 그러나 더럽게 여겨지고 농약이 걱정되면 껍질을 벗겨 먹어도 된다. 식사요법 기간에는 사과만을 먹어야 하는데 수분을 보충하기 위해 찬물이나 더운물을 마신다.

사과에는 수분이 들어있으나 사과만 먹으면 갈증이 난다. 그럴때는 찬물이나 더운물을 먹고 싶은 만큼 마신다. 또는 설탕이나 우유를 넣지 않은 커피(그리 진하지 않은)를 하루 1컵 정도 마셔도 된다. 이밖에 사과 식사의 마지막날인 3일째의 밤과 그 다음날 아침에 올리브기름을 작은 숟가락으로 2숟가락씩 먹는다.

사과 식사요법의 효과는 다음과 같다.

사과에는 몸안의 독소의 배출을 촉진시키는 작용이 있다.

그러므로 3일 동안 사과만을 먹으면 독소가 밖으로 나가 몸이 깨끗해지는 것 같다. 특히 장내의 숙변(오래묵은 대변)이라고 하는 독소도 깨끗이 제거된다. 배안의 쓸데없는 것들이 제거되므로 몸무게도 줄이고 미용 효과도 나타나면서 건강해지는 것으로 여겨지고 있다. 3일간의 사과 식사요법이 끝나면 독소가 배설되었기 때문에 5감이 민감해진다.

미각은 예민해지고 후각도 좋아지며 귀도 잘 들리게 된다. 시력도 좋아지고 몸도 거뜬해진다. 사과 식사요법은 자기 건강 상태에 맞게 1달 또는 2-3달에 1번 반복하면 몸무게도 줄고 피부도 고와진다.

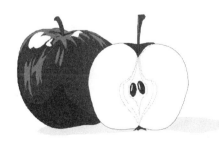

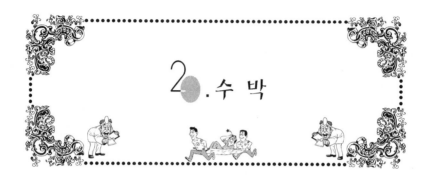

20.수 박

 수박즙에는 비타민 A, B, C, 단백질, 포도당, 과당 지방과 3가지 아미노산, 그리고 사과산, 젖산, 칼슘, 철, 인, 섬유질 등 사람의 몸에 필요한 영양분이 들어 있다.

수박의 영양 및 약용 가치를 보면 다음과 같다.

① 급성 및 만성 콩팥염, 방광염, 간복수 환자들이 수박 껍질을 달인 물이나 수박을 먹으면 일정한 효과를 볼 수 있다.

② 고혈압 환자들이 말린 수박 껍질과 초 결명을 각각 9g씩 함께 달여 마시거나 수박을 많이 먹으면 혈압이 내려갈 수 있다.

③ 수박속을 파내고 거기에 마늘을 채운 다음 도려낸 껍질을 도로 붙이고 겉에 흙매질을 하고 불에 구운 다음 가루내어 먹으면 만성 콩팥염이나 부종, 간경변을 치료하는데 일정한 효과가 있다.

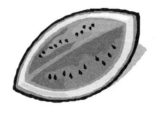

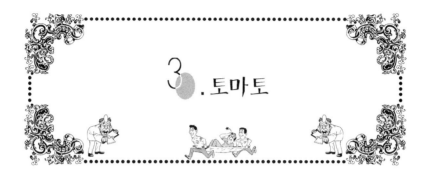

 토마토에는 비타민 C, P, 루린, 아미노산, 칼슘 등 비타민과 미량 영양소가 많이 들어 있다. 토마토를 먹으면 몸에 여러 가지 좋은 점이 많다.

1) 뇌의 활력을 높여준다.

지금 뇌졸중 후유증이나 좌 동맥 경화증에 의한 여러 가지 증상을 치료하는데 그루타민산과 감아미노버터산을 약으로 쓴다. 이 물질은 다같이 뇌수를 이루는 물질들로써 사람이 머리를 쓸 때 관여한다. 그런데 이 물질은 토마토에 많이 들어 있다.

토마토를 먹으면 머리 아픔과 머리 무거운감, 피로, 흥분, 귀울이, 기억장애, 장장애, 의욕저하 등이 자기도 모르는 사이에 좋아지는 것을 볼 수 있다.

2) 노화를 막는다

사람이 나이를 먹게 되면 자연히 늙기 마련이다. 그것은 몸안에서 물질을 산화시키는 유리기가 들어 있기 때문이다. 토마토에 들어 있는 비타민 C와 A는 이 유리기가 많아지는 것을 막는 작용을 한다.

그리고 이 영양소들은 피부를 건강하게 하는 필수적인 영양 성분이기도하다. 그리하여 토마토를 먹으면 노화에 의하여 피부가 거칠어지거나 주름살이 늘어나는 것을 막게 된다.

3) 병치료에 이롭다.

어떤 사람들은 토마토를 하루에 1-2개씩 매일 먹는 방법으로 고혈압을 치료했다고 한다. 그리고 토마토즙을 얼굴에 발라 살결을 곱게 하는 것은 예로부터 써온 방법 중의 하나이다.

토마토로 위벽을 고친 사람들도 있다. 그것은 토마토에 피를 깨끗이 하고 지방질 소화를 도와주는 물질이 들어 있기 때문이다. 토마토의 약리 작용 가운데서 주목되는 것의 하나는 이뇨 작용이다.

그러므로 콩팥기능이 약해져 오줌이 잘 나오지 않을 때 토마토를 먹는 것이 좋다.

토마토에는 비타민 A와 C가 많이 들어 있는데 이것은 암을 일으키는 변이원형 물질에 대해 강하므로 고혈압과 같은 질병을 낮게하는 작용을 한다.

토마토 씨는 특이하게 매끈매끈한 물질에 둘러싸여 있는데 그것은 위점막을 보호하여 위병을 낮게하는 작용을 한다.

4) 나쁜 냄새를 없애준다.

토마토에는 트린스그섹세나르라는 고유한 유향성분이 들어 있다. 그래서 토마토를 먹으면 입안의 나쁜 냄새가 없어지며 또한 그것을 물고기 요리할 때 쓰면 여러 가지 잡냄새가 없어진다.

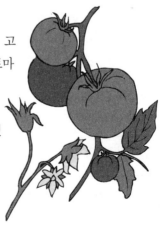

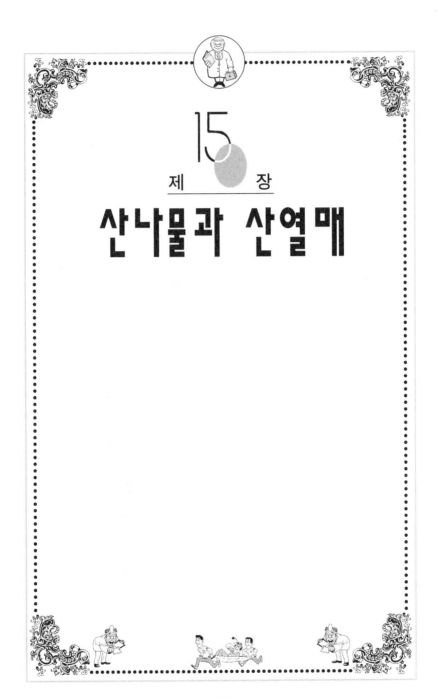

제 15 장

산나물과 산열매

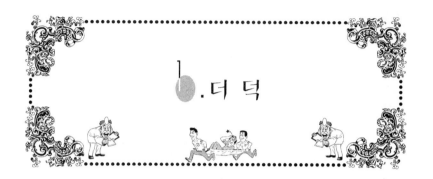

ㅣ0.더 덕

더덕은 생김새로부터 약효에 이르기까지 인삼과 비슷하여 사삼으로 불리우고 있다. 더덕 뿌리는 인삼의 주요 성분인 사포닌이 들어 있는데 상처가 심할 때나 독벌레에 쏘였을 때 더덕가루를 바르면 효과를 볼 수 있다.

맛은 달고도 쓰며 비장, 위계통과 폐, 신경계통의 질병에 아주 좋은 보약 식품으로 널리 알려져 있다. 또 추위를 탈 때, 입맛 돋굴 때, 가래로 가슴이 답답할 때 먹으면 효과를 볼 수 있다. 늑막염으로 고생할 때 더덕을 먹게 되면 쉽게 오줌으로 배설시킬 수 있다. 호흡기 계통의 여러 질병과 미열이 있을 때 먹게 되면 즉효를 볼 수 있다.

민간에서는 여러 질병을 치료하기 위해 더덕을 널리 이용해 왔다. 탈장증이 있을 때 100g쯤 달여 마시면 효과를 볼 수 있다. 산모가 젖이 적어 고생할 때에도 하루 8-10g씩 달여 마시면 좋다.

특히 비대증이 있어 혈압이 높고 가슴이 답답하여 얼굴색이 검어지는 경우에 더덕을 먹으면 효과를 볼 수 있다.

더덕을 3-5cm 정도를 잘게 썰어 그 양의 3배 가량 되게 독한 술을 타서 숙성시키면 약효가 훌륭한 더덕술을 얻을 수 있다.

더덕술은 맛과 향기가 독특할 뿐만 아니라 강장제로도 좋다.

특히 가래가 많은 사람이 자기전에 마시면 효과를 볼 수 있다.

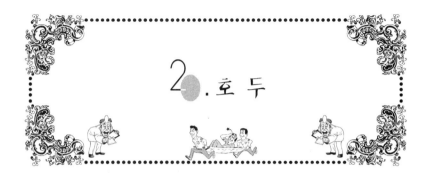

2. 호 두

 호두는 옛날부터 약재로 이용하여 왔다. 그 주된 작용은 〈신을 보하고 덥혀주며 장시의 습윤도를 높여주는 것〉이다.

노화에 따라 점차 체력이 약해지면서 이것 저것이 나빠졌다고 하는 것은 바로 신의 기능이 약해진 결과라고 생각하면 좋을 것 같다. 이러한 경우 호두는 대단히 좋은 효과를 나타낸다.

신이 약해지는 증상은 나이가 들어야만 나타난다고 할 수 없다. 호두는 젊은 사람들의 신이 약해지는 증상에도 잘 듣는다. 신이 약해지면 기혈의 흐름이 나빠진다.

기라는 것은 원기의 기를 말하며 혈은 문자 그대로 피를 가리킨다. 기혈의 흐름이 나빠지면 어딘지 모르게 원기가 나지않고 활력이 약해지며 혈색이 나빠지고 추위를 잘 타고 냉증을 호소한다. 이러한 증상이 나타나는 사람들은 호두를 쓰면 신이 든든해지고 혈색이 좋아지면서 원기가 왕성해진다.

호두의 두번째 효능인 〈폐를 덥혀주는 것〉은 신이 약해지는 증상으로부터 오는 호흡기 질병의 증상을 개선한다는 것이다.

이런 호흡기 질병의 대표적인 것이 천식이다. 천식에 걸린 사람은 창백한 얼굴을 하고 기침을 자주 하는데 이것은 신이 약해지는 증상에 의하여 생기는 것이다.

만성기관지염도 이와 같다고 생각하면 된다. 따라서 호두를 먹고 신을 보하면 기침이 서서히 멎고 증상이 개선된다.

호두를 기침약으로 쓸 때에는 호두에 붙어있는 얇은 껍질을 그대로 함께 먹는다. 이 껍질은 수렴제 작용을 하기 때문에 기침을 멎게 하는 작용을 높여준다. 그러나 얼굴이 불그스레 해지면서 기침을 하는 경우에는 기침을 멎게하는 호두의 효과를 기대할 수 없다. 예컨대 감기에 걸려 열이 날 때의 기침이나 연속적인 기침으로 얼굴이 벌겋게 되는 경우에는 신이 약해지는 증상에 의하여 기침이 아니다. 호두는 신이 약해지는 증상에 의하여 생기는 마른기침 증상을 축축하게 하여 개선한다.

호두의 세번째 효능인 〈장기의 습윤도를 높여준다〉는 것은 변비를 개선하는 작용이라고 말해도 좋을 것이다.

신이 약해지는 증상에 의하여 변비 즉 노인들 중 기력이 약한 체질의 사람들에게서 나타나는 물기가 적은 굳은 대변이 나오는 형의 변비에 효과가 있다.

특히 임신중이나 산후에 호두를 먹으면 좋다. 임신중에는 태아에게 피를 빼앗기기 때문에 신이 약해지는 상태에 이르기 쉽다. 이럴 경우 호두를 먹으면 그런 증상이 개선되고 산후의 회복도 빨라진다.

중국에서는 산후에 호두로 만든 과자를 간식으로 주는 습관이 있다. 이것은 호두 3, 아교(질좋은 잣꿀) 1, 설탕 1, 대추 0.5를 술로 달여 만든다. 이것을 산후에 쓰면 대단히 좋다고 한다.

호두는 또한 불면증에 좋은데 그렇다고 하여 불면증이면 다 듣는 것이 아니다. 신이 약해지는 증상으로부터 생긴 불면에 잘 듣는데 몸이 피곤하지만 정신이 똘똘해 지면서 잠이 오지 않는 경우에 효과를 나타낸다. 그러나 손발에 열이 나기 때문에 이불밖으로 내보내고 싶을 때든가 열이 나면서 잠이 오지 않을 경우에는 역효과를 나타내므로 주의해야 한다.

이와 같이 호두는 신이 약해지는 증상에 의해 생기는 여러 가지 질병이나 증상에 효과를 발휘한다. 오줌이 잘 배설되게 하고 허리아픔과 변비를 개선하며 기침을 멎게하고 발과 허리의 쇠약을 방지하고 정력 회복에 기여한다.

노화 현상에 의하여 나타나는 몸 허약의 회복 즉, 노화 방지에 효과를 나타내며 성인병에도 기여한다.

호두의 성인병 예방 작용에 관해서는 현대 의학적 견지에서 보아도 충분한 근거가 있다.

호두 성분의 약 절반이 지방이므로 적은 양으로도 많은 에너지를 얻을 수 있다. 또한 질 좋은 단백질도 많이 들어 있고 비타민과 광물질도 풍부히 들어 있다.

이와 같이 적은 양의 호두에 영양가가 높은 성분이 많이 들어 있다는 것은 소화 흡수력이 약해진 노인들의 영양 보충과 정력 증강에 기여할 수 있다는 것을 의미한다.

호두의 비장에는 아놀산 등 불포화지방산이 풍부히 들어있으므로 혈액 속의 콜레스테롤 수치를 낮추고 동맥 경화를 예방할 수 있다.

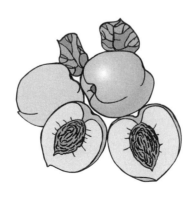

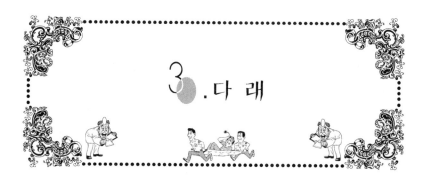

3. 다 래

다래는 마음을 안정시키는 만병의 묘약이다. 다래나무 열매는 고양이나 동물의 만병약으로서 고양이나 사자가 다래 냄새를 맡기만 해도 병이 완치된다고 한다. 이렇게 신비로운 효능을 가진 다래는 신경을 안정시키는 묘약이기도 하다. 다래 열매는 옛날부터 잠을 깊이 들게 하며 몸을 덥히고 심장을 튼튼하게 하고 신경통을 고치며 이뇨 작용을 돕는 등의 묘약으로 써왔다.

지금 다래에 대한 인기가 대단히 높아져 다래로 만든 과일주, 다래절임과 그 밖의 식품들이 매우 귀중한 것으로 취급되고 있다.

다래열매에 강장 효과가 있다고 하는데 그보다 중요한 것은 거기에 신경을 안정시키고 깊이 잠들게 하는 효능이 있는 것이다. 그 때문에 만병에 효과가 있다.

다래에는 또한 당분과 산도가 알맞게 있고 향기로워 맛이 좋으며 영양가가 굉장히 많다. 열매의 색이 푸르고 달콤한 향기를 풍기는 말다래는 진귀한 과일로써 고상한 냄새와 맛은 어느 과일에도 비길 수가 없다.

다래열매는 영양가가 굉장히 많으며 비타민 C는 귤의 10배나 되고 단백질 분해 효소도 들어 있어 피로 회복이나 자양 강장제로 귀중히 이용되고 있다. 특히 노인들의 기력 회복에 아주 좋은 약재이다.

분석한 자료에 의하면 다래는 지방, 단백질, 비타민, 키로리노이드와 철, 망간, 인, 마그네슘을 비롯한 광물질이 많이 포함되어 있다고 한다.

다래에는 특히 바타민 A, B, C가 포함되어 있는데 비타민 C의 함유량은 귤보다 50배, 사과보다는 20～80배나 더 많다. 다래의 이 귀중한 영양분은 가공품에도 그대로 보존되어 있다. 이렇게 좋은 영양가치로 다래는 이미 오래전부터 보약재나 강장제로 그리고 장수자들의 기호품으로 사용되어 왔다.

다래는 즙이 많고 영양가가 높으며 맛이 좋으므로 날로 먹거나 단졸임, 술, 단불 등 여러 가지 식품 가공원료로 쓰이며 다래 나무의 줄기는 생약 원료로도 사용되고 있다.

다래로 만든 요리는 단졸음 그리고 청량 음료는 맛도 좋지만 영양가가 높고 병치료에도 효과가 매우 좋기 때문에 영양 식품이나 건강 식품으로 이용되고 있다. 특히 통조림한 다래는 다른 어느 통조림보다도 맛있고 향기로우며 건강을 보장하며 기력을 회복하는데 매우 좋은 것이다. 다래로 술을 만들 수 있는데 다래주는 향기와 맛에서 제일이다.

또한 다래나무 순을 나물로 먹으면 맛이 좋고 건강에 좋다.

다래열매는 8-9월에 따는데 과일주나 기타 가공원료로 하자면 채 익기전에 따는 것이 요령인데 특히 과일주의 원료로는 익지 않는 것이 좋으며 먹는데는 완전히 익은 것이 좋다.

다래열매를 미루와 함께 절이면 맛이 좋고 기력 회복과 건강 증진에 더욱 기여할 수 있다.

벌레먹지 않은 다래는 말려서 다시 쓸 수 있다.

앞으로 다래를 다량 생산하여 포도주처럼 술을 만들어 세계적으로 제일 맛이 좋은 술로 될 것이다.

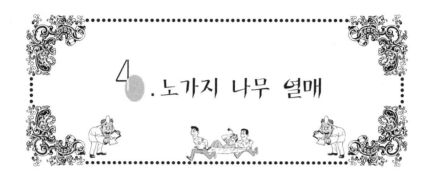

4. 노가지 나무 열매

노가지 나무 열매로 만든 술은 향기를 풍길 뿐만 아니라 호흡기와 장기를 튼튼하게 하는 약술로 알려져있다.

그렇기 때문에 열매 채취는 눈오기 직전인 10월말-11월 중에 하는 것이 좋다.

채취한 열매는 즙을 만들어 보관한다.

차로 쓸 때에는 물 한 컵에 3-4알의 열매를 깨서 두거나 그만한 양의 즙을 타서 마시면 된다. 이러한 차나 술을 정상적으로 마시면 기관지염 치료에 아주 좋다.

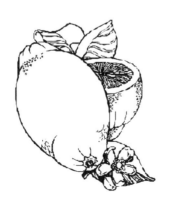

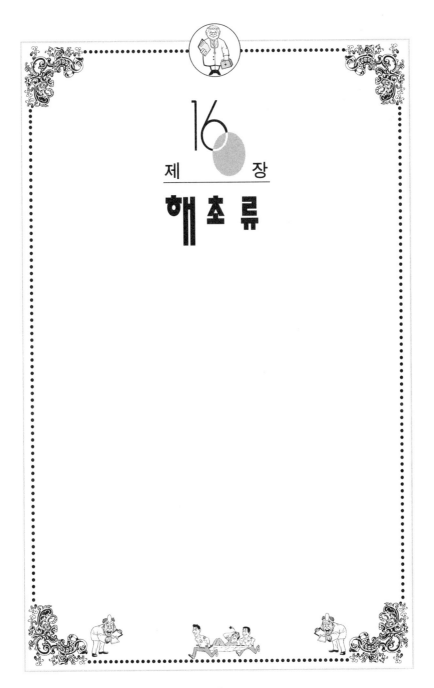

제 16 장

해 초 류

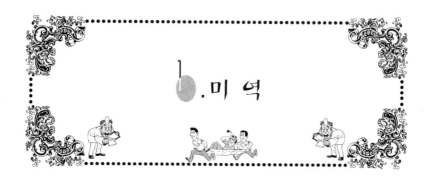

 미역의 미끈미끈한 성분은 위를 보호하는데 좋다.

미역을 물에 담그면 겉이 미끈미끈해 지는데 이 성분은 섬유질의 한 종류이다.

이것은 알긴산나트륨이라는 물질이다.

알긴산은 위점막을 보호하며 염증, 궤양 그리고 그밖에 상처를 빨리 아물게하는 작용을 한다.

미역의 이 미끈미끈한 물질의 작용은 이미 의학적으로도 인정되어 있으며 〈알로이드〉라는 이름으로 불리우고 있다.

자료에 의하면 미역의 미끈미끈한 물질은 식도염과 위염, 위궤양(십이지장궤양), 수술후의 위장장애, 위암 등의 보조약으로 쓰인다고 한다.

하루에 3번, 한 번에 20-30g(큰숟가락으로 2-3개)씩 먹는다.

식도를 통하여 위에 들어간 미역의 미끈미끈한 물질은 상처를 덮어주고 위액이나 음식물에 의한 자극을 막아준다. 이렇게 위점막을 덮어주면 외부로부터의 장애를 막아줄 뿐만 아니라 위점막 세포의 활력을 높여준다.

또한 위에서 점액을 만드는 것을 촉진하여 점막을 보호하게 한다.

미역의 미끈미끈한 물질은 이렇게 위를 보호하는 역할만 하는 것이 아니라 궤양과 상처를 낫게하는데 작용하는 프로스타글라딘이라는 합성을 강화해 준다. 이렇기 때문에 파괴된 세포가 빨리 살아나고 상처도 짧은 기간에 낫게 된다.

이처럼 미역의 미끈미끈한 성분은 위에 아주 좋은 작용을 한다.

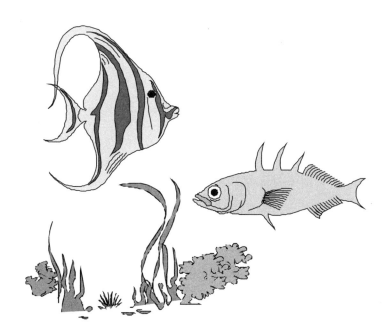

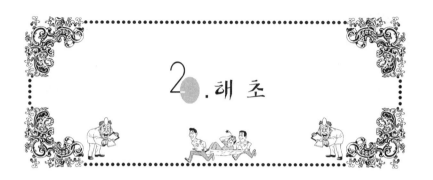

2. 해 초

해초에는 여러 가지 광물질이 들어 있다.

요오드는 갑상선 호르몬의 원료로서 없어서는 안될 물질이다. 갑상선의 가장 중요한 역할을 몸에서 열을 발생하는 기능을 조절하는 것이다. 나이를 먹어가면서 갑상선의 기능이 낮아지게 되면 몸에서 열을 발생하는 기능이 떨어진다. 이것은 노화의 정도를 가늠하는 척도라고 할 수 있다. 요오드가 부족하면 갑상선 호르몬이 부족해지고 갑상선의 기능이 낮아지게 된다.

요오드는 노화를 가늠하는 하나의 기준인 갑상선의 기능 저하를 억제한다. 다시 말하여 요오드는 노화의 예방에 이바지 한다고 볼 수 있다. 이런 연구 자료에 의하면 요오드는 갑상선 호르몬의 원료로 될 뿐 아니라 건강 유지에 중요한 역할을 한다. 또한 요오드는 혈관의 청춘기를 유지하게 하는 작용과 몸의 열을 발생시키는 작용 즉 몸의 활력에서 기본으로 되는 이 2가지 작용으로서 노화를 억제한다.

실제 장수촌들은 해안 지역의 섬들 즉, 물고기에서 질좋은 단백질과 해초에서 요오드를 충분히 섭취할 수 있는 어촌들이다.

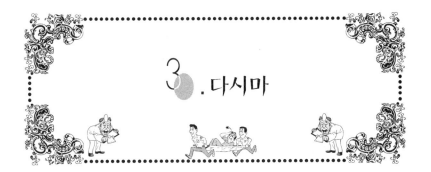

3. 다시마

한줄기의 다시마가 노화 방지에 기여한다

다시마는 광물질의 보물고이다. 다시마에 특히 풍부하게 들어있는 것이 옥소인데 다시마의 냄새 속에는 옥소도 들어 있다.

옥소는 갑상선 호르몬의 재료로 된다. 갑상선 호르몬은 성장기 발육을 촉진하고 온몸의 물질 대사를 활발하게 한다. 이것은 귀중한 호르몬이다.

우리들의 몸에는 항상 물질 대사가 반복되고 낡은 세포가 새로운 세포로 변화되어 간다. 이러한 기능은 젊은 사람일수록 활발하고 노화와 함께 낮아지게 된다.

물질 대사를 촉진하는 갑상선 호르몬의 기능은 젊음의 표정이라고 말해도 과언이 아니다. 실제로 갑상선 호르몬이 부족해지면 물질 대사가 완만해지고 피부가 거칠어지며 머리카락이 빠지기 쉽게 되고 추위에 약해지며 피로해지기 쉽고 힘이 없어지면서 기력이 쇠약해지는 등 심신의 양 측면에서 노화 현상이 나타난다.

심한 경우에는 심장저해 증상을 일으키거나 바세도우병을 일으키는 경우도 있다.

또한 지방의 대사도 약해지므로 비대해지는 경우도 있다.

그러므로 갑상선의 기능을 약하게 하지 않는 것이 노화를 막는 하나의 중요한 방도가 된다. 이를 위해서는 갑상선 호르몬을 부족하게 하지 말아야 한다. 즉 옥소를 충분히 섭취해야 한다.

사람의 몸에는 대체로 10 ~ 25mg의 옥소가 존재하는데 약 70 ~ 80%는 갑상선에 집중되어 있고 혈액 1ℓ 중에는 0.05-0.13mg이 들어 있다고 한다.

옥소는 콜레스테롤 수치를 낮추는 기능도 한다.

갑상선 호르몬에 대한 작용 뿐만 아니라 옥소는 혈관의 젊음을 유지하는 기능도 한다는 것이 밝혀졌다. 옥소는 혈관의 지방이나 콜레스테롤 수치를 억제하여 동맥 경화를 예방하고 혈관의 젊음을 유지하는 작용을 한다.

'사람은 혈관으로 부터 늙는다' 라고 말하는데 혈관의 콜레스테롤 정상치는 150 ~ 250mg이다. 이 이상이 되면 남은 콜레스테롤이 나쁜 방향으로 작용하게 된다.

콜레스테롤의 과잉 섭취에 의하여 나타나는 가장 무서운 것은 동맥 경화이다.

이러한 동맥 경화를 예방하기 위해서도 혈액 속의 콜레스테롤 수치를 정상 수준으로 유지할 필요가 있다.

다시마는 혈액 속의 콜레스테롤을 낮추는 작용을 하는데 다시마의 독특한 미끈미끈한 성분이 그런 작용의 주되는 담당자이다.

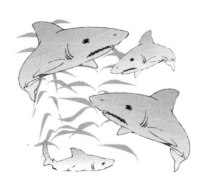

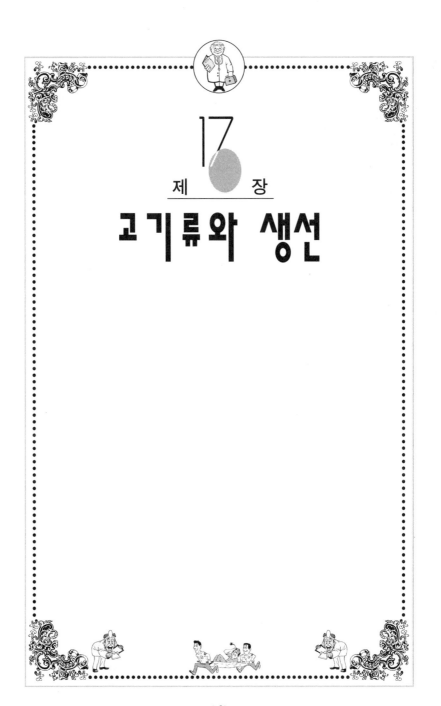

제 17 장

고기류와 생선

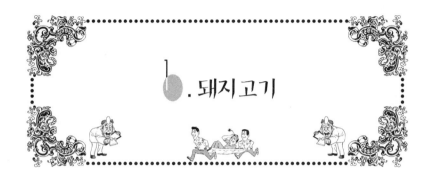

1. 돼지고기

아시아의 어느 한 나라 장수촌에는 100살에 가까운 노인들이 많다. 이곳 장수자들은 거의 돼지고기를 즐겨 먹는다. 그들에게는 돼지고기에 우엉, 무, 홍당무, 토란을 한데 넣고 달여서 엿을 만들어 먹는 습관이 있다. 전해오는 말에 의하면 이런 방법으로 달여서 만든 고기엿은 사람의 원기를 돋구어주고 장수할 수 있게 한다고 한다.

신선한 돼지비계를 먹으면 좋다.

돼지비계에는 지방이 많아 자주 먹으면 혈액의 콜레스테롤 함량을 증가시키므로 동맥 경화를 일으킨다고 보았다. 그리하여 관상동맥이나 고혈압이 있는 사람은 비계를 무서워하고 있다.

최근 일부 나라의 생물학자들은 여러해 동안 통계분석을 거쳐 동물성 지방에는 수명 연장할 수 있는 물질인 A 지방 단백질이 있다는 것을 발견하였다.

A 지방 단백질은 혈관이 굳어지지 않게 하며 혈관과 관상동맥을 예방할 수 있게 한다. 동물성 지방에는 또한 비타민 A, B_1, B_2, B_{12}, E와 같은 비타민이 들어 있다. 이것은 사람 몸에 없어서는 안되는

물질이다. 그리고 동물성 지방은 열량이 당분보다 배나 높으므로 비계를 적당히 먹는 것이 좋다. 특히 육체 노동을 하는 사람들에게는 더욱 필요하다. 그러나 최근의 연구에 의하면 변질된 비계에는 변질된 콜레스테롤이 들어 있는데 이것이 동맥 경화를 일으키는 〈대적〉이라는 것이 확인되었다.

왜냐하면 변질된 콜레스테롤은 혈청 B-지방 단백질의 결합이 튼튼하지 못하여 혈액 속에 유리상태의 콜레스테롤이 많아지게 하기 때문이다. 뿐만 아니라 변질된 콜레스테롤 자체는 투과 능력이 크므로 혈관 내벽세포증을 뚫고 동맥 내벽에 들어가 거기에 쌓이게 될 수 있다. 이렇게 쌓인 콜레스테롤이 제때에 흡수되지 못하거나 없어지지 못하고 조직 반응을 일으켜 해소되기 힘든 동맥 경화 반점으로 발전하게 된다.

동물성 식용기름(주로 돼지기름)에는 콜레스테롤이 많다. 기름의 질을 보장하기 위해서는 고기를 살 때 신선하고 깨끗한 것으로 골라야한다. 가죽을 벗긴 비계를 잘 뜯어내어 깨끗이 씻은 다음 기름을 내야 한다. 이 기름을 금속통이나 불투명한 가소물용기에 담아 습하지 않게 보관해야 한다.

정상적인 동물성 식용기름은 흰색 혹은 누런색이 나야 하고 식으면 곧 굳어져야 하며 군냄새가 없어야 한다. 일단 변질할 징조가 보이면 절대로 먹지 말아야 한다.

돼지고기와 마늘을 함께 먹으면 피로를 모른다.

피로감을 쉽게 느끼는 사람들은 돼지고기와 마늘을 함께 먹으라고 권고하면서 어떤 학자는 피로의 회복에 이바지하는 비타민 B_1의 효과에 대해 지적하였다. 중년이 지나면 어느 정도 피로감을 느끼는 것은 부득이한 현상이다. 추위와 피로에 견디는 강한 육체를 만들려면 어떤 식생활을 해야 하는가.

비타민 B_1이 결핍되면 각기병에 걸린다. 비타민 B_1은 소장안에서도 위에 가까운 부분에서 흡수되는 것이 보통이지만 어떤 원인으로 소장의 아래쪽 부분이나 대장에 내려갈 때까지도 흡수되지 않는 경우도 있다. 그래서 이러한 문제를 해결하기 위해서 비타민 B_1의 효율적인 섭취법에 관하여 여러 가지 연구가 진행되었다. 연구 결과 알리신이라는 물질과 결합되면 비타민 B_1의 흡수율이 높아진다는 것이 확증되었다.

알리신은 마늘, 파 등에 포함되어 있는 알리신이 분해되어 생긴 물질인데 이것을 함께 섭취하면 비타민 B_1이 아노이리나제균에 의하여 파괴되지 않는다는 것이 판명되었다. 비타민 B_1은 잘 알려진 바와 같이 쌀이나 보리의 배아 부분에 많이 포함되어 있다.

이 배아 즉, 비타민 B_1이 많이 들어 있는 식품은 돼지고기이다.

앞에서 이야기한 바와 같이 비타민 B_1은 알리신과 결합하면 잘 흡수되기 때문에 마늘, 파 등과 함께 돼지고기를 요리하면 더욱 효과적이다.

비타민 B_1과 알리신이 충분히 반응하도록 하기 위해서는 어디까지나 함께 먹는 것이 필요하기 때문에 마늘을 넣고 슬쩍 지지거나 돼지고기 볶음에 마늘을 먹으면 좋을 것이다.

고기와 야채를 하루씩 엇바꾸어 먹어야 장수.

고기와 야채류를 엇바꾸어 먹는 방법은 중국의 고대 식사법에 기초한 것이다. 일찍이 당나라의 이름난 의학자 손사막은 의서「천금방」에서 "매일 음식은 잡식을 금해야 한다"고 하였다.

그는 109살까지 살았는데 이것은 잡식을 금해야 한다는 주장과 일맥상통 한다고 볼 수 있다. 중국의 봉건황제들 가운데서 보기드문 장수자인 청나라 강희는 다음과 같이 말하였다.

"짐은 매일 한 가지 음식만 먹는다. 이를테면 닭고기를 먹을 때는 닭고기만 먹고 양고기를 먹을 때는 양고기만 먹으면서 여러 가지를 섞어 먹지 않는다", 이것 역시 고기와 야채를 엇바꾸어 먹는 방법의 하나였다.

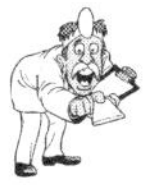
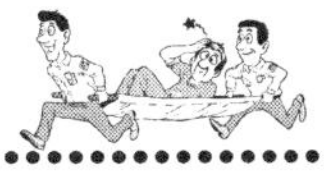
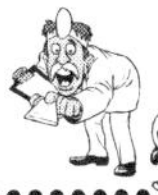

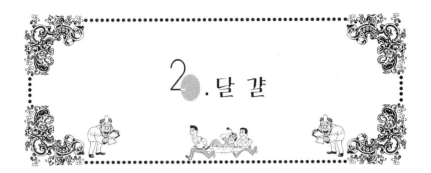

2. 달 걀

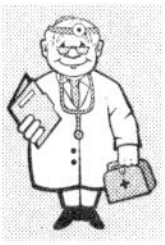

달걀은 옛날부터 환자의 체력 회복에 적당한 식품의 하나로 간주되어 왔다.

현대 의학의 견지에서 보아도 달걀을 '완전식품'으로 인정되고 있는데 사람의 몸에 필요한 영양소를 전부 가지고 있는 우수한 식품이다. 이만큼 영양분이 풍부한 식품은 달걀을 제외하고는 '완전식품'이라고 하는 다른 종류로서 우유밖에 찾아볼 수 없다.

달걀은 병아리로 성장하는데 필요한 영양성분을 다 가지고 있다.

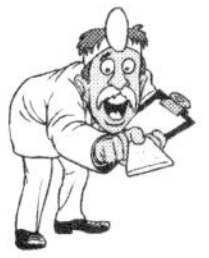

달걀은 완전식품이다.

병아리의 뇌, 신경 그리고 몸뚱이 모든 세포를 만드는데 필요한 지질류와 단백질이 달걀에 충분히 들어 있다. 병아리의 골격을 형성하는데 필요한 칼슘과 인도 풍부히 들어 있다. 그리고 수정란이 성장해 가는 과정에 세포가 활동하는데 필요한 비타민 B_1, B_2, 니아신, 판토텐산 등도 다 들어있다. 이와 같이 달걀이 병아리의 생명을 형성하는데 필요한 모든 것을 가지고 있다는 것을 고려할 때 달걀이라는 식품이 몸에 좋다는 것은 말할 것도 없다.

현재의 영양학에서는 밥을 주식으로 하는 사람들의 몸에는 단백질

10 ~ 15%, 지질 20 ~ 25%, 탄수화물(당질) 60 ~ 70% 정도 섭취하는 것이 적당하다고 한다. 그러나 특히 단백질은 그 질이 좋은가의 여부가 큰 문제로 되고 있다.

단백질은 약 20여 종의 아미노산으로 되어있는데 그 가운데 우리 몸안에서 합성하지 못하는 것을 필수아미노산이라고 한다.

질 좋은 아미노산이라는 것은 이 필수아미노산을 다 가지고 있는 것을 말한다. 그런데 이런 아미노산을 이상적인 비율로 가지고 있는 것이 달걀이다.

밥의 단백질에는 두 가지 필수아미노산(이진과 트레오닌)이 적게 들어 있는데 달걀이 이것을 보충해 줄 수 있다. 이렇게 하면 밥을 위주로 하는 식사의 영양가가 훨씬 높아진다.

어떤 연구자는 매일 달걀을 2개 먹으면 혈관을 강화하고 고혈압을 예방할 수 있다고 하면서 그 이유로 달걀에 질좋은 단백질이 충분히 들어 있는 사실을 들었다. 또한 그는 달걀을 먹으면 고혈압의 큰 원인인 비만증에 걸리기 쉽지만 단백질은 그런 위험성이 없다고 말하였다. 다른 연구자는 달걀이 과산화지질을 제거해 주므로 달걀을 많이 먹을 것을 권고하고 달걀이 중고령 사람들의 피를 맑게 해 준다고 주장하였다.

자료에 의하면 달걀을 하루 최저 한 알을 먹으면 노인성 노망증을 예방할 수 있다고 하면서 100살이상의 한 노인의 매일 아침, 점심, 식사 때마다 달걀과 물고기를 먹었다는 것을 실예로 들었다.

동맥 경화를 예방할 수 있는 특효 성분인 레시틴이 달걀에 풍부히 들어 있다고 하면서 동맥 경화와 노인성 노망증을 예방하기 위하여 유지할 것을 권고하였다.

달걀과 콩가공품을 함께 먹으면 뇌졸중과 노인성 노망증을 방지할 수 있다고 하면서 달걀과 콩류의 단백질이 혈관을 유연하게 해 준다는 연구자도 있다. 뇌졸중과 노망증의 원인은 혈관의 영양 부족에 있는데 그 방지대책으로써 달걀과 콩가공품을 먹는 것이 좋다.

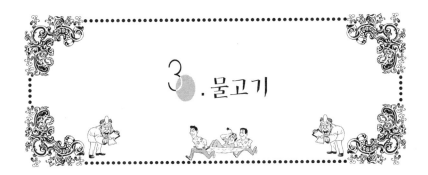

한 연구 집단이 100살 이상의 노인들을 대상으로 3차례의 조사를 진행하였는데 그들의 식생활형은 매번 조사에서 거의 비슷하였으며 특히 모두가 물고기를 즐겨 먹고 있다는 것을 알 수 있었다. 이것은 물고기가 장수하는데 좋은 식품이라는 것을 보여주는 하나의 증거이다.

영양학적으로 보면 물고기의 가장 중요한 성분은 '동물성 단백질'이라고 말할 수 있다. 사람들이 생명을 유지하는데 없어서는 안되는 것은 필수아미노산인데 그 가운데 몇 가지는 식물성 단백질로서는 보충할 수 없으므로 동물성 단백질이 절대로 필요하다. 같은 동물성 단백질이지만 물고기는 육류에 비하여 더 좋은 성분을 가지고 있다.

물고기에는 동맥 경화를 방지하는 작용을 하는 불포화지방산이 많이 들어 있다. 또한 혈전이 생기는 것을 방지하는데 이바지한다는 것이 확인된 에이고사펜타엔산(불포화지방산의 일종)이 물고기에 많다는 것이 획인되었다.

그리고 물고기는 살 뿐만 아니라 기름에도 불포화지방산이 많이 들어 있으므로 물고기 기름을 많이 섭취함으로써 동맥 경화의 발생을 억제하고 혈전이 생기는 것을 방지하여 뇌졸중을 예방할 수 있다.

장수자들은 이러한 훌륭한 물고기 단백질을 일반인보다 더 많이 먹음으로써 장수할 수 있었다고 말하고 있다.

그러면 어떤 물고기가 좋은가?

에이고사펜타인산이 푸른 색깔의 물고기에 많기 때문에 정어리, 고등어, 청어 등이 제일 좋지만 물고기이면 어느 것이나 다 좋다고 말해도 지나친 말은 아니다. 그리고 물고기의 기름에는 좋은 성분이 많기 때문에 기름기가 있는 물고기를 먹는 것이 더욱 좋을 것이다.

그리고 불포화지방산은 끓이거나 굽는 정도에서는 전혀 변하지 않으므로 조리법에 신경을 쓸 필요는 없다. 물론 비타민 등을 고려하면 될 수 있는대로 생것에 가까운 물고기를 먹는 것이 좋을 것이다.

매일 먹어야 할 단백질의 양과 물고기의 양은 어느 정도가 좋은가?

하루 70% 정도의 단백질을 섭취해야 한다고 생각한다. 하루에 먹는 단백질중 육류 1에 물고기 단백질과 두부 등의 식물성 단백질의 합계가 1.5정도의 비율로 되게 하는 것이 이상적이다. 이렇게 하자면 물고기를 매일 한 마리만 먹으면 된다.

물고기를 많이 먹으면 좋은 점이 많다.

1) 물고기를 많이 먹으면 병에 적게 걸린다.

물고기에는 질좋은 단백질이 많이 들어 있다. 물고기의 단백질은 돼지, 소, 양 등 동물들의 단백질보다 사람의 몸에서 쉽게 흡수되는데 그 흡수율은 95% 이상에 달한다. 이것은 물고기의 살이 아주 작은 근육질 섬유질로 구성되어 있는데 이런 근육질 섬유질 사이에 많은 교질물질이 들어 있기 때문이다.

물고기 단백질은 위속에서 단백질 효소의 작용에 쉽게 아미노산으로 분해되는데 이는 몸안에서 단백질을 합성하는 기본 단위이다. 음식물 가운데의 단백질은 몸안에서 직접 흡수되는 것이 아니라 위에서 소화되어 여러 가지 아미노산으로 분해된 후 관장에서 다시 몸안에 수요되는 단백질로 합성된다.

물고기는 영양가가 많을 뿐 아니라 매우 높은 약리적 가치가 있다. 연구 자료에 의하면 매주 평균 물고기를 280g씩 먹으면 심장병과 여러 질병을 예방할 수 있다고 한다.

물고기가 이런 약리 작용을 할 수 있는 것은 물고기 가운데 불포화지방산이 들어 있기 때문이다. 일반적으로 바다물고기에는 민물고기보다 불포화지방산이 더 많다. 그러나 절인 물고기는 사람의 몸안에서 해로운 아질산염을 생성시키므로 많이 먹으면 나쁘다.

2) 물고기를 많이 먹으면 장수할 수 있다.

물고기는 사람의 몸에 필요한 아미노산과 비타민 A, B, D와 칼슘, 인, 철 등을 공급한다. 연구 자료에 의하면 물고기에는 특수한 불포화지방산이 들어있는데 이는 동맥 경화를 예방하고 피몰림을 늦추며 혈소판이 응고되는 것을 억제하여 뇌혈전과 심장 폐쇄증을 예방할 수 있다. 이런 특수한 물질이 육류에는 함유량이 매우 적지만 물고기에는 매우 많다.

최근 과학자들은 물고기 기름에서 뇌혈전을 예방 치료할 수 있는 지방산을 발견하였다. 이는 16개의 탄소원소가 서로 결합된 지방산-세택산인데 쉽게 산화되지 않고 혈관을 보호하는 작용을 한다.

실험 결과에 의하면 뇌혈전에 걸린 흰쥐에게 이 지방산을 주사했더니 기적적으로 죽었던 혈관들이 정상상태로 회복되었다. 이로부터 물고기를 먹는 것과 장수하는 것이 일정한 관계가 있다는 것을 알 수 있다.

3) 물고기를 많이 먹으면 몸매와 살결이 고아진다.

물고기에는 질좋은 단백질과 비타민 A, B, D가 많이 들어 있는데 육류는 이에 비할바가 못된다. 비타민 A와 B는 사람의 눈, 피부, 치아를 좋게하며 골격을 형성하는 중요한 물질이다.

노인들과 한참 자라는 어린이들에게는 질좋은 단백질과 칼슘이 많이 요구된다. 노인들이 허리와 팔다리가 쉽게 골절되는 것과 아이들이 구루병에 걸리는 것은 그들이 몸안에 질좋은 단백질과 칼슘이 모자라기 때문이다. 그러므로 노인들과 아이들은 특히 물고기를 많이 먹는 것이 좋다.

성인병 예방에 좋은 물고기 내장

세계에서 편식을 가장 많이하는 민족은 북극 지방에 사는 에스키모족이다. 북극 지방에는 극히 짧은 여름을 제외하고는 대지가 얼어 붙어있어 그 어떤 식물도 자라지 못한다. 에스키모 사람들은 야채를 먹지 못하고 물고기와 사슴, 곰 같은 동물 고기만 먹고 산다.

그런데 그 사람들은 비타민 결핍증에 걸리지 않는다. 그 이유는 동물의 내장을 먹고 있는데 있다. 동물들의 내장은 비타민과 광물질의 보물고이다. 육식 동물들은 짐승을 잡으면 우선 내장부터 먹는다. 그런데 우리들은 물고기를 먹을 때 내장은 거의다 버린다.

물고기의 내장에는 비타민이나 광물질 외에 엘라스타제와 항유황 아미노산 등 성인병 예방에 이바지하는 성분이 들어 있다.

엘라스타제는 혈관을 젊어지게 하고 탄력을 보장하며 혈액의 콜레스테롤을 낮추는 작용을 하므로 혈관과 혈액의 2가지 측면에서 동맥경화를 예방한다.

그러므로 내장을 먹을 수 있는 물고기는 될수록 내장을 버리지 말며 내장채로 함께 먹는 작은 물고기를 많이 먹도록 노력하는 것이 좋다.

내장과 마찬가지로 버리곤하는 물고기의 머리 부분에는 비타민 B_1, B_2, 니아신 등 B군의 비타민이 많이 들어 있다. 특히 눈알과 그 주변에는 비타민 B_1, B_2을 많이 먹도록 하는 것이 좋다

비타민 B_1은 당질을 에너지로 이용할 때 필요하며 신경의 기능제어에도 중요한 역할을 하고 있다. 이것이 결핍되면 신경 장애가 생긴

다.

비타민 B$_2$는 영양분의 이용에서 특히 지방의 대사에서 중요한 역할을 하고 있다. 술을 많이 마시는 사람들에게서 생기기 쉬운 지방간의 치료와 예방에 비타민 B$_2$가 이바지한다. 비타민 B$_2$ 또한 고혈압을 일으키는 나트륨을 몸밖으로 배설하고 과산화지질(동맥 경화의 원인)을 줄이는 작용을 하면서 성인병 예방에서 중요한 역할을 하는 비타민이다.

또한 물고기의 지느러미에도 성인병 예방에 중요하게 아바지하는 성분이 콜라겐과 콘드로이틴(연골소)이 들어 있다. 이 2가지 성분은 우리 몸의 결합 조직을 구성하는 중요한 것들이다.

결합 조직은 우리들의 몸을 구성하는 무수한 세포를 연결하는 소위 접착제의 역할을 수행한다. 이 결합 조직의 주 성분이 콜라겐이다. 이와 동시에 콜라겐은 세포막을 강화하고 세포의 활기를 보장하는 작용을 한다.

콘드로이틴은 결합 조직 안에 있으면서 탄력성과 활기를 높여주는 역할을 한다. 이것이 결핍되면 피부가 거칠어지고 피부의 윤기가 없어지며 주름살이 들어나고 근육의 탄력성도 없어지면서 노화 현상이 촉진된다.

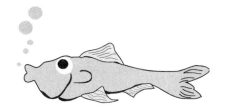

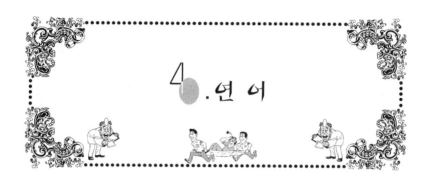

 지금까지의 많은 연구에 의하여 핵산은 노화 방지나 성 인병 예방에 있어서 대단히 중요한 물질이고 식품으로부 터 적극적으로 섭취하는 것이 큰 의의가 있다는 것이 알 려지게 되었다.

그러면 핵산이란 어떤 물질인가?

사람의 몸은 약 60조개의 세포로 구성되었는데 그 하나하나의 세 포의 중심에는 세포핵이 있다. 그 세포핵의 중심에 있는 고분자 물질 이 핵산인데 모든 생물의 세포에 다 있다.

핵산에는 DNA(데스옥시리보핵산-일명 데핵산)과 RNA(리보핵산)의 2개의 종류가 있는데 데핵산은 유전 정보를 담당하고 리보핵산은 그 정보에 기초하여 몸안에서 단백질을 합성한다.

부모로부터 자식에게, 자식으로부터 손자에게 유전형질을 전달하는 데핵산은 생물의 보존물질이라고 말할 수 있다. 핵산은 간장에서 아 미노산, 암모니아, 탄산가스 등으로부터 만들어지지만 간기능은 나이 가 많아질수록 쇠약해지고 필요한 만큼의 핵산을 만들 수 없게 된다. 또 노화는 20살이 지나면 시작되는데 몸안에서 핵산을 만드는 것은 간장의 부담으로도 되기 때문에 20살이 지나면 노화 방지를 위하여 식료품 속의 핵산 성분을 이용해야 한다.

이와 같이 핵산이 몸안에서 형성되기 때문에 섭취하지 않아도 된다고 하는 것이 젊음과 건강을 보존하는 비결이다.

식료품으로부터 섭취한 핵산은 몸안에 들어가면 효소에 의해서 분해되어 대부분이 장관에서 흡수된다.

흡수된 핵산은 약 70%가 탄산가스로 숨쉴 때 몸 밖으로 나가며 나머지 30%는 위장관, 골격, 간장, 비장, 콩팥, 폐, 고환, 골수 등에 많은 핵산이 들어가서 그 기능을 활성화 한다. 핵산 성분을 보충하면 위장의 작용이 좋아지거나 살결이 고아지고 정력과 체력이 증강하는 것은 모두 그 때문인 것이다.

골수에서도 새로운 적혈구, 백혈구, 혈소판이 만들어지고 철 부족성빈혈 이외의 재생불량성빈혈, 노인성빈혈 등을 개선 및 예방한다. 이렇게 되어 몸에서 물질 대사가 활발해지고 노화와 반대되는 작용이 생기게 되는 셈이다.

여러 가지 연구결과 핵산 섭취가 여러 측면에서 효과가 있다는 것이 알려졌다.

'피부의 주름과 늘어짐, 얼룩점이 없어졌다', '머리칼이 되살아 났다', '빈혈을 고쳤다', '몸이 단단해지고 날씬해졌다' 는 등의 체험담도 많이 보고 되고 있다.

그러나 이러한 효과를 얻기 위해서는 제일 일정한 양의 핵산 식사를 규칙적으로 하는 것이 필요하다. 필요량은 그 사람의 나이와 건강 식 생활 등에 따라서 다르지만 임상체험에 의하면 하루량으로서 평상시에 고핵산 식사를 하고 있는 사람과 젊은 사람은 식사 이외에 200mg, 저핵산 식사를 하는 사람이나 나이 많은 사람은 1.5g정도 섭취하는 것을 기준으로 보고 있다.

그러면 실제로 필요한 핵산을 섭취하기 위해서는 어떻게 하여야 하는가?

핵산은 여러 가지 동식물과 조개류 즉 모든 식품에 들어 있는데 함유량이 많은 것은 물고기류, 콩류, 바다야채류 등이다.

일반적으로 식품 속에 핵산이 가장 많이 포함된 것으로 알려진 것
은 정어리이다. 핵산 식사가 화제거리가 되었던 초기에도 정어리를
적극적으로 먹으라고 제창하였다. 그러나 새로운 연구결과는 정어리
에 포함된 핵산은 저분자 핵산이 거의 전부이며 이 저분자 핵산은
고분자 핵산에 비하여 몸안에서 이용 효율이 나쁘기 때문에 정어리
를 많이 먹어도 필요량을 충족시키지 못한다.

그래서 새로 주목하게 된 것이 물고기의 정소인 '고지' 이다. 그중
에서도 연어의 고지에는 놀랄만큼 많은 양의 핵산이 함유되어 있는
데 생연어의 고지에는 정어리의 20배나 되는 핵산이 포함되어 있다.
게다가 고지에 포함된 핵산은 90%가 균형이 잡힌 고분자 핵산으로서
몸안에서 대단히 유효하게 이용 된다는 것이다.

그러나 여기에서도 문제가 있다. 생연어고지로 핵산의 하루 소요량
(1-1.5g)을 충족시키기 위해서는 고지를 매일 10-20g을 먹어야 한다.
연어고지는 구하기 힘들고 같은 효과가 있는 대구나 북어의 고지도
고가인데다가 먹을 수 있는 계절도 겨울만으로 제한된다.

생선 식료품으로 필요량을 섭취하기 위해서는 연어고지 엑기스를
이용하는 것이 가장 간단하다. 고지로부터 수분을 제거하고 핵단백만
을 추출한 것이 엑기스인데 정어리의 74배에 해당한 핵산이 포함되
어 있다. 소요량도 이것이며 간단히 섭취할 수 있다.

연어고지 엑기스로 매일 핵산을 섭취하면 노화 방지 효과는 확실
하다. 피부의 쇠약과 하얀 머리칼만
이 아니라 암과
동맥경화, 고혈압,
당뇨병 등의 성인병
도 노화 현상이기
때문에 핵산의 섭취
가 예방과 연결된다.

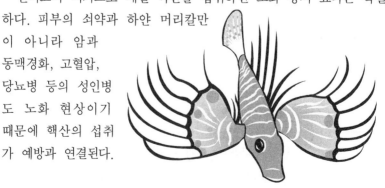

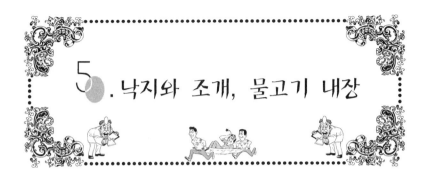

5. 낙지와 조개, 물고기 내장

 물고기, 조개류들은 타우린, 에이코사펜타엔산, 도코사핵
사엔산, 아파리놀렌산 등 혈관 질병을 막는 특효약과 같
은 것이 있다.

또한 물고기 내장 속에는 동도 많이 들어 있다. 동은 하루에 2mg
정도 섭취하는 것이 좋은데 유럽이나 미국 식생활에서는 하루에
1mg 정도 밖에 섭취하지 못한다고 한다.

유럽의 한 미량 영양소 연구소의 연구 자료에 의하면 심장병이 진
전되어 수술을 하지 않으면 안될 사람의 피에는 백혈구 속에 있는
동이 대단히 적다. 건강한 사람과 비교하면 반수의 사람이 3분의 1
밖에 되지 않는 상태였다고 한다.

물고기, 조개류의 피속에서는 산소를 운반하는 것이 철이 아니라 동
이기 때문에 물고기를 잘 먹는 사람들은 동 부족이 일어나지 않는다.

장수자가 많은 한 섬에서 혈액 검사를 하였더니 역시 동이 대단히
많았다. 그 이유를 따져본 결과 낙지도 내장이 붙은채로 야채와 함께
먹는 것이었다. 전복이나 소라도 신선하므로 내장속에 있는 녹색동의
많은 부분을 다 먹는다. 물고기를 생것으로 먹는 것은 오래 사는 최
대의 비결이라고 말하는 사람도 있다.

노랗게 구운 물고기의 효과

　　물고기는 구워먹는 편이 맛이 있고 조리도 간단하다.
　물고기의 성분을 보면 단백질(아미노산)과 지방이 대부분을 차지하
여 당은 적다.
　물고기가 노랗게 탄데는 멜라노이전을 비롯하여 아미노카르보닐
반응으로 생겨난 여러 가지 물질이 들어 있다. 그러나 센불에 구운
물고기에 생기는 검뎅이는 없애고 먹는 것이 좋다. 그러나 약한 불에
오랜시간 걸쳐 천천히 구우면 아미노카르보닐 반응에 의한 유해물질
의 생성이 적어지고 멜라노이진의 생성이 증가한다. 솜씨있게 잘 구
우면 멜라노이진의 효과가 더 커진다.
　또한 물고기에 밀가루를 약간 뿌리고 구우면 물고기가 지나치게
높은 온도를 받지 않게 될 뿐만 아니라 밀가루 자체와 그리고 물고
기와 물고기 사이의 반응에 의하여 멜라노이진이 쉽게 생기게 된다.
밀가루는 당이 부족한 것을 보충해 준다.

물고기를 초에 재워 날 것으로 먹는 것이 좋다.

　　물고기에 들어 있는 지방은 식물성 기름과 마찬가지로
리놀산과 같은 불포화지방산을 많이 포함하고 있기 때문에 이것은
혈액 속의 좋은 콜레스테롤을 증가시키고 동맥 경화를 예방한다.
　몸에 좋은 물고기의 지방도 요리 방법이 좋지 못하면 상당한 양이
허실된다. 예를 들면 끓이면 영양분이 국물에 상당히 나간다.
　날 것으로 먹는 것이 영양분이 손실되지 않고 비타민류가 별로 파
괴되지 않는 가장 좋은 방법이다. 그러나 날 것으로 먹으려면 물고기
가 신선한 것이어야 한다. 생생한 것은 얻기 힘들고 그 냄새 때문에
먹기 싫어하는 사람도 많다. 그런데 날 것으로 먹을 수 있는 물고기
들은 초에 재우면 초의 살균 작용으로 상당히 오랜시간 보존할 수

있으며 그대로 날 것으로 먹을 수 있다.

식초는 장수에 기여하는 식품이다. 초에 재워놓은 생선은 안심하고 날 것으로 먹을 수 있으며 초의 신맛은 타액 등 소화액의 분비를 촉진한다. 특히 고혈압 환자들에게는 소금이 나쁘기 때문에 물고기를 초에 재워 먹으면 좋다.

초의 작용으로 몸안에서 물질 대사가 잘 되고 젖산 등의 노폐물이 빨리 배출되므로 노화 방지에 식초가 기여한다.

이처럼 물고기를 초에 재워 날 것으로 먹는 것이 좋다.

물고기의 껍질, 눈알 등에 비타민이 많이 들어 있다.

물고기의 껍질에는 고기보다 비타민 B_2가 더 많이 포함되어있다. 그렇기 때문에 껍질을 벗기지 말고 다 먹으면 비타민 B_2를 충분히 섭취할 수 있다.

비타민 B_2는 피부를 보호하는 미용비타민의 대표이다. 이것이 부족하면 피부가 거칠어진다.

또한 물고기에는 타우린도 많이 들어 있다.

타우린은 함유황아미노산(단백질을 구성하는 아미노산의 일종으로 유황을 함유하고 있는 것)의 일종으로 과산화지질의 증가를 억제하는 작용을 하기 때문에 동맥 경화와 지방간(간장에 지방이 축적되는 질병)의 예방에 기여한다.

비타민 B_2와 타우린 등은 물에 잘 녹는 성질을 가지고 있다. 그러므로 물고기를 물에 끓이면 이러한 귀중한 영양분이 국물에 녹아난다. 그렇기 때문에 국물까지 먹는 물고기국 요리는 영양 성분을 다 섭취할 수 있게 하는 효과적인 요리방법이다.

또한 물고기의 눈알과 그 주변에는 비타민 A, B_1, B_2가 많이 들어 있다. 비타민 A는 여러 가지 점막의 형성과 그 기능과 같은 연관성을 가지고 있으므로 이 비타민이 부족하면 피부가 마르고 거칠어진다. 그리고 물고기뼈는 귀중한 칼슘 보급 원천이다.

이렇게 되면 물고기의 살, 껍질, 뼈, 눈알 등 모든 부분이 다 귀중한 영양분을 많이 가지고 있다고 말할 수 있다.

건강에 좋은 이상적인 식품- 바다물고기의 타우린

물고기는 집짐승고기보다 영양가가 더 높을 뿐만 아니라 사람 몸의 영양균형을 유지하는데도 이롭다.

머리와 눈에는 혈관과 피부를 유연하게 하는 다당체가 들어 있다.

뼈에도 칼슘, 광물질 등 영양소와 콜라겐단백질이 들어 있다.

검은살 부분은 단백질, 비타민이 많아 영양가가 제일 높은 부분이다. EPA 지방질은 콜레스테롤 함량을 낮추고 동맥 경화증을 막는다. 문어, 오징어, 새우, 조개에 들어 있는 타우린은 혈압을 조절해 주고 병을 예방하며 시력도 보존해 준다.

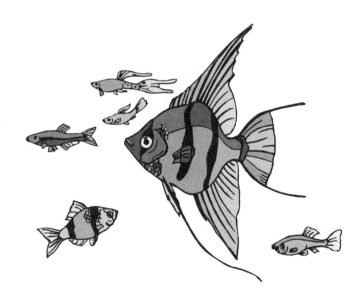

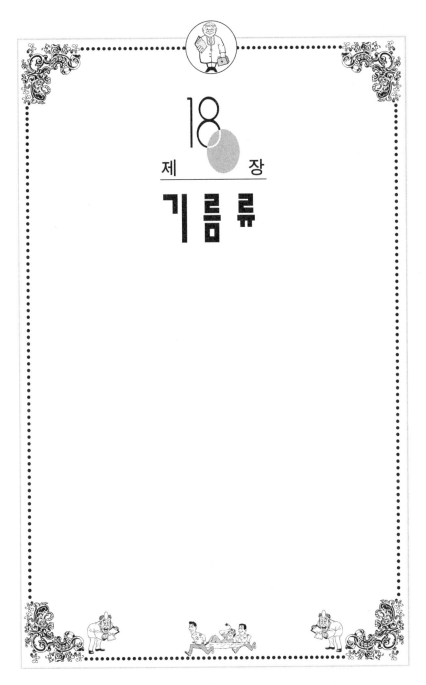

제 18 장

기름류

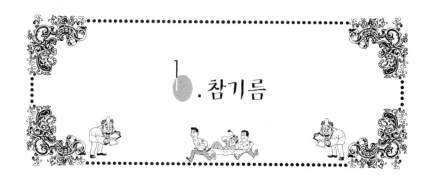

참기름은 불로장수의 약효를 나타낸다.

참기름은 옛날부터 사람들의 생활과 밀착되어 있다. 참기름은 피부에 흡수되어 피부와 몸이 뚜렷하게 좋아지게 한다는 것을 발견하였다.

세계 각지에서는 참깨의 영양 가치와 그 효과성에 주목을 돌려왔다. 예컨데 불로장수와 젊음을 되찾는 데 이바지하고 검은 머리칼을 유지하고자 기능을 좋게 하는 등의 약효과가 주목을 끌었던 것이다. 참깨에는 노화를 방지하고 몸의 젊음을 오래 유지해 주는 성분이 갖추어져 있다.

노화 방지 가능성을 가진 성분으로서는 항산화작용을 하는 세사몰과 세사미놀이라고 하는 물질이 들어 있다는 것이 밝혀지고 있다. 그리고 참기름에 있는 감마-토코페롤(비타민 E의 일종)과 함께 작용하여 항산화 작용을 강화해 주고 있다는 것도 확인되었다.

활성산소라고 하는 물질이 노화를 일으키고 동맥 경화와 발암의 원인으로 된다고 말하는 것이 알려지고 있다. 이 활성산소의 노화 작용을 막자면 항산화 작용 물질이 있어야 하는데 바로 참깨와 참기름이 항산화 작용을 한다는 것이다.

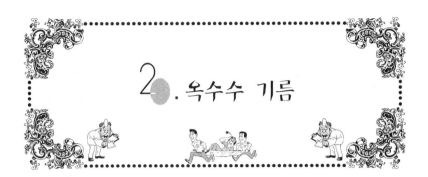

2. 옥수수 기름

 옥수수 기름이란 옥수수 눈에서 뽑아낸 기름을 말한다.

원래 옥수수에는 건강과 장수에 좋은 영양 물질이 많이 들어 있다. 그 가운데서 특히 옥수수 눈에 들어 있는 기름이 사람의 몸에 좋다.

옥수수 눈에는 기름, 녹말, 단백질, 화분, 섬유소 등 여러 가지 가치있는 영양 물질이 집중되어 있다. 옥수수에는 기름이 3~6% 정도 들어 있는데 그 가운데서 85%의 기름이 옥수수 눈에 들어 있다.

옥수수 기름은 콩기름에 못지않게 영양가가 높고 이로운 점이 많다. 옥수수 기름은 소화가 잘 되고 몸에 잘 흡수된다.

옥수수 기름에는 사람들의 건강에 꼭 필요한 성분들이 많이 들어 있는데 그 중에서도 리놀산은 40% 정도 된다. 리놀산, 리놀렌산, 아라키돈산 등은 사람들의 몸에 없어서는 안될 필수지방산이라고 한다.

필수지방산은 사람의 몸에서 만들어지지 않고 음식을 통해서만 흡수할 수 있다.

옥수수 기름에는 세포가 늙는 것을 미리 막는 비타민 E가 많이 들어 있는데 이는 사람들을 빨리 늙게하는 중독물질인 과산화물질이 몸안에서 생기지 못하게 하여 건강을 증진시키는 작용을 한다.

그리고 옥수수 기름에는 불쾌한 맛과 냄새가 없으므로 요리용 기름으로도 좋고 반찬용 기름, 생채요리 기름으로도 좋다.

식물성 기름과 동물성 기름은 2대 1의 비율로 먹는 것이 좋다.

'인간의 노화는 혈관에서부터 시작된다'고 하는데 노화가 심해지는데 따라 혈관이 탄력성을 상실하고 무르게 된다. 그리고 콜레스테롤이 혈관 벽에 축적되면서 혈액의 통로가 좁아진다. 이러한 상태가 심해지면 온몸에 보내는 산소와 영양의 공급이 부족되므로 각 조직의 기능이 낮아진다. 이러한 상태가 심해지는 것을 동맥 경화가 심해진다고 한다. 혈액의 질병인 동맥 경화는 노화를 전진시키고 성인병을 일으키는 원인이 된다.

이 동맥 경화를 심하게 하는 원인의 하나가 혈액속에 있는 콜레스테롤이다. 콜레스테롤은 일종의 지방이다. 콜레스테롤은 혈액에 녹지 않기 때문에 지방 단백질의 형태로 혈액 속에 들어가 운반된다.

한때 동물성 지방보다 식물성 지방이 좋다고 하면서 식물성 지방 섭취에 치중하는 경향이 있었다. 적당량의 식물성 기름을 섭취하면 동맥 경화를 예방할 수 있다고 하여 식물성 기름만 섭취하면 좋은가? 그런것도 아니다. 동물성 기름보다 식물성 기름 비율이 지나치게 많으면 나쁜 콜레스테롤이 줄어드는 대신에 그 이상으로 좋은 콜레스테롤이 줄어들어버린다. 중요한 것은 동물성 기름과 식물성 기름의 균형을 맞추는 것이다.

다시말하면 좋은 콜레스테롤이 가장 많이 늘어나도록 하는 그런 균형이다. 그 균형은 일반적으로 동물성 기름 1에 대해 식물성 기름 2를 섭취하는 것이다.

이런 균형이 동맥 경화를 예방하고 장수를 보장하게 한다.

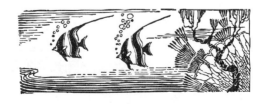

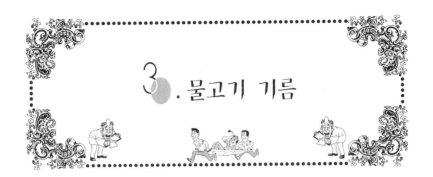

3. 물고기 기름

최근 실험을 통하여 단백질이 많은 먹이를 먹인 쥐가 뇌졸중을 일으키지 않는다는 것을 확인하였다.

실험대상을 세 무리로 나누어 실험동물인 쥐에게 저단백질 먹이(단백질이 10% 포함) 보통 먹이(24%), 고단백질 먹이(50%)를 먹여 각각 뇌졸중의 일으키는 비율을 조사해 보았다.

그 결과 저단백질 먹이, 보통 먹이를 먹인 무리에서는 75-80%가 뇌졸중을 일으켰다.

또한 먹는 물에 1%의 소금을 첨가한 경우에는 극도로 혈압이 떨어져 2개의 무리에 모든 쥐가 뇌졸중으로 죽었다. 이에 대해 고단백질 먹이를 먹인 쥐들이 먹는 물에 소금을 넣거나 넣지 않거나에 관계없이 한 마리도 뇌졸중을 일으키지 않는다는 것을 확인하였다.

또한 혈관의 탄력성을 유지하고 고혈압도 예방한다.

그러면 단백질이 어떻게 뇌졸중을 예방할 수 있는가?

혈관을 만들고 있는 세포, 그리고 그 세포들을 연결시키고 있는 콜라겐, 혈관을 둘러싸고 보호하고 있는 화평근 등은 모두 단백질을 주되는 원료로 하여 만들어지고 있다. 그렇기 때문에 단백질이 부족되면 온몸의 혈관이 약해지고 탄력성이 상실된다. 물론 뇌혈관도 예외로 되지 않는다. 단백질이 부족하면 탄력성을 상실하고 뇌혈관이 파괴되어 뇌출혈이 일어나기 쉽다. 그러므로 단백질을 충분히 섭취하면 뇌혈관의 탄력이 유지되기 때문에 뇌출혈도 방지할 수 있게 된다.

단백질에는 고혈압을 예방하는 기능도 있다.

소금에 포함되어 있는 나트륨이 고혈압을 일으키는 원인으로 된다는 것은 이미 잘 알려지고 있다.

단백질은 몸안에서 이용된 후 요소라는 물질로 변하여 오줌과 함께 배설되는데 이때 나트륨은 함께 몸밖으로 끌려나간다. 다시말해 단백질은 소금의 해독성를 줄이고 고혈압을 예방해 주는 것이다.

일상적으로 단백질을 충분히 섭취하면 고혈압을 예방할 수 있고 뇌혈관의 영양부족도 방지하기 때문에 뇌졸중의 예방에도 이바지한다.

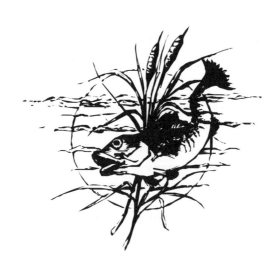

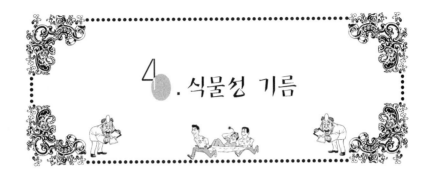

오래된 식물성 기름은 나쁘다

식물성 기름이 건강에 좋다고 하는 것은 식물성 기름에 리놀산이나 리놀렌산과 같은 불포화지방산이 들어 있기 때문이다. 그런데 동물성 기름은 물고기 기름을 제외하고는 거의 포화지방산이다.

보통 지방산이라고 하는 것은 탄소가 12-18개 연결되어 이루어졌는데 탄소끼리 연결된 것이 포화지방산이다. 이와는 달리 2중 결합이 있는 것을 불포화지방산이라고 한다. 2중 결합이 2개 있는 것이 리놀산, 3개 있는 것이 리놀렌산, 4개 있는 것이 아라키돈산, 5개 있는 것이 에이코사펜타엔산이다. 이 필수지방산들은 우리 몸에서 만들 수 없으므로 불가피하게 몸밖에서 섭취하여 보충하지 않으면 안된다. 그런데 리놀산만 보충되면 이것을 기본으로 하여 리놀산이나 아라키돈산을 간에서 만들 수 있다. 그러나 불포화지방산의 2중 결합에 곧 산소가 결합되어 과산화지질이라고 하는 유해물질로 된다. 식물성 기름이 쉽게 산화되는 것도 그것 때문이다. 이 과산화지질은 여러 가지 해를 준다.

1) 세포막의 기능을 약화시킨다.

과산화지질은 세포와 세포 사이에 가로막고 있는 세포막의 작용을 약화시킨다. 이로 인하여 동맥 경화가 진척되어 노화를 촉진시키며 지방간과 같은 간기능 장애를 일으키게 된다. 또한 폐세포도 약화시켜 산소와 탄산가스의 교환이 잘 되지 못하게 한다.

2) 혈전을 일으키기 쉽다.

혈액 속에 과산화지질이 많아지면 피가 굳어지기 쉬워 혈전증의 원인으로 이 뇌혈전이나 심근 경색을 쉽게 일으키게 된다.

3) 암의 원인이 된다.

위암과 같은 어떤 종류의 암에서는 그 조직에 과산화지질을 많이 가지고 있으므로 이 과산화지질이 암을 발생시키는 하나의 인자로 되지 않는가로 본다. 물고기 훈제가 위암의 원인으로도 된다고도 하는데 이런 것에는 과산화지질이 많으므로 혹씨 그것이 관계되고 있는지도 모른다고 한다.

식물성 기름의 불포화지방산이 과산화지질로 변하는 인자로 되는 것에는 여러 가지가 있지만 가장 중요한 것은 빛과 열이다. 그러한 사실은 튀김한 기름을 여러번 반복하여 쓰면 산화되어 짙은 밤색으로 흐려지고 이런 기름으로 튀긴 것은 시간이 지남에 따라 이상한 냄새가 나는데서 알 수 있다. 이와 같은 상태에서는 상당한 정도로 과산화지질이 늘어난다고 보아야 할 것이다. 그러므로 식물성 기름을 지나치게 오래 쓴다든가 반복하여 여러번 쓰거나 요리한 다음 음식물을 오랜 시간 두지 말아야한다.

물고기 기름은 불포화지방산이 많으므로 말린 물고기는 햇빛을 받는 사이에 과산화지질이 많아진다. 따라서 많이 먹지 않은 것이 좋다.

불포화기름산은 몸안에 들어가서도 과산화지질로 변하는 때가 있다. 이런 변화를 일으키는 첫째 요인은 담배이다. 담배 연기에는 일산화탄소가 많다. 산소는 담배를 통과할 때 오존으로 변하는 것이 있으며 이런 것들은 과산화지질의 생성을 조장한다. 그러나 활성이 센 산소이므로 불포화지방산과 결합되기 쉽고 과산화지질을 만들기 쉽다는 나쁜 측면도 있다. 이밖에 몸안에서 과산화지질을 만드는 것으로는 방사선이나 일부 약물같은 것도 들 수 있다.

식물성 기름을 옳게 섭취하려면:

① 언제나 신선한 식물성 기름을 써야 한다.

② 빛과 열을 받지 않는 곳에 보관하여야 한다. 반드시 뚜껑을 잘 덮고 어두운 곳에 보관해야 한다. 냉장고에 넣어 두는 것이 좋다.

③ 튀김했던 기름을 1~2번 정도 쓰면 새 기름으로 써야 한다.

④ 열을 가하지 않는 요리법을 쓰면 좋다. 식물성 기름은 가열하지 않고 요리하여야 리놀산 등는 효과적으로 이용할 수 있다. 그렇다고하여 가열하지 말라는 것은 아니다.

⑤ 식물성 기름을 단백질이나 동물성 기름과 함께 먹으면 좋다. 당분만이 있는 음식물과 함께 먹으면 어느 정도 잘 흡수되지 않는다고 한다.

⑥ 다른 식물성 기름과 섞어쓰면 좋다.

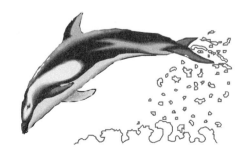

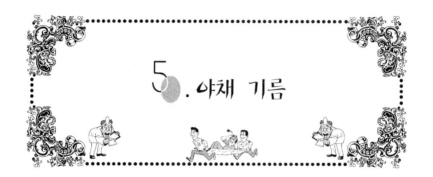

5. 야채 기름

 야채 기름에는 불포화지방산이 98%나 함유되어 있으며 모든 식물성 기름 가운데서 그 함유량이 제일 많다. 이러한 불포화지방산은 세포의 필수적인 성분이다.

야채 기름에는 콜레스테롤이 함유되어 있지 않아 고혈압, 심장병, 당뇨병, 비만증이 있는 사람들의 건강에 특별히 좋다.

연구 자료에 의하면 야채 기름을 정상적으로 먹으면 피부와 머리칼이 노화 되는 것을 막을 수 있으며 혈청의 침식성칼슘 함량을 높이고 망간, 아연을 비롯한 무기염의 비중을 낮춤으로써 암을 효과적으로 억제할 수 있다.

생생한 야채 기름을 피부에 바르면 풍진, 습진, 피부 가려움증을 치료할 수 있다.

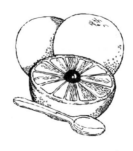

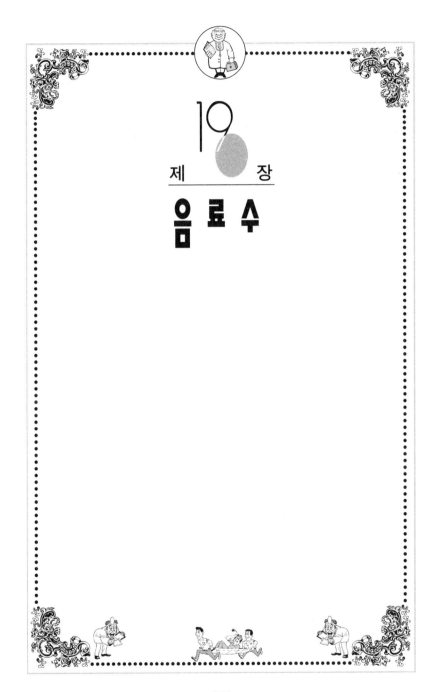

제 19 장

음 료 수

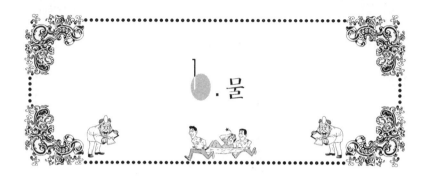

 하루에 3컵이란 물은 하루에 7~8번의 물을 마시라는
것으로 간주한다. 이런 물을 마실 경우 신체의 항상성을
유지토록 해 주어 건강에 좋다.

세계에서 최대의 장수 지대인 히말라야산맥 네팔의 고지대에 살고
있는 훈자족들은 자신들의 장수 비결은 해발 2천m 이상되는 고지대
에서 흘러내리고 있는 맑은 생수를 마시는 것이라고 말하고 있다.

이들이 마시는 생수에는 칼슘, 철분, 동, 불소 등의 무기질이 풍부
하게 함유되어 있다는 사실이 학자들의 탐사 연구에서도 밝혀진 바
있다.

건강을 위해 하루 3컵의 생수를 마시자

불순물이나 화학 약품이 전혀 들어 있지 않은 생수를 공
복, 오후 3시, 밤에 자기 전에 각각 1컵을 약 3분에 걸쳐 서서히 마
심으로써 만성위장병, 심장병, 간장병 등을 근치시킨 기록은 주위에서
쉽게 찾아 볼 수 있다.

사람이 매일같이 먹는 영양소는 신진대사, 노폐물의 배설, 혈액과
임파순환 등이 물과 더불어 올바른 길을 따라 진행되게 한다.

물을 마심으로써 땀과 대소변이 배출된다. 사람 체중의 65%～70%
가 수분이요, 혈액 성분의 90%가 수분이다. 물은 체온을 조절하고 의
식을 맑게 해준다.

또 물은 세포 생명력을 북돋워 주며 스태미너의 동적 자원이기도
하다. 현대인의 운동부족, 육류 과다섭취 등은 비만이라는 병을 초래
한다.

비만 치료법은 오로지 절식, 운동 및 생수 복용으로 근치할 수 있
는 것이다. 이 뿐만 아니라 생수는 동맥 경화의 예방약이며 불로장생
의 불로주와 같은 역할을 한다.

인체내의 독기를 냉수로 씻어 낼 수 있기 때문이다. 몸의 항상성
은 생체내의 물리적, 생리적 작용 조정의 기본적 요소인 물과 더불어
움직이고 무기질의 동태여하에 달려있다.

생활 주변에서 할 수 있는 가장 손쉬운 건강 유지법의 하나가 생
수 마시기인 것이다.

간단하게 말해서 물을 많이 마신다는 것은

① 심장

② 간장

③ 위장병

등에 효과가 있고 비만 치료도 되므로 아침 공복이나, 오후 3시 뿐
만아니라 자기전 한 컵씩 마시는 것은 물론이거니와 수시로 자주 마
시는 것을 권장한다.

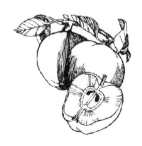

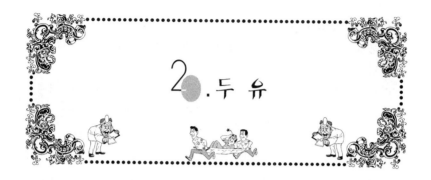

두유는 사람들이 좋아하는 영양식품이다. 두유는 콩을 원료로 하고 있다.

오랜 기간 두유를 마시면 몸안에서 호르몬 분비가 촉진되고 노화 과정이 지연되며 기억력이 좋아진다.

두유는 중 노인들에게 적합한 보건 음료라는 것을 다음과 같은 근거를 가지고 설명한다.

1) 영양분이 풍부한 단백질

음식물 속에 단백질의 영양가치가 높은가 낮은가 하는 것은 단백질을 구성하고 있는 아미노산의 종류와 수량, 상호간의 비율에 따라 결정된다.

단백질 속에 아미노산의 종류가 다 들어 있고 양적으로도 충분하며 상호간의 비율도 적당한 음식물들은 단백질의 영양가치가 높다.

두유 속에는 사람에게 필요한 8가지 필수아미노산이 비교적 많이 함유되어 있다.

사람이 노년기에 들어서면 이빨이 빠지면서 음식물을 씹는 기능이 낮아지고 많은 음식물을 섭취하고 소화하는데 여러 가지의 제한을 받는 데다가 그 위장 기능이 낮아지고 흡수기능도 떨어지게 된다.

이때 영양분이 많으면서도 쉽게 흡수되는 두유를 정상적으로 마시면 유기체의 대사기능이 촉진될 수 있고 장수에도 도움이 된다.

2) 없어서는 안되는 지방

노년기에 들어선 사람들에게 있어서 콜레스테롤과 지방에 대해 언급하면 모두 약간의 공포감을 느끼곤 한다.

콜레스테롤은 호르몬을 만들고 세포막을 합성하는 중요한 물질이지만 지나치게 많이 섭취하면 좋지 않다. 그것은 콜레스테롤이 혈관벽에 쉽게 침착되고 죽모양의 동맥 경화를 조성하기 때문이다.

그러나 두유만은 노인들의 환영을 받고 있다.

그 원인의 하나가 두유에 콜레스테롤이 함유되어 있는 것이 아니라 식물 콜레스테롤이 함유되어 있는데 있다.

이러한 식물 콜레스테롤이 몸안에 들어간 후에는 혈관벽에 침착되지 않을 뿐만 아니라 반대로 콜레스테롤에 앞서 소장에 흡수되어 콜레스테롤을 흡수하는데 장애 작용한다.

이밖에 두유에는 리놀산과 리놀렌산을 비롯한 불포화지방산이 양적으로 우유보다 더 많이 함유되어 있다. 이러한 지방산을 사람의 몸안에서는 합성하지 못하기 때문에 필수지방산이라고 부른다.

이러한 불포화지방산은 몸안에서 콜레스테롤 용해를 촉진시키고 혈중 콜레스테롤의 농도를 낮출 수 있으므로 그것은 의심할 바없이 콜레스테롤이 혈관벽에 쌓이는 것을 막는데서 중요한 작용을 한다. 그러므로 중노인 특히 고지혈증, 동맥 경화로 인한 심장병에 걸린 환자들에게 있어서 두유는 비교적 이상적인 음료인 것이다.

3) 몸을 위하는 사포닌

몸안에 지방 특히 중성 지방이 지나치게 많으면 몸이 비대해지고 흔히 동맥 경화, 고혈압, 심장병이 초래된다.

최근에 과학자들은 콩에서 사포닌이라는 일종의 물질을 찾아냈다.

이 물질은 몸안에서 과산화지질의 생성을 막고 혈액 속의 콜레스테롤을 낮추며 지방의 흡수를 억제할 뿐만 아니라 그 분해를 촉진한다.

그러므로 사포닌은 비대증과 동맥 경화에 대한 비교적 좋은 예방효과을 나타낸다는 것을 알 수 있다. 이것은 아마 사포닌이 물과 기름에 쉽게 용해되고 혈관벽에 부착된 지방을 쉽게 씻어내는 것과 관련되어 있는 것 같다. 이밖에 사포닌은 혈액 속의 아미놀트란스제를 억제하는 작용을 하기 때문에 일부 간장병의 예방, 치료에도 유익하다.

두유는 몸안에서 알카리성으로 나타나는 일종의 알칼리성식품으로서 산성식품으로 하여 일어나는 칼슘 결핍, 피점성의 증대, 혈압의 상승 등 좋지 못한 증상을 완하시키는 작용을 한다.

또한 두유에는 아르기닌이 많이 함유되어 있으므로 몸의 건강을 유지하고 피로를 가시며 성기관의 좋은 기능을 유지할 수 있게 하는 데서 일정한 작용을 한다.

두유에 들어 있는 비타민 E는 유기체의 노화를 지연시키고 일부 질병을 예방하는 작용을 한다. 이 밖에 광물질 측면에서 보면 두유에는 칼슘, 인, 칼륨, 마그네슘, 철, 동, 아연, 몰리브텐, 요오드, 망간 등이 함유되어 있으며 특히 철 함유량이 비교적 많으므로 노인들의 철 결핍성빈혈증상을 막는데 효과적인 음식물이다.

그러므로 두유는 노인들에게 적합한 보건음료이다.

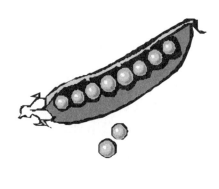

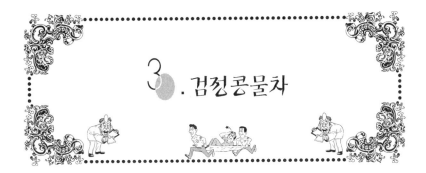

3. 검정콩물차

 사람들은 옛날부터 검정콩을 약재로 써왔다.

삶은 검정콩을 정상적으로 먹으면 목소리가 좋아지고 기침이 멎는다.

사포닌이라는 성분이 폐와 기관지에 작용하여 기침을 멎게 하며 레시틴이라는 성분은 물에 잘 풀리지 않는 기름기를 잘 풀리게 하며 콜레스테롤을 제거하여 동맥 경화증이 걸리지 않게 하며 간장에 기름이 쌓이는 것을 막는다.

따라서 정상적으로 검정콩물차를 마시면 동맥 경화나 지방간을 예방하고 치료한다.

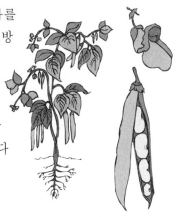

검정콩을 2잔 정도 씻어서 꿀에 하룻밤 담그었다가 약한 불에서 2시간 정도 삶은 후 물을 받아 설탕가루를 적당히 넣어 끓인 다음 서늘한 곳에서 두고 마신다.

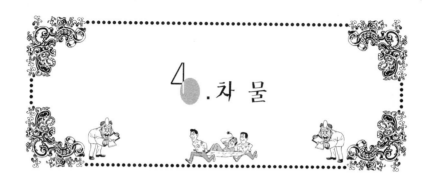

4.차 물

 중국 복거성에서 생산되는 300년의 역사를 가진 '우롱차'(오룡차)는 광물질을 많이 함유하고 있는 차로서 전통적으로 장수음료로 널리 애용되어 왔다.

이 차는 바위틈에서 자라 일명 '바위차'라고도 한다. 복건성의 한 연구소에서는 '우롱차'의 의학, 약학적 연구를 심화시켜온 결과 이 차가 노화를 막고 전반적인 면역을 높인다는 것과 암을 예방하는 것을 과학적으로 확인하였다.

차물은 방사선의 해독성을 줄이고 항암력을 높여준다.

연구자들은 차물이 위암을 일으키는 요소의 하나인 암모니아형 초산염의 형성을 막아내고 그 밖에 발암물질의 영향을 억제하는 효과를 가지고 있다는 것을 발견하였다.

차 연구소의 한 연구사는 한 잔의 차물이면 텔리비전에서 나오는 엑스선의 해독을 중화시키는 데 충분하다고 말하였다.

그는 중국에서 재배하는 녹차의 추출 물질이 암을 예방하는데 좋다고 하면서 중국이 방사선병을 치료하는 약재로 차를 써서 성과를 거두었다고 말하였다.

차 추출 물질에서 만들어낸 백혈구 증식약재는 방사선병을 치료하는 약재로서 중국에서 널리 이용되고 있다. 이 차물은 위암을 예방하는 효과도 있다고 한다.

솔잎농축액

불로장수를 위해 옛사람들이 식용으로 이용하였다는 솔잎은 피를 맑게하고 동맥 경화나 심근 경색, 고혈압 등 혈관계통 질병을 고치는 효과가 있다고 한다.

솔잎 성분 중에는 엽록소, 비타민 A, C, K, 칼슘, 철, 그밖에 많은 효소가 들어 있다.

특히 랍질(송진)에는 쿠엘세진과 비타민 A, C가 풍부하다. 비타민 C와 쿠렐세진은 피돌벽을 강하게 해주는 작용을 하며 뇌졸중이나 고혈압증의 예방 치료에 효과가 있다.

고혈압에 걸린 사람들이 건강하려면 우선 옳은 식생활이 필요하며 다음에 보조 식품으로 솔잎농축액을 마시는 것이 좋다.

하루 부식물의 총량을 5로 하고 동물성 단백질을 포함한 식품을 1, 식물성 단백질을 포함한 식품을 1, 야채와 해초류를 3으로 하여 1, 1, 3의 식생활을 제창하여 고혈압의 개선에도 효과를 거두고 있는 경우가 있다. 현미와 1, 1, 3, 부식물을 섭취하면서 보조식품으로 솔잎농축액을 마시면 반드시 혈압이 안정될 것이다.

구기자차

구기자의 훌륭한 약효에 관해서는 많은 사람들이 잘 알고 있다.

한때 구기자는 '만병에 잘 듣는다'고 과대 평가하는 경향도 적지 않게 있었다. 그러나 지금에 와서 사람들은 구기자의 여러 가지 작용을 고려하여 증상에 맞게 써야 한다고 생각하게 되었다. 구기자 나무의 잎은 민간요법에 쓰이고 열매(구기자라고 부른다)와 뿌리껍질(지골피라고 부른다)은 생약으로 쓰고 있다.

한 연구자는 구기자나무 열매와 잎으로 만든 구기자차를 건강증진 약재로 쓰기를 권고하였다. 열매(구기자) 부분이 가장 많은 약효를 나타낸다. 어떤 사람은 구기자차를 일상적으로 마시니 다리와 허리가 노근하던 것이 없어졌다고 말하는가하면 어떤 사람은 기억력이 좋아졌다고 말한다. 노화가 시작되는 중년이후에는 피가 부족되면서 눈에도 영양물질이 도달하지 못한다. 그 결과 시력이 약해진다. 구기자는 피를 보충해 주는 작용도 하기 때문에 월경장애, 빈혈 등에 걸리기 쉬운 여성들에게 적합하다.

구기자차를 만드는 방법은 간단하다. 구기자 10-20g, 구기자나무잎 5-10g에 물을 넣고 약하게 끓인 다음 하루 2-3번에 나누어 마시면 된다. 끓이면 열매는 익어서 흐물흐물해진다. 그것을 먹으면 유효성분을 다 이용할 수 있다.

구기자와 잎만으로서는 눈의 피로가 풀리고 다리와 허리의 노근한 상태가 개선되지만 증상에 따라서는 다른 생약을 첨가하면 효과가 더 커진다. 한두 가지 예를 들면 시력이 대단히 약해졌을 경우에는 국화를, 흰머리칼이 걱정되는 경우에는 오디, 은조롱을 첨가하면 좋다. 고혈압 환자들은 혈압하강 작용을 하는 결명자를 함께 쓰면 좋다. 이것들을 첨가하는 경우에는 하루분으로 각각 5~6g을 넣어 끓이면 된다.

구기자차는 열이 있을 때나 염증이 있을 때에는 마시지 않는 것이 좋다. 이것만 주의하면 구기자차는 오래 마실수록 좋다.

솔잎술, 솔잎차

솔잎은 소고기보다 더 좋은 강정 작용을 나타낼 뿐만 아니라 그밖에 여러 가지 좋은 작용을 한다.

힘든 일을 하여 피곤하고 머리가 무겁고 얼굴이 화끈화끈 달아오르는 것같이 느낄 때 잠자리에 들기전 솔잎술을 1-2잔 마시면 아침에는 기분이 상쾌해진다.

몸이 노근하였을 때 특히 먹은 것이 잘 내려가지 않고 가슴이 쓰릴 때 솔잎술을 마시면 효과가 곧 나타난다. 지나치게 담배를 많이 피우는 사람들이 가래가 쉽게 나가지 않아 애먹을 경우에는 솔잎술이 잘 듣는다. 된장에 초봄의 솔잎과 솔눈을 섞어 먹으면 맛도 좋고 된장이 변질되지 않는다.

솔눈에는 특히 건강에 좋은 물질이 많이 들어있다. 솔잎(마른것도 좋다)을 두 손으로 한줌 정도 보자기에 싸서 목욕탕에 넣고 목욕하면 피부가 매끈매끈해진다.

특히 겨울에는 몸을 오랫동안 덥혀 주며 신경통이 점차 개선된다.

또한 생솔잎 또는 마른솔잎으로 만든 차 물은 몸이 노곤할 때 얼굴이 달아 오르거나 밥맛이 나지 않을 때 마시면 효과가 좋다. 솔잎차들을 일상적으로 마시면 기분이 좋아진다.

마늘소

마늘의 이용가치가 높다는 것은 누구나 다 아는 사실이다. 특히 일상생활에서 마늘은 입맛을 돋굴 뿐만 아니라 살균 작용도 하므로 많은 사람들이 즐겨 먹는다.

그런데 마늘을 먹으면 좋기는 하지만 입에서 냄새가 나서 옆사람들에게 불쾌감을 주는 것이 흠이다. 마늘소의 구성은 다음과 같다.

1) 소주(40% 짜리)   60 ㎎
2) 마늘   20g
3) 달걀 노른자   5g
4) 참깨   5g
5) 순수한 꿀   적당량

구체적인 제조방법은 다음과 같다.

먼저 마늘을 풀처럼 되게 짓찧고 거기에 달걀노른자를 섞는다.

다음 약한 불에 바짝 말려(익지 않도록) 가루를 낸후 위의 비율에 따라 소주에 넣고 참깨(약한 불에서 익지 않게 말려 가루낸다). 순꿀을 넣고 다시 골고루 젓는다. 이렇게 배합한 술을 그늘진 곳에 6달 동안 두면 연한 밤색의 투명한 액체가 위에 뜬다. 이것을 마늘소 음료라고 한다.

이렇게 만들어낸 마늘소 음료 20방울을 5배로 희석하여 매일 저녁 한번씩 오랫동안 마시면 다음과 같은 좋은 점이 있다.

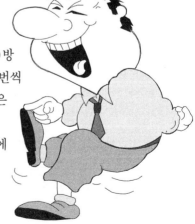

1) 마늘 냄새가 나지 않고 먹기에 좋다.
2) 혈액 순환이 잘되고 냉증에 이로우며 잠이 잘 온다.

3) 피로가 빨리 풀린다.
4) 온몸이 활기를 띠고 정력이 왕성해진다.
5) 신경통이나 두통이 치료된다.
6) 대변이 잘 나온다.
7) 혈압을 정상적으로 유지하게 된다.
8) 건강을 증진시키는데 유익하다.
9) 소주에 넣은 것들은 다 낮은 온도에서 말려 가루낸 것이기에 변질될 우려가 없다.

이 슬

　　새벽이슬은 간과 위를 보호하고 술을 깨게 하는 작용을 할뿐 아니라 술을 마신 후에 맥이 없어지는 증상도 없앤다.
　이것을 술에 넣어 마시면 술에 들어있는 잡 냄새를 없앨 수 있고 사람의 몸에 필요한 아미노산, 비타민, 미량 영양소를 섭취할 수 있다고 한다. 이처럼 신기한 이슬을 마시면 술을 많이 마셔도 머리가 맑고 정력이 넘친다고 한다. 이슬은 새벽에 산속에 들어가 작은 그릇으로 모아다가 보관하고 쓴다.

현미즙

　　현미에는 비타민 B와 말초 혈액 순환을 촉진하고 동맥 경화 예방에 좋은 리놀산과 비타민 E 그리고 콜레스테롤의 체내 흡수를 막는 섬유질 등 유용성분들이 많아 혈관의 노화와 암, 변비 방지에 효과가 있다. 현미즙을 만들려면 현미 1잔

(150g)을 물에 씻어서 자박자박할 정도의 물에 담그고 싹이 나올 때까지 매일 물을 갈아준다.

싹이 1mm정도 자라면 현미를 물에 씻은 다음 물을 3잔 붓고 혼합하여 즙을 낸다. 이 즙을 한 번에 3-5순가락씩 잠자기 전에 마시면 당뇨병, 비만증, 간장 등에 좋다.

생감자즙

생감자즙은 암, 간염, 당뇨병, 위궤양 등 여러 가지 병 치료에 띄어난 효과가 있다는 것이 밝혀졌다.

감자는 비타민 C, B, 철, 인, 칼슘 등 광물질을 풍부히 함유하고 있는 영양가 높은 고급 식품이다.

생감자즙을 먹고 그 효과를 확인한 실예도 많다.

몇십 명의 암환자들이 생감자즙을 매일 1~2잔씩 마시었는데 암의 진행이 비교적 멎었다.

만성 간염 환자들이 생감자즙을 계속 마시고 간기능 검사를 해보았는데 검사 성적이 정상으로 나왔으며 인슐린 주사로 혈압량을 130~150mg 아래로 떨구지 못하던 당뇨병 환자들이 생감자즙을 마시고 혈당량을 100mg/1kg으로 떨구었다고 한다. 위 및 십이지장궤양 환자들이 생감자즙을 2주일 마시었는데 심한 아픔과 트림이 없어지고 입맛이 좋아졌다고 한다.

뇌혈전증이 온 다음 여섯달 동안 생감자즙을 마시고 효과를 본 예도 있다.

생감자즙을 만드는 방법은 다

음과 같다.

100g의 감자를 깨끗이 씻고 눈을 떼버린 다음 채칼로 썬다. 그 다음 천으로 즙을 짜면 180-200 ㎖정도 되는데 이것을 한 번 양으로 한다. 이 즙을 매일 아침 또는 저녁식사 30-60분 전에 속이 비었을 때 마신다. 생감자즙을 마시기 힘들면 사과나 홍당무를 30 ㎖를 섞어 만드는 것이 좋다.

야채즙

자료에 의하면 불로장수 및 만병 통치에는 야채즙이상 없다고 하면서 그 효과성에 대해 다음과 같이 설명하였다.

야채의 생즙을 마시는 '생야채즙요법'은 고혈압, 동맥 경화, 심장병, 당뇨병, 류마티스, 알레르기성 등 여러 가지 질병의 예방과 치료에 대단히 유효하다.

생야채를 사용한 치료법의 역사는 오래다. 유럽에서는 19세기부터 활발히 진행되었고 아시아에서는 1955년 경부터 많은 환자들에게 생야채 치료법을 불치병에 써서 고친 경험이 있다.

본래 사람들은 야채를 생채로 먹고 있다. 생야채에는 칼슘, 칼륨, 철 등의 광물질이 풍부히 포함되어 있다. 특히 칼륨은 몸안에서 나트륨을 빨리 배출하고 높은 혈압을 내리는 데 유효하다. 이런 광물질도 야채를 삶으면 삶은 물에 빠져 나가고 만다.

또 야채에는 몸에 유용한 각종 비타민도 많이 포함되어 있다. 그 중에서도 대단히 귀중한 비타민 C는 혈관을 튼튼하게 하고 암예방에도 도움이 된다.

비타민 C는 스트레스, 피로, 흡연, 등에 의해 몸안에서의 소비량이 높아진다. 그런데 비타민 C는 열에 의해서 잘 파괴된다. 따라서 야채의 생즙을 그대로 마셔야 많은 양의 비타민 C를 통채로 섭취할 수 있다.

또한 생야채에는 여러 가지 효소(몸안에서 일어나는 화학반응을 촉진하는 물질)도 포함되어 있다. 예를 들어 무를 채칼에 간 것을 밥에 섞어 먹으면 밥이 달게 되는데 그것은 무에 포함되어 있는 디아스타제라는 효소가 밥의 당분을 분해하기 때문이다.

디아스타제는 몸안에서 소화 작용을 도와준다. 그밖에도 야채에는 여러 가지 효소가 포함되어 있는데 이 효소들은 몸의 물질 대사를 활발하게 하고 노폐물을 순조롭게 배출시키는데 필요하다.

그리고 야채에 많은 섬유도 몸에 대단히 좋다. 야채의 섬유는 장을 자극하여 그 운동을 높이고 변비를 치료한다.

생야채는 몸에 유익한 작용을 하는 좋은 세균이 많아지게 하고 나쁜 세균이 줄어들게 한다. 생야채는 세포가 새롭게 자라게 하고 피부와 머리칼도 젊어지게 한다.

생야채를 많이 먹은 결과 살색이 희여지거나 주름살이 없어지고 흰머리칼이 까맣게 되거나 벗어진 이마에 머리칼이 나오는 사람도 있었다. 하여간 야채의 생즙을 먹으면 삶의 활력이 생겨난다.

야채즙 요법의 실시 방법을 설명하면 다음과 같다.

건강을 유지하려면 3종류 이상, 병치료가 목적이면 5종류 이상의 야채를 준비한다. 야채잎의 종류는 그 시기의 것이면 아무것이나 된다. 시금치, 미나리 등의 잎야채와 홍당무, 무 등 뿌리야채의 균형을 알맞게 하여야 한다. 이렇게 하면 맛으로 보나 효과로 보나 각각 야채가 가지고 있는 결함을 서로 보충하게 된다.

잎야채의 대표는 시금치, 배추, 뿌리야채의 왕은 무, 홍당무이다. 이 두 야채는 어떤 병에도 효과가 있기 때문에 될수록 같이 먹는 것이 좋다.

또 뿌리야채의 껍질에는 광물질이 많이 포함되어 있기 때문에 벗기지 말고 이용하여야 한다. 야채가 준비되면 세척제를 쓰지 말고 물로 잘 씻고 더러운 것이 잘 떨어지지 않은 부분은 칼로 도려낸다.

다음은 그대로 분쇄기에 넣어도 된다. 다만 오랜시간 분쇄기에 넣어두면 비타민 C와 효소가 파괴된다. 뿌리야채는 채로 썬 다음 절구에서 짓찧으면 즙이 잘 생긴다.

야채의 생즙을 만들면 시간을 두지 말고 곧 마시도록 한다. 특히 홍당무는 30분안에 먹는 것이 좋다. 생즙의 양은 하루에 500g 먹는 것이 이상적이다. 하루 양을 2번으로 나누어 1잔씩 마시면 좋다.

새 음료수

21세기에 유행 될 몇 가지 새로운 건강 장수의 음료수들이 개발되어 인기를 끌고 있다.

① 나무즙 음료수

붓나무즙, 단풍나무즙이 새로 개발되었는데 이 음료수는 노인들의 건강 장수와 어린이들의 발육에 매우 좋다.

② 꽃가루 음료수

소나무꽃가루 음료수는 건강 장수에 매우 좋다는 것이 과학적으로 밝혀지고 있다.

③ 야채즙 음료수

시금치, 무, 홍당무, 마늘, 미나리 같은 야채들로 음료수를 만든다. 최근에는 보합야채즙 음료수와 발효야채즙 음료수도 개발하고 있다.

④ 특수 음료수

이 음료수는 고전해질 음료수로서 운동선수들을 비롯한 특수 소비자들이 마신다.

새로 개발된 음료수들은 화학첨가제를 쓰지 않으므로 건강 장수에 매우 좋다.

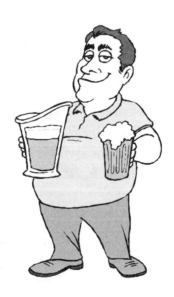

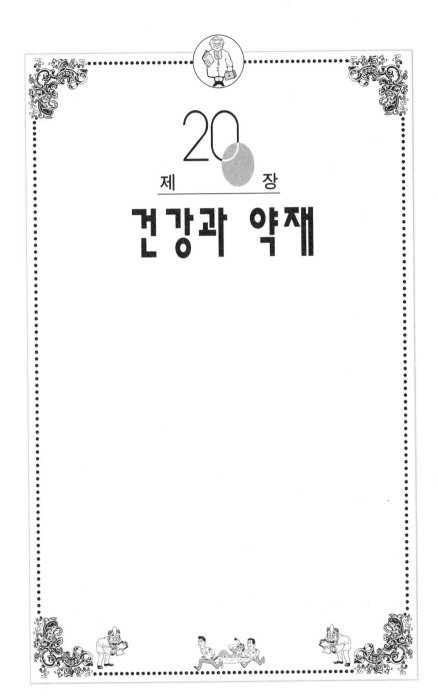

제 20 장

건강과 약재

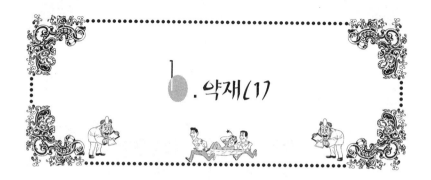

Ⅰ. 약재(1)

1. 인삼

인삼은 사람들의 건강을 증진시키고 질병의 예방 치료에 쓰이는 특효약으로서 세상에 널리 알려져 있다.

인삼은 사람들의 건강과 장수에 필요한 약성분이 모두 들어 있는 '종합약'이라고 말할 수 있다.

인삼의 달임약과 우림약은 중추신경계통에 대한 조절 작용과 방사선 보호 작용, 성장 발육 및 물질 대사 촉진 작용, 성기능 강화 작용, 암세포 억제 작용 등 넓은 범위에 작용하여 좋은 효과를 나타낸다. 그러므로 인삼은 몸이 허약하고 기운이 약한 곳과 병의 회복기, 앓고난 뒤, 육체 및 정신적 피로 등에 좋은 보약으로 쓰이며 입맛이 없고 소화가 않되며 설사하는데, 당뇨병, 가슴 두근거림, 수면 장애, 저혈압, 성기능 장애, 빈혈, 간염, 허탈 등에도 효과가 아주 좋다.

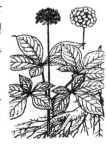

특히 인삼은 약효가 빨리 나타나므로 구급약으로도 쓸 수 있다. 비교적 많은 약(9~30g)을 달여 먹이거나 인삼주사약(1ml에 인삼 0.57g포함) 2~

4ml를 한 번에 근육, 정맥에 주사하면 심장성 쇼크를 비롯한 기타 원인으로 생명이 위험한 것을 소생시킬 수 있으며 양기를 잃어 허탈할 때에도 인삼과 부자를 함께 쓰면 얼마든지 회복시킬 수 있다.

또한 인삼은 적은 양에서 혈압을 높이고 많은 양에서는 혈압을 낮추므로 저혈압의 환자나 고혈압 환자에게 다 쓸 수 있다.

이밖에 인삼에는 성선의 기능을 세게하는 성분이 들어 있으므로 마비형과 조절형의 음양 중에도 현저한 효과가 있다.

2. 만년버섯(영지, 불로초)

오래전부터 만년버섯은 피부를 윤택하게 하고 늙지 않게 하며 기억력을 좋게하는 장수약이라고 하여 그 이름을 불로초라고 하였다. 만년버섯은 중년기가 지난 사람들에게 좋은 건강 보약이다. 요즘 이 약에 대한 약리실험에 의하면 중추 신경계통에 대한 진정 작용과 뚜렷한 강심 작용이 있으며 혈액속의 콜레스테롤 양을 낮추고 혈압도 낮춘다는 것이 증명되었다. 또한 백혈구 수를 늘이고 망상 내피 계통의 탐식기능을 강화하는 작용, 가래를 삭이고 기침을 멈추는 작용, 항알레르기 작용, 간염치료 작용이 있다.

임상치료에서 만년버섯은 중년기와 노년기에 흔히 볼 수 있는 신경 쇠약증, 동맥 경화증, 고혈압병, 류마티스성 관절염을 비롯한 여러 가지 만성 질병들을 치료하는데 쓰이고 있다.

만년버섯은 알약, 우림약, 달임약으로 7일 동안 무려 진량이 300ml 되게 만들고 한 번에 10ml(만년버섯 16g에 해당)를 하루 3번 끼니 사이에 먹는다. 이 약을 고혈압병 환자에게 쓰면 혈압이 현저히 내리고 두통, 불면증, 가슴 두근거림, 손발저림과 같은 증상들이 없어진다. 또한 이 약으로 신경쇠약증을 치료한 결과 불면증, 두통, 식욕부진이 없어졌으며 간염치료에서도 효과가 뚜렷하였다.

3. 단너삼(황기)

옛부터 사람들이 많이 사용하던 보약인 단너삼은 허약해진 호흡기 계통, 소화기 계통을 비롯한 여러 조직 계통의 기능을 회복시키는 보기약이다.

단너삼에는 배당체와 플라보노이드를 비롯한 여러 가지 건강 장수에 필요한 성분이 들어 있다.

단너삼은 여러 가지 건강 효과가 있는데 우선 강장 작용이 있다.

심장의 기능을 높이는 강심작용, 망상내피계통의 안식기능을 강화하며 비특이적인 면역 기능을 높이는 작용, 혈관을 넓혀 혈액 순환을 좋게하고 혈압을 내리며 소변이 잘 나오게 하는 작용, 고통을 덜고 상처를 빨리 아물게 하는 작용이 있다.

단너삼이 이와 같은 건강 효과를 나타내기 때문에 임상에서는 갱년기와 노년기에 기운이 없고 허약해지며, 저절로 땀이 나며, 잘 때 식은 땀이 나며, 만성위염, 위 및 십이지장궤양, 위하수, 자궁하수, 탈홍 등 기가 부족하여 오는 병에 쓴다.

또한 빈혈, 당뇨병, 부종, B형 간염, 만성피부궤양, 만성 콩팥염에 좋다.

4. 붉은 조롱(적하수오)

붉은 조롱은 오래전부터 불로장수약으로 불리워왔다. 붉은 조롱에는 건강에 좋은 크리소파놀과 에모딘 성분이 들어 있다. 붉은 조롱의 주요 작용 효과를 보면 간과 신을 보호하고 그의 생리적 기능을 높이며 피가 잘 생기도록 하는 것이다.

붉은 조롱의 이러한 작용 효과를 볼 때 그것은 나이가 많아지면서 머리칼이 희여지거나 나이가 많지 않아도 일찍이 수염과 머리칼이 희어지는데 허리와 무릎이 시고 맥이 허하며 몸이 여위고 유정이 있을 때, 조기 노화가 오는 것을 막거나 치료하는 대표적인 한약이라는 것을 알 수 있다.

특히 붉은 조롱에 구기자, 단국화, 지황, 쇠무릎풀, 천문동, 솔풍령, 오디 등을 배합한 금강불로환은 노인의 고혈압병과 동맥 경화증을 예방 치료하며 정혈을 보하고 머리를 검게하고 얼굴의 주름살을 없애는데 좋은 효과를 나타낸다. 임상 실험에 의하면 붉은 조롱으로 만든 알약은 혈액속 콜레스테롤과 일정한 관계가 있기 때문이라고 보고 있다. 이밖에 붉은 조롱은 만성간염, 만성적리, 옹저, 임파적결함, 치질 등과 같은 질병들에도 쓰인다.

5. 돌외

돌외는 박과에 속하는 여러해살이 덩굴뻗이 식물이다. 돌외는 혈액속의 유지방이 높아지는 것을 막고 콜레스테롤량도 훨씬 낮추므로 비만증과 동맥 경화증을 예방하는 작용이 있다.

돌외로 만성기관지염 환자 537명을 치료하였는데 그 가운데서 남자가 42.1%, 여자가 57.9%였다. 나이는 50-80살(평균 61살)이었으며 앓은 기간은 평균 10년이었다.

한 번에 2.53g씩 하루 3번 복용하는 방법으로 2주일 복용한 사람들이 공통적으로 느꼈던 것은 아무리 힘든 육체적, 정신적 노동을 하여도 잠깐 잠들었다 깨어나면 몸이 거뜬하고 기분이 상쾌하며 피곤하지 않다는 것이다. 그러므로 돌외를 이용하여 피로회복약을 많이 만들고 있으며 정신 노동으로 인한 피로를 회복시키는 〈피로회복용 인단〉도 만들어지고 있다.

6. 삼지구엽초(음양곽)

삼지구엽초는 일명 음양곽, 선령비, 팔파리라고도 하는데 오래전부터 치료약으로 널리 쓰인 한약이다. 삼지구엽초에는 플라보노이드 배당체인 이카리인과 비타민 E를 비롯한 적은 양의 알카로이드가 들어 있다.

이 약재는 몸을 덥히고 정기를 돋구며 힘줄과 **뼈**를 튼튼히 한다. 삼지구엽초에 들어 있는 이카리인 성분과 비타민 E는 정액을 잘 나오게하고 성기 발육을 돕는 강정작용이 있다.

최근 연구 자료에 의하면 삼지구엽초와 비타민 C로 바이러스성 심근염을 치료하여 좋은 효과를 보고 있다. 이미 알려진바와 같이 비타민 C는 심장동맥의 혈액의 양을 증가시키고 글리코겐 양을 증가시켜 심근에 대한 수복 작용을 하므로 심근염 치료에 비교적 널리 쓰이고 있었으나 삼지구엽초는 원래 심근염에 써오지 않았는데 최근에 많이 쓰고 있다.

그것은 심지구엽초가 동맥의 혈액의 양을 증가시키고 면역기능을 높이며 심장조율을 조절하기 때문이다. 이와 같이 삼지구엽초와 비타민 C를 배합하여 심근염을 치료하는 방법은 간편하면서도 부작용이 없으므로 널리 적용할 수 있다.

이밖에 삼지구엽초는 음위증, 신경쇠약, 오줌잦기, 건망증, 귀울이, 관절아픔, 만성기관지염, 월경장애와 같은 질병 치료에 쓰일 뿐만 아니라 허약한 사람들의 보약으로 된다.

7. 찔광이

찔광이는 흔하면서도 강심효과를 내는 한약재이다. 심장혈관계통 질병을 치료하기 위해서는 찔광이팅크 혹은 찔광이 주사약으로 만들어 써야 한다. 70% 알코올로 10% 찔광이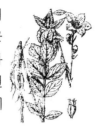
팅크를 만들어 심장기능장애, 심장쇠약증, 가슴 두근
거림, 부정맥을 비롯한 동맥 경화증의 예방 치료와
고혈압병 초기에 한 번에 20-30방울씩 하루 3-4번
먹인다. 고기를 먹고 체했을 때에는 찔광이 80g에
물을 넣고 달여 먹으면 곧 회복된다.

찔광이에는 여러 가지 유기산들이 들어있으므로 저 산성만성위염
을 비롯한 소화장애, 식체(특히 고기를 먹고 체한 때) 때에 흔히 쓰
인다. 만성위염을 비롯한 소화장애에 흔히 쓰이는 영신환에는 찔광이
가 주약으로 되어 있다.

찔광이는 급성세균성 적리에도 좋은 효과를 나타낸다. 20% 찔광
이 달임액에 약간의 단맛약을 넣어 한 번에 200ml씩 하루 3번 7
~10일 동안 먹이면 적리의 회복에 아주 좋다. 요즘 찔광이를 이
용하여 중년기와 노년기에 볼 수 있는 고지혈증을 치료하고 있다.
보통 1알에 찔광이가 3.1g포함 되게 알약을 만들어 한 번에 3알
씩 하루 3번 복용한다. 이 밖에 찔광이는 급성 및 만성 간염과 급
성 콩팥염 환자에게도 좋은데 찔광이 90g을 물에 달여 하루 3번
복용한다.

8. 두충

두충은 중년기와 노년기에 볼 수 있는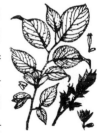
고혈압을 비롯한 심장혈관계통 질병에 뚜렷한 치
료 효과를 나타내는 좋은 한약재이다. 두충나무의
껍질과 잎은 혈압을 내리고 심장기능에 좋은 영향
을 주며 피속 콜레스테롤 수치를 내리고 통증을
멎게 하는 작용이다. 두충은 염증을 막고 망상내
피계통의 탐식기능을 높이며 오줌을 잘 나오게 한

다. 임상치료에서 고혈압에 널리 쓰고 있다. 1알에 50ml의 두충 성분이 든 알약을 만들어 한 번에 5g씩 하루 3번 복용하는 방법으로 고혈압 환자 수백 명을 치료한 결과 치료 효율이 80% 이상이었다.

또한 관절염과 요통에는 두충주사약(0.3ml)을 한 번에 2-4ml씩 하루에 한 번 근육주사로 80%이상의 뚜렷한 치료 효과를 보았다.

이밖에 무릎이 아프면서 맥이 없거나 음위증과 유정이 있을 때에도 쓸 수 있으며 임신부 유산에도 좋은 효과를 나타낸다.

9. 오갈피나무

오갈피나무는 씨비리, 싸할린, 일본의 홋가이도 중국의 북부지역, 우리 나라에 야생하는 관목이다.

이것은 인삼과 같이 오갈피과에 속하며 키가 큰 것은 5-7m에 달하는 것도 있다.

오갈피나무는 그 약효로 보아 인삼에 못지않다. 오갈피나무는 독성이 적으며 많은 양을 넣어도 부작용을 일으키지는 않는다.

인삼은 그 약효가 계절에 따라 다르다. 여름철에는 인삼으로 만든 약을 쓰지 않는 것이 좋다. 그러나 오갈피나무는 어느 계절에 먹어도 무방하다.

의학적 목적을 위한 오갈피나무는 뿌리를 원료로 하고 있다.

가축의 병을 고치거나 생산성을 높이기 위해서는 잎사귀와 줄기도 효과적으로 이용된다. 인삼과 마찬가지로 오갈피나무는 인체의 질병에 대한 저항력을 높여주며 인체가 추운 조건이나 더운 조건이나 나쁜 대기의 조건에 순응하는 능력을 높여준다.

사람들은 큰 육체적 부담, 정신적 부담을 겪은 다음에나 오랫동안 앓은 다음에 원기를 회복하기 위하여 오갈피 나무를 먹으면 좋다. 이 약재는 외과 수술을 앞두고 환자를 준비 시킬 때도 사용한다. 이 나무로 만든 약은 전염성 감기를 막는데도 널리 이용된다.

오갈피나무는 혈액속의 콜레스테롤을 낮추는 작용이 있고 협심증, 심근 경색 동맥 경화로 인하여 생기는 질병의 예방에 기여하는 성분이 있다는 것이 확인되었다. 오갈피나무는 피로를 회복시키고 강장, 면역력의 중대 효과를 나타낼 뿐만 아니라 신경쇠약증, 저혈압증, 고혈압병, 당뇨병, 정력감퇴, 만성기관지염, 암 각종 화학약품의 부작용에 효과를 나타낸다.

10. 오미자

오미자는 흔히 쓰는 약재이다. 오미자에 들어 있는 비타민 C, E와 시산드린은 중추 신경계통에 대하여 흥분성을 높이고 제지과정도 세게하며 육체적 및 정신적 피로 회복을 빠르게 하면서 운동력을 강화한다. 최근 오미자와 오미자씨가 간염치료에 좋은 영향을 준다는 임상 자료에 기초하여 동물실험을 한 결과 간세포의 손상을 보호하고 높아진 효소의 활성도를 훨씬 낮추므로 피로 회복을 빠르게 한다. 고열직장에서 일하는 노동자들이 오미자 우린물을 마시면 액체 섭취량과 땀 나는 양이 훨씬 줄어들고 물, 염류 대사에 좋은 영향을 줄 뿐만 아니라 열로 인한 피로를 막는다.

오미자는 약물 중독으로 생기는 간손상을 치료하는데 효과가 있다.

오미자는 말려 부드럽게 가루내어 한 번에 3g씩 하루 3번 먹는다.

11. 약쑥

약쑥은 독특한 향기를 내는데 이것은 잎에 들어 있는 치비율을 비롯한 정유가 있기 때문이다. 약쑥 잎에는 정유가 0.2 ~

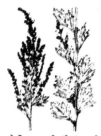

0.4%가 들어 있는데 이것이 주요한 유효성분으로 된다. 이밖에 약쑥의 잎에는 비타민 A, B_1, B_2, C가 들어 있고 철, 칼슘, 인을 비롯한 광물질도 들어 있다. 요즘 약리 실험으로 뜸의 효과를 더욱 뚜렷하게 밝혀내고 있다. 약쑥잎에 들어 있는 정유는 간 염치료에 특효가 있을 뿐만 아니라 기침과 해소를 멈추고 가래를 삭이는데 좋은 효과를 나타낸다.

이것은 정유가 기침 중추와 기관지 활평근에 작용하기 때문이다.

정유는 모세혈관의 투과성을 억제하므로 항히스타민작용도 한다.

임상치료에서는 약쑥잎에 들어 있는 정유를 뽑아 캡슐속에 넣어 먹거나 정유를 분무흡입 시키는 방법으로 만성기관지염 환자를 치료하여 좋은 효과를 보고 있다.

뿐만 아니라 과민성 기관지 천식, 과민성 피부염, 두드러기, 과민성 비염, 약물성 과민 등과 같은 환자 치료에도 좋다. 쑥을 잘게 썬 다음 쑥의 9배 되게 30% 술을 넣고 여기에 설탕을 넣어 1달 동안 두었다가 쓴다. 그동안 두꺼운 약천으로 입구를 싸고 고무끈으로 조여 메둔다.

이렇게 약 1달이 지나면 쑥술이 된다. 이 약을 한 번에 약 20ml씩 하루 2-3번 복용한다. 쑥술의 기침멎이 효과는 아주 좋고 쑥술을 마시면 편안해진다.

12. 해바라기씨

영양가치가 높은 해바라기씨에는 기름이 거의 50%나 들어 있으며 그 가운데서 리놀산이 70%나 있고 그 밖에 인지질, B-시토스테롤과 비타민 B_3, 광물질도 들어 있다. 이렇듯 해바라기씨에 많이 있는 불포화지방산은 세포의 재생을 촉진시키고 혈당량을 낮추며 동맥 경화증을 예방 치료하고 고혈압을 예방한다. 칼륨은 몸에서 불필요한 나트륨을 밖으로 빠지게 하며 고혈압을 예방할 수 있게 한다. 해바라기씨에 들어 있는 비타민 B_3은 우울증이나 신경쇠약증 치료에 쓸 수 있다. 해바라기씨는 불면증 치료에도 이용되고 기억력을 높이는데도 효과적이다.

특히 암과 고혈압, 심장병 등을 예방하는데도 널리 쓰이고 있다. 뿐만 아니라 해바라기씨에는 비타민 E가 제일 많은데 15g의 해바라기씨에는 3.0ml나 들어 있다.

13. 소나무

솔잎은 소고기보다 더 좋은 강정 효과를 나타낼뿐 아니라 기타 여러 가지 좋은 작용을 한다. 힘든 일을 하여 피곤하고 머리가 무겁고 얼굴이 화끈화끈 달아오르는 것같이 느끼면 잠자리에 들기전 솔잎물을 한두 잔 마시면 아침에는 기분이 상쾌해진다. 몸이 피곤할 때, 특히 먹는 것이 잘 내려가지 않고 가슴이 쓰린 때 솔잎물을 마시면 효과가 곧 나타난다.

된장에 초봄의 솔잎과 솔눈을 넣으면 맛이 좋고 된장이 변질되지 않는다.

솔눈에는 특히 건강에 좋은 물질이 많이 들어 있다. 솔잎(마른것도 좋다)을 두 손으로 한줌 정도 보자기에 싸서 목욕탕에 넣고 목욕하면 피부가 매끈매끈 해진다. 특히 겨울에는 몸을 오랫동안 덥혀준다. 신경통이 점차 개선된다.

솔잎차를 다음과 같이 만든다.

1.8L짜리 병의 절반 정도까지 솔잎을 넣고 물(될수록 수돗물은 피하고 샘물)을 80% 정도까지 넣은 다음 설탕을 적당히 첨가하여 두면 2-3달 후에는 부글부글 발효한다. 마개는 반드시 빠져나갈 수 있는 것을 쓰는 것이 좋다. 가스가 차면 위험하다. 또한 입구가 넓은 병에는 생솔잎 200-300g을 넣고 35% 정도의 소주를 1.8L, 설탕을 200g

넣는다. 1-2달 지나면 마실 수 있게 된다.

비타민과 광물질이 많은 송화가루

요즘 송화가루를 많이 모아 영양제와 치료약으로 쓰는 것이 하나의 추세로 되고 있다. 송화가루에는 비타민과 단백질, 리진, 필수아미노산, 아연, 동, 칼슘, 망간, 마그네슘, 철 등이 적지 않게 들어 있다. 단백질은 22% 정도 들어 있고 아미노산이 소고기나 닭알보다도 5-8배나 더 많으며 단백질은 보통 소고기에 들어 있는 단백질의 함량과 맞먹는 것으로 된다. 송화가루에 기름은 2-4%, 탄수화물은 30%정도 들어 있다. 비타민 가운데서도 비타민 B_1이 많이 들어 있는데 이 비타민의 총 함량은 꿀 보다도 $10 \sim 100$배나 더 많다.

특히 허약자들과 노인들이 송화가루를 먹으면 원기가 왕성해지고 잠이 잘 오며 몸이 비대해진 사람들은 균형이 잡히며 체질이 단단해진다.

송화가루는 위 및 십이지장궤양과 노인의 만성변비에 좋은 치료효과를 나타낸다.

한 번에 3g씩 쌀죽에 타서 하루 2-3번 식사전에 복용한다.

외상 출혈이 있을때는 상처 부위에 가루를 바르면 효과가 좋다. 이밖에 송화가루는 만성대장염과 암치료에도 효과가 좋다. 이와 같이 송화가루는 질병 치료와 건강에 매우 좋은 약으로서 그 영양가치가 높아 싸락약, 단물, 과실즙, 과자, 차 등을 만들어 쓰고 있다.

14. 대황

대황은 일반적으로 열로 오는 변비를 치료하는데 많이 쓰인다. 대황은 이밖에도 다음과 같은 증상에 치료제로 쓰인다.

1) 소화불량증을 치료하는데 쓰인다.

대황은 쓴 맛이 있으므로 0.3g 정도의 적은 양을 먹으면 위액분비를 촉진하고 건 위작용을 한다.

어른들은 소화가 잘 되지 않을 때 대황가루를 한 번에 0.3g씩 먹되 쓴 맛을 줄이기 위해 꿀을 적당히 타서 먹는다.

또한 대황속의 성분인 탄닌은 설사를 멎게할 수 있다.

2) 취장염을 치료하는데 쓰인다.

대황은 설사시키는 작용을 할 뿐만 아니라 판크레아틴을 억제하고 항생제 작용을 하므로 급성 수종형취장염에도 그 효과가 좋다.

대황가루 30~60g을 물에 섞어서 1~2시간에 한 번씩 대변이 나올 때까지 먹으면 대변이 굳어지는 증세가 줄어든다.

3) 급성담낭염을 치료하는데 쓰인다.

대황은 담즙의 분비를 촉진하고 담홍소와 담즙산의 함유량을 높이며 담낭을 수축시키는 작용을 함으로써 담낭염을 치료할 수 있다. 약물 사용법과 약의 분량은 급성 취장염과 같다.

4) 장불통증을 치료하는데 쓰인다.

단순성, 동력성, 기계적 급성장불통증에 치료 효과가 좋다. 약물을 한두 번 먹으면 배의 꿈틀거리는 운동이 강해지면서 장불통증이 나아진다.

5) 지혈약제로 쓰인다.

대황은 외출혈과 내출혈을 멎게 하는데 쓸 수 있다. 이를테면 폐결핵으로 인한 각혈, 월경과다증, 인공유산후의 출혈, 급성소화기관의 출혈 등에 효과가 있다. 그 중에서도 위궤양이나 십이지장국부궤양으로 인한 출혈에 효과가 더욱 좋다.

6) 간염치료에 쓰인다.

대황이 항바이러스, 소염 작용으로 급성유행간염과 만성간염치료에 효과가 있다.

50%의 대황주사액을 매일 한 번씩 근육에 주사하면 된다.

7) 화상치료에 쓰인다.

대황은 수렴, 소염, 항생 작용을 하며 기는 혈관의 투과성을 낮추어 손상부위에 체액이 체외로 스며나가는 것을 통제함으로써 단백질을 침전시키는 작용으로 화상치료에 효과가 있다.

대황을 쓰면 화상이 쉽게 치료되고 부작용이 없으며 완치된 후에도 허물이 생기지 않는다. 30 ~ 50%의 대황유제를 손상부위에 바르거나 대황가루를 바르면 손상부위로부터 분비물이 흐르지 않고 감염도 없다.

8) 콩팥기능 쇠약증을 치료하는데 쓰인다.

대황은 이뇨, 설사 등 작용 때문에 급성 콩팥 기능쇠약에 일정한 효과가 있다. 물 200ml에 대황 30g을 넣고 끓인후 그 약물로 보충관장을 연속 5 ~ 7일간 진행한다. 그러면 콩팥기능쇠약증이 점차 개선된다.

9) 피부병치료에 쓰인다.

대황에 들어 있는 레이닌산은 임질균을 억제시키는 작용을 한다. 때문에 대황은 임질, 농포창, 습진, 피부염, 피부소양증 등 치료에 효과가 있다.

대황가루를 한 번에 1.5g씩 매일 2번 먹되 1주일간 먹어야 한다.

대황은 진균을 억제하는 작용으로 옴이나 버짐과 같은 피부병도 치료할 수 있다.

15. 율무

율무는 옛날부터 오줌을 잘 나오게 하고 부은 것을 내리게 하는데 주로 써왔으나 요즘에는 항암약으로도 쓰이고 있다.

민간에서는 사마귀를 없애고 살결을 부드럽게 해주는 약으로 널리 알려졌다. 율무에는 피부 특히 각질의 물질 대사를 높여주는 작용을 하는 성분이 들어 있어 사마귀, 여드름, 거치른 피부, 각화증에 효능이 있다. 내장의 기능이 낮아지면 피부에 여러 가지 병적 반응이 생겨난다.

율무는 노폐물이 몸안에 남아있지 않게 하면서 몸의 기능을 조절해 준다. 율무는 그 성질 자체가 몸을 차게하는 작용으로 임신중이나 월경때에는 쓰지 않는 것이 좋다. 치료약으로 율무를 쓰는 경우에는 율무의 껍질을 벗겨 쓰거나 껍질채로 율무를 끓여 마시는 것이 좋다. 율무밥은 피부를 부드럽게 하는 건강식품이다.

피부에 나쁜 변화가 생기면 율무차를 만들어 마시는 것이 좋다. 율무는 보통 3~6달 동안 인내성 있게 오래 써야 효과가 있다.

16) 감초

감초의 기본 성분은 감초액스, 글리치리겐, 글리치리산이다. 글리치리산 및 감초액스는 이트로펜, 코케인, 모르핀, 스르리크린, 루미날 등 약물과 미생물독소, 보가지독, 버섯독 등에서 해독 작용을 나타낸다는 것이 이미 알려졌다.

최근 연구에 의하면 감초액스와 글리치리산은 모로티코이트와 비슷한 소염 작용을 한다는 것이 밝혀졌다. 특히 백혈구의 탐식 기능을 높여주는 작용, 억균작용, 항알레르기작용, 완화작용, 혈액 속의 콜레스테롤 낮춤작용, 항암작용이 사람들의 이목을 끌고 있다. 감초의 이와 같은 작용은 노인

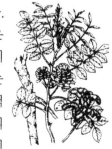

들에게서 흔히 보는 동맥 경화증, 변비증을 치료하고 약화된 백혈구
의 기능을 높여줌으로서 몸의 저항력을 높일 수 있게 하여 노인들에
게 좋은 약이다.

예로부터 감초를 보약으로 널리 써왔다.

또한 소염작용과 새 살을 빨리 나오게 하는 작용이 있어 위궤양
치료에도 좋으며 열 분비작용과 산도를 낮추는 작용으로 간염과 과
산성위염 치료에도 좋다.

그밖에도 감초는 기관지염, 기관지천식, 인후두염, 암 등 질병 치료
에 쓰일 뿐만 아니라 호르몬 대사에 긍정적으로 작용하므로 신상선
피질기능부전증(아디손병) 치료에도 쓰이고 있다.

17. 녹두

녹두에는 필수 아미노산과 탄수화물, 기름, 비타민, 광물
질이 많이 들어 있다.

즉 비타민 A, B_1, B_2, PP, C와 칼슘, 마그네슘, 인, 철, 나트륨, 아
연, 니켈, 요오드가 들어 있다. 녹두에는 철과 카로틴이 비교적 많이
들어 있어서 어린이 빈혈이나 몸이 쇠약한 사람들에게는 좋은 치료
식품이다. 녹두는 열을 내리게 하고 독을 푸는 작용이 있어서 더위를
먹고 열이 나면서 입안이 마르고 맥이 없을 때는 녹두 50g과 쌀
30g으로 죽을 쑤어 빈 속에 먹으면 낫는다. 농약에 중독되었을때는
녹두 500g과 소금 100g을 함께 짓이은 다음 찬물 2L에 5-10분 동
안 담그었다가 걸러서 마신다. 녹두로는 녹두밥, 녹두죽, 녹두지짐 등
을 만들어 먹을 수 있다. 심한 운동으로 피로가 왔을 때 녹두주나 녹
두를 짓찧어 더운물에 풀어 마시면 곧 회복된다.

18. 참나무버섯

참나무버섯은 봄과 가을에 죽은 참나무, 밤나무, 오리나무, 박달나무, 느티나무 등에 돋는다. 참나무버섯에는 노화를 막는 비타민 E와 석회분이 많이 들어 있다. 그러므로 노년기에 흔히 생기는 잔병 치료에 좋다. 특히 노인 고혈압 환자에게 참나무버섯 우린물을 복용했을 때 혈압이 정상 범위로 떨어지고 치료 효과가 오랫동안 유지되었다. 참나무버섯에는 항암작용을 하는 랜티란 물질이 들어있는데 이것은 참나무버섯에 기생하는 바이러스의 일종이다. 이 바이러스는 밖으로부터 병을 일으키는 바이러스가 침입하면 그것을 없애는 인터페론을 몸안에서 만들어낸다.

인테페론은 세포의 이상증식을 막으므로써 암이 생겨나지 못하게 한다. 또한 참나무버섯은 기관지 천식, 알레르기성비염, 당뇨병, 관절염, 고혈압, 심근 경색, 협심증, 간염, 급성사구체 콩팥염에도 쓰이고 있다.

19. 살구씨

살구씨에는 건강에 이로운 단백질, 기름, 탄수화물, 광물질, 비타민 등이 들어 있다. 또한 살구씨에는 독특한 항암성분인 아미그달린이 들어 있어 그 수요가 세계적으로 높아지고 있다. 살구씨는 옛날부터 건강 증진을 위한 예방 치료약으로 널리 쓰이고 있다. 살구씨에는 기름이 30-50% 정도 들어 있는데 그 가운데는 아미그달린도 들어 있다.

살구씨는 감기, 기관지염, 폐결핵, 기관지천식, 변비에도 쓰인다. 또한 목마르거나 밥맛이 없을 때에도 먹으면 좋다. 최근에 살구씨는 암 예방과 치료에 널리 쓰이고 있다.

기관지염에는 살구씨와 설탕가루를 각각 같은양 짓찧어서 한 번에

8-10g씩 하루 3번 14일 동안 복용한다

20. 두릅

두릅은 산나물로 건강에 아주 좋다. 두릅에는 단백질 6.1%, 기름 0.4%, 탄수화물 2.6%, 광물질이 2.8% 정도 들어 있으며 여러 가지 비타민도 들어 있다. 4-5월에 돋는 순을 채취해서 쓴다.

두릅나무뿌리 껍질은 한약재로 몸을 보하고 여러 가지 질병 예방 치료에 쓰인다.

두릅나무 껍질은 몸이 허약한데, 신경쇠약증, 정신분열증, 심장신경 증, 저혈압증, 당뇨병 등에 쓰이며 그 밖에 위암에도 좋다.

21. 백도라지

예로부터 도라지는 고급 산나물로 써 왔을 뿐만 아니라 사람들의 건강 증진을 위한 치료약으로도 이름이 널리 알려져있다. 백도라지와 도라지는 우리 나라의 산허리, 산기슭의 양지바른 곳에서 절로 자라며 여러곳에서 재배도 한다. 도라지는 봄철에 채취하는데 부드러운 순과 뿌리를 쓴다.

도라지 뿌리에는 단백질 0.7%, 기름 0.5% 탄수화물 2%나 들어 있고, 그밖에 칼슘, 아놀린이 들어 있다. 도라지 뿌리로 만든 약은 목의 통증, 기침, 가래삭임, 고름빼기 약으로 쓰인다. 도라지 뿌리로는 물약, 알약, 탕약, 가루약, 액스제를 만들어 쓴다.

기관지염에 도라지 100g을 잘게 썰어 큰 500ml에 일주일 동안 담 갔다가 찌꺼기를 짜버리고 걸러서 한 번에 10-200ml씩 하루 3번 복 용하고 기관지 천식에는 도라지 3g, 마창 4g을 물에 넣고 설탕을 섞어 하루 2번 복용한다.

22. 미나리

미나리는 독특한 향기와 맛을 가지고 있어 옛부터 입맛을 잃었을 때 식욕을 돋구는 식품으로 알려졌다.

미나리는 또 많은 약리작용을 하는 한약과 민간요법의 약재로도 널리 이용되었다.

미나리에는 수분 35%, 단백질 2.1%, 지방 0.9%, 당분 0.8%, 섬유질 0.7% 그밖에 칼슘, 인, 철, 비타민 등이 들어 있다.

미나리 100g 에는 50ml 의 비타민 C를 비롯하여 약 70ml 의 여러 가지 비타민이 들어 있다. 이와 같이 풍부한 비타민을 완전히 섭취하기 위해서는 날것으로 먹는 것이 좋다.

미나리에 많이 들어있는 식물성 섬유는 배의 안벽을 자극하고 운동을 촉진시키므로 식욕을 돋구고 변비를 방지한다. 또한 미나리는 대변을 잘 통하게 하고 특수정유 성분과 철분은 정신을 맑게 하고 혈액을 보호해 주는 작용을 한다.

특히 미나리는 알칼리성 식품이므로 쌀을 주식으로 하여 생길 수 있는 혈액의 산성화를 막아주는 역할을 한다.

한의학에서는 미나리를 심장병, 위장병 등 여러 질병을 치료하는데 쓸뿐 아니라 지혈제로도 쓰고 있다. 식후에 미나리 생즙을 계속 먹으면 살이 내리고 혈압이 낮아지므로 고혈압은 물론 심장병, 위장병 등 성인병이 치료될 수 있다.

어린이가 음식에 체하여 구토증과 설사할 때 미나리 5-6포기를 물 100g 에 넣고 약한 불로 달여 먹이면 효과를 볼 수 있다.

또한 변비로 항문이 파열된 경우나 치질로 오는 출혈, 여성들의 하혈에도 식사전 미나리 삶은 물을 마시면 좋다고 한다.

황달, 설사에는 생즙을 짜서 하루에 2-3번을 마시면 좋은데 특히 황달에는 야생 미나리가 좋다.

그리고 땀띠가 심할 때 미나리 생즙을 바르면 효과가 있으며 목이 아플 때에는 미나리 생즙에다 꿀을 넣어 진하게 달여 먹으면 좋다.

미나리 생즙은 피부 미용에도 상당한 효과가 있는데 여성들이 생즙을 마시고 세수를 하면 피부가 좋아진다.

미나리는 또한 민간 요법에 널리 쓰이고 있다. 류마티스, 급성 위장염 치료에 많이 쓰이며 갈증을 없애고 정신과 피를 맑게하는 효과도 있어 아프거나 자주 화장실 출입을 하는 경우, 오줌에 혈이 섞여 나올때도 미나리즙을 먹으면 효과가 있다.

그런데 미나리를 캘 때 독미나리를 캐지 않도록 주의해야 한다. 독미나리를 먹으면 토하거나 어지럼증, 경련이 일어날 수 있다.

23. 팥

팥에는 우리 몸에 필요한 단백질, 지방, 탄수화물, 칼슘, 섬유질, 인, 철, 비타민과 그밖에 3가지 결정성 사포닌이 들어 있다. 팥은 영양가가 높은 식품으로 여러 가지 질병의 예방 치료에도 널리 쓰인다.

예로부터 여러 가지 팥가운데서 묽은 팥을 약재로 많이 써왔다. 팥은 독을 제거하는 작용도 하면서 오줌도 잘 나오게 한다. 그러므로 부었을 때 팥 120g에 물을 달여서 차처럼 마시거나 혹은 팥을 가루내어 한 번에 9g씩 더운물에 타서 하루 3번 먹기도 한다. 팥에는 비타민 B_1이 많이 들어 있기 때문에 각기병을 예방 치료하는데 쓰이기도 한다.

또한 상처가 났을 때 팥에 닭알 흰자위와 꿀을 섞어서 바르기도 한다. 팥에는 알칼리성을 가진 플라보노이드가 들어 있기 때문에 피로 예방과 과산성 위염에도 쓰면 좋다. 잘 흡수시키기 위하여 팥죽을 쑤어먹는 것이 좋다.

24. 마늘

장수자들의 대부분이 마늘을 즐겨 먹는다는 것이 알려져
있다. 신선한 마늘에는 단백질과 탄수화물이 많이 들어 있으며 비타
민과 정유가 들어 있다.

특히 마늘에는 항균약으로 쓰이는 피톤찌드가 들어 있는데 이것은
몸 밖에서 적리균, 대장간균, 황금색포도산균, 가스피저균, 콜레라균,
장티푸스균 등을 죽이는 효능을 가지고 있다.

우리 선조들은 수천년부터 마늘을 간장제, 이뇨제, 구충제, 해독제
로 써왔으며 천식, 황달, 치통, 출혈 등 여러 가지 질병을 치료하는
만능약으로 써왔다. 자료에 의하면 마늘은 항지방간 작용을 한다는
것이 밝혀졌다. 마늘은 세균을 죽일 뿐만 아니라 소독 작용도 한다.
또한 회충을 비롯한 요충과 촌백충을 없애는데도 효과가 있다. 마늘
은 아메바 적리에도 쓰인다. 이때에는 매일 5 ~ 10g 마늘 우린물로
관장하는 동시에 마늘을 먹고 더운물을 마셔도 좋은 효과를 본다. 또
한 흰 무 30g 에 마늘 5 쪽을 같이 달여 먹어도 효과가 있다.

마늘은 고혈압 치료에 효과가 있다. 이밖에도 마늘은 감기치료 예
방약으로 쓰이며 마늘종은 외용약으로도 쓰이고 있다.

마늘은 정상적으로 먹는 지방에서는 일반적으로 암발생율이 적다.
마늘은 이 밖에도 건위약, 소변내기약, 담내기약, 살균약으로 하루에
5 ~ 10g 씩 먹는다. 또한 동맥 경화증, 위장염, 당뇨병에도 쓰이며 부
인과에서는 질르리코몸나스병에 쓰인다.

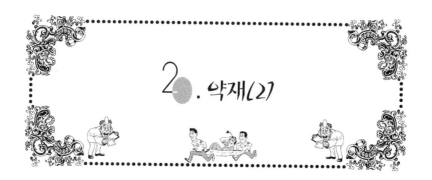

2. 약재(2)

1. 녹용

한약에는 정력을 돋구는 약재가 많지만 그 가운데서도 녹용의 효과는 특별히 뚜렷하다. 녹용은 숫사슴의 뿔이 뇌 조직으로 넘어가기 전에 말랑말랑한 것을 자른 것이다.

우리 나라에서는 대체로 7월에 자른다. 숫사슴의 뿔은 진피에서 생겨난다.

사슴의 피부는 두 층으로 되어 있는데 그 안쪽층이 진피이다. 뿔은 그 성장이 매우 빠르고 매년 초 봄에 새살이 돈는다. 새로 돋아난 뿔의 피를 뽑고 끓는 물에 5-29초 동안 약 3-4번 담그었다가 60-70℃의 온도에서 말린 것이 녹용이다.

한의학에서 녹용은 보양약으로 허약해진 몸의 기를 높여 치아와 뼈를 튼튼하게 하고 정력을 왕성하게 하므로 몸이 허약하고 여위는데 쓴다.

또한 허리와 다리가 시리고 맥이 없으며 어린이 발육이 나쁘고 늦도록

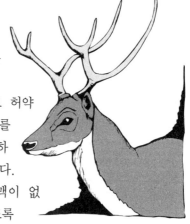

걷지 못하며 치아가 나지 않는데도 쓸 수 있다. 여성들인 경우에는 월경과다, 자궁출혈, 이슬이 많은데 쓰이며 질병으로서는 신경쇠약, 음위증, 콩팥염, 심근쇠약, 피로, 저혈압, 근무력증, 뇌빈혈 등에 쓴다.

녹용은 술에 담가 쓸 수도 있고 물에 졸여 쓸 수도 있는데 제일 좋기는 20-30% 알콜로 추출하여 쓰는 것이다. 또한 녹용은 인삼과 함께 끓이거나 구기자, 당귀, 대추를 넣어 끓이는 것이 좋다. 녹용을 알코올에 우려낼 때에는 약 10일 동안 담그어 두는 것이 좋다. 녹용을 가루내는 경우에는 한 번에 3-4g씩 하루 3번 식사후 복용하고 녹각상을 만들어 먹을 때에는 한 번에 4-5g씩 하루 3번 식사후 복용한다. 녹용을 가공하는 방법에는 몇 가지가 있다. 솜털을 긁어 버리고 톱으로 켜서 얇게 토막을 내거나 톱으로 3-5cm 길이로 잘라 불쏘시개쌈을 만드는 것처럼 작두나 작은 도끼로 조각을 낸다.

녹각교와 녹용가루는 몸이 약하고 여위는데 어지럼, 귀울이, 어깨와 다리가 시리고 맥이 없는데, 오줌소태, 야뇨증, 월경과다, 자궁출혈, 음위증, 유정 등에 쓴다.

2. 곰열

곰열은 검은곰의 열물을 말린 것인데 여기에는 알칼리금속염과 콜레스테롤, 열물색소 등이 있다.

곰열은 열을 내리고 독을 풀며 통증을 가라앉히면서 경건을 멈춘다. 최근에 곰열을 급성황달형간염과 강혼수 때(0.3 ~ 0.5g을 생당쑥 달인물에 타서 먹는다) 써서 좋은 효과를 보고 또한 위 및 십이지장궤양으로 심하게 앓을 때 외상성통증, 담석증, 담낭염발작 때에 효과가 뚜렷하며 특히 〈우르소〉라는 약은 담석을 녹이는 작용을 한다.

3. 우황

우황은 사람들의 호기심을 끄는 약
이다. 우황은 소의 담석으로서 오래전부터 건강
치료에 널리 써왔다. 우황은 1-2만 마리의 소가운데서 한 마리 정도
밖에 없는 소담식이다.

우황에는 수분 3.28-6.92%, 콜산 5.57-10.66%, 데스옥시콜산 1.96-
2.29%, 콜레스테롤 0.51-1.66%가 들어 있으며 비타민 D, 나트륨, 칼
슘, 마그네슘, 아연, 동, 인 등의 광물질이 들어 있다.

인조 우황에는 담즙산, 콜레스테롤, 발리루빈, 산화 칼슘을 비롯한
무기염 등이 들어 있다. 소의 담낭에 비타민 C를 넣은 다음 1년이
상 지나게 되면 우황이 생기는데 평균 1마리의 소에서 마른 우황은
16.5g을 얻을 수 있다. 드물게는 25g까지 얻는다. 인공적으로 얻은
우황은 천연 우황보다 비교할 때 성분에서는 비슷하나 치료 효능에
서는 천연 우황보다 못하다.

우황은 중추 신경계통과 활 평근
에 대하여 진정진경 작용을
나타내고 혈압과 열을
내리고 심장활동을 강화
하며 적혈구와 혈색소를
만들고 혈전을 녹이는 작
용, 독을 푸는 작용이 있다.
우황은 독성이 약하고
물에 잘 풀리지 않지만 유
효성분의 흡수가 아주 좋기
때문에 먹으면 즉시 효과를
나타내고 부작용이 없는
것이 특징이다.

우황은 한방으로도 쓰지만 보통 다른 약과 배합하여 쓰면 더 좋은 효과를 나타낸다.

4. 참새고기

참새고기는 오장이 허약해지면서 몸이 여위는 노인에게 좋은 효과를 나타낸다. 참새고기는 몸에 영양가가 부족할 때 그 것을 보충하는 작용이 뚜렷 하다. 특히 노인들의 경우에 양기부 족으로 허리와 무릎이 시리 고 차며 몸이 덥지 못하면서 기력을 잃었을 때 참새고기를 먹으면 좋다. 또한 참새고기를 먹으면 혈기가 왕성해지면서 오장의 기운이 솟는다. 그 러므로 참새고기는 음위증, 빈뇨증, 몸여윔, 이슬 등에 쓰이는 효능 높은 약재가 된다.

오장이 약하고 양기가 부족하여 설사할 때는 참새 5마리를 튀겨 볶은다음 술 70g을 부어 달이다가 물 2사발과 파 3뿌리, 좁쌀 70g 정도를 넣어 죽을 쑤어 먹는다.

5. 독사고기

독사고기 단백질은 사람 몸안에서 만들어내지 못하는 8 종류의 아미노산을 가지고 있을 뿐만 아니라 그 구성이 사람 몸 단 백질과 알맞아 여러 가지 질병에 쓰이고 있다. 최근 독사고기는 콩팥 에 부담을 주지 않으며 그 속에 들어 있는 아미노산들이 몸안에 잘

흡수되어 콩팥을 강화하는 제일 좋은
것으로 알려지고 있다. 또한
독사고기에는 동맥 경화증을 막
고 혈관의 노화를 예방하는 물질이 들어
있다.

독사의 기름은 동물성 기름인데 불포화지방
을 많이 가지고 있어 혈관벽에 콜레스테롤이
쌓이는 것을 방지할 뿐만 아니라 그것을 제거하는
등 동맥 경화증을 예방하는 작용을 한다. 독사의 기름
에는 비타민 E도 들어 있는데 이것은 내장기관을 젊어지게 하고 피
부에 바르면 피부가 부드러워진다.

중요한 것은 독사의 간인데 여기에 많이 들어 있는 타우린은 피로
회복을 빠르게 할뿐 아니라 피를 맑게하고 혈압을 낮추며 시력을 좋
게한다.

독사고기는 불에 구워 독성을 없애 먹고 기름은 기름과자를 만들
어 먹으며 간은 40%의 술에 타서 먹는다.

6. 왕벌젖

왕벌젖은 젊은 노동벌의 목 안선에서 분비되는 생화학적
활성이 강한 자연 자양 물질로 단백질, 아미노산, 기름, 글리세린, 비
타민 미량 영양소 등을 포함하고 있다.

미량 영양소에는 철, 아연, 망간, 구리, 염소 등이며 비타민으로서
는 B_1, B_2, B, PP, 판토텐산이다. 이밖에 아주 적은 양의 금, 은도 포
함되어 있다. 단백질과 탄수화물도 거의 같은 비율로 들어 있으며 지
방질의 2.4-3.6배나 된다. 또한 왕벌젖은 꿀에 비하여 비타민 함유량
이 매우 높다. 판토텐산은 꿀의 65-320배, 니코틴산(PP)은 45-100배

특히 비오린은 500-1000배로서 이것은 자연물질 가운데서 가장 높은 농도이다. 뿐만 아니라 왕벌젖에는 고에네르긴산 화합물도 들어 있다. 왕벌젖이 그처럼 자연 강장제로서 노인들의 건강에 유익한 장수보약으로 알려지게 된 것은 왕벌젖을 먹고 사는 암컷 왕벌의 수명이 노동벌보다 더 길다는 것이다.

왕벌젖을 많이 먹을 기회가 있는 꿀벌 치는 사람들도 오래산다고 하며 실험동물에 왕벌젖을 먹인 결과 먹이지 않은 다른 동물에 비하여 평균 수명이 1.4배~1.8배로 늘어났다는 자료들에서 확증되었다.

왕벌젖은 노인들의 정력을 돋구며 피로를 막고 동맥 경화를 비롯한 여러 가지 병을 예방하거나 치료하는데 효과가 있다. 왕벌젖은 신진대사를 좋게하고 혈관을 넓히는 작용을 하며 고혈압이나 당뇨병에도 효과가 있다는 것이 확증되었다. 그밖에 방사선 피해를 막는 작용과 암을 예방하는 작용도 한다. 왕벌젖은 공기와 접촉되지 않게 하며 낮은 온도에서 보관하여야 한다.

7. 꿀

꿀은 건강과 장수를 위한 귀중한 보약재이다. 세계적으로 장수자들 속에서는 꿀벌 치는 사람들이 많다. 이것은 꿀에 건강과 장수에 필수적인 성분들이 종합적으로 다 들어있기 때문이라고 할 수 있다.

꿀은 질병의 예방치료 효과가 좋으며 세계적으로도 가치있는 영양식료품으로 이용되고 있다. 민간에서는 여러 가지 처방으로 꿀을 병치료에 쓰고 있다. 우선 꿀 250g, 25%의 알콜 350g을 섞어서 어두운곳(4-8℃)에 4-5일 동안 놓아두었다가 하루 3번 식사전에 한 숟가락씩 먹으면 건강에 매우 좋다.

꿀은 또한 심장혈관계통 질병에도 잘 쓰인다. 꿀에 들어 있는 포도당과 프록토즈는 당분을 빨리 흡수시켜 주기 때문에 심근에 매우 좋은 영향을 준다. 이밖에 꿀의 이용 범위는 매우 넓다. 꿀은 피부를 부드럽게 하여 주름살을 펴지게 하기 때문에 크림과 기타 화장품에도 들어간다.

긴장한 노동을 마친 후에 꿀을 먹으면 피로가 곧 풀린다. 꿀은 이와같이 건강 식품으로 될 뿐만 아니라 병 치료에도 쓰인다.

※배가 나오고 가스가 차며 설사가 심할 때에는 쓰지 않는 것이 좋다.

8. 잉어

잉어는 옛날부터 몸을 보하는 장수 식품으로 널리 알려졌다. 잉어는 맛이 독특하면서도 영양가가 높은 고급 식품이다.

잉어에는 단백질 18.2%, 지방 1.4%, 탄수화물 0.7%, 광물질이 1.1% 정도 들어 있으며 비타민 A, B_1, B_2, PP도 들어 있다. 잉어 단백질은 거의 모두가 필수 아미노산으로 구성된 완전단백질로서 흡수율이 높기 때문에 허약자들과 소화 흡수기능이 낮은 노인들의 좋은 식품이다. 잉어속에 들어 있는 메티오닌은 비만, 당뇨병 때 흔히 볼 수 있는 지방간을 미리 막을 수 있다.

잉어는 간염을 예방 치료한다. 잉어의 내장을 긁어버리고 삶은 팥 50g을 배안에 넣은 다음

꿰맨다. 이것을 삶아서(기름, 소금, 식초 및 그밖의 양념을 넣지 않고) 그냥 빈속에 먹는다. 간염, 간경련 때의 복수와 부종 때 팥을 넣고 잉어국을 끓여 간을 맞추어서 먹는다. 콩팥성 부종이 있을 때는 잉어 500g을 끓인 뒤에 파를 넣어 먹으면 좋다.

9. 뱀장어

뱀장어는 맛있기로 이름난 물고기의 하나이다. 뱀장어에는 단백질 17.8%, 지방 11.7%, 탄수화물 1.9%가 들어 있으며 비타민 A, B_1, B_2와 칼슘을 비롯한 광물질이 많이 들어 있다. 뱀장어 내장에는 혈관 속에 칼슘을 적게해 주는 호르몬과 같은 일을 하는 물질이 들어 있다. 뱀장어에는 단백질과 지방을 비롯한 많은 영양소들이 들어 있으므로 민간에서는 보신강장약으로 영양부족 온몸쇠약, 폐결핵, 치질과 치루에 쓰며 그밖에 여러 가지 질병에도 쓰고 있다.

폐결핵 환자에게 뱀장어 기름에 황경피나무 껍질가루와 꿀을 넣고 반죽하여 밤알 크기의 둥근 알약을 만들어 한 번에 5-6알씩 하루 3번 복용한다. 귀앓이에 뱀장어 기름 2-3방울씩 귀에 넣어도 좋다.

10. 가물치

가물치에는 단백질을 비롯한 영양소가 많이 들어 있기 때문에 좋은 영양제이며 약이다. 이뇨작용이 있어서 부종과 수종, 간염 치료 약재이기도 하다. 영양이 나쁜 사람들이 가물치를 먹으면 몸무게가 늘어난다.

간경변증 때에 가물치의 배를 째고 내장을 꺼낸 다음 거기에 마늘을 가득 채워넣고 실로 꿰매어 종이로 싸고 겉에 진흙을 두툼하게 발라 구워서 먹는다. 가물치 머리(500g 이상짜리)로 탕을 끓인 다음 파와 동아씨를 좀 넣고 먹어도 좋다. 해산후에 몸이 붓고 숨이 차고 가슴이 답답할 때 가물치 2마리에 도라지 한 냥을 넣고 끓여서 여러번 먹는다. 가물치로는 생선국, 졸임, 곰, 회 등을 만들어 먹어도 좋다.

11. 미꾸라지

연구 결과에 의하면 미꾸라지는 수분 77.5%, 단백질 15.1%, 기름 3.1%, 탄수화물 22.5%, 회분, B_1, 그밖에 칼슘 600mg, 인 566mg, 철 3.8mg, 비타민 A 70국제단위, 비타민 B_1 0.27mg, 비타민 B_2 0.52mg이 들어 있다.

미꾸라지의 영양분에서 특별히 주목되는 것은 트립토팥, 메티오닌과 같은 필수아미노산과 비타민 B_2이 풍부하다. 또한 비타민 B_1, B_2도 많이 들어 있어 간기능을 높이는데 먹는 것이 좋다.

또한 날고기는 여러 가지 상처에 붙여도 효과가 크며 당뇨병에도 쓰고 있다.

미꾸라지의 머리와 꼬리를 잘라버리고 그늘에 말린다음 불에 쪼여 물기를 없애고 보드랍게 가루낸다. 여기에 마른 연꽃잎을 가루내어 같은 양으로 섞은 다음 하루 3번 한 번에 6g씩 복용한다.

12. 조개

조개에는 단백질, 지방, 여러 가지 비타민과 광물질도 들어 있다. 피조개를 비롯한 알조개에는 단백질과 지방, 미량 영양소, 카로라노이드가 들어 있다.

피조개는 몸안에서 피를 잘 만드는 작용을 하여 물질 대사를 좋게 하고 위를 튼튼하게 하며 소화를 도우므로 민간에서는 소화가 잘 안되거나 냉병에 좋다고 한다. 피조개살은 등뼈나 허리가 차고 시린 것을 낫게하고 피막조개는 간세포의 괴사를 막고 오줌을 잘 나오게 한다.

민간에서는 부종, 황달에 쓰며 요즘에는 간염치료약과 항암제로도 쓴다.

13. 해삼

해삼은 영양가가 높은 식품으로 뿐만 아니라 인삼처럼 높은 건강 효과를 나타내는 보약이다. 해삼에는 단백질 17.6%, 지방 9.5%, 탄수화물 3.6%가 들어 있으며 마른 해삼에는 단백질 3.3%, 지방 1.6%, 광물질 1.8%나 들어있다.

약리 실험에 의하면 혈액을 보충하고 항암 작용과 균을 억누르는 작용도 나타낸다. 특히 해삼이 장수 효과를 나타내는 것은 콘드로이틴이다. 이 물질은 단백질과 결합하여 결합조직의 기초 물질로 되는 성분이다. 또한 해삼은 간의 독풀이 기능을 높이고 위궤양의 예방과 치료에도 좋은 효과를 나타낸다. 한의학에서는 보혈강장제로서 과다 출혈과 몸이 허약하고 신경이 쇠약해졌을 때 쓴다.

민간에서는 과다 출혈인 경우에 해삼을 말려 가루내어 하루 20-

30g씩 먹는다. 추운 계절에는 0.5kg의 해삼을 물에 약 2일 동안 담그고 더운 계절에는 24시간 담갔다가 내장을 꺼낸 다음 닭의 배안에 넣고 닭이 잠기게 물을 붓고 달인다.

이것을 몸이 여위고 기운이 없으면서 어지러울 때나 출혈이 심할 때 여러 차례 나누어 먹는다. 변비증이 있을 때에는 해삼을 버섯과 함께 잘게 썰어 돼지 배안에 넣고 삶아 먹으면 좋다.

14. 굴

굴은 우리 나라 해안에 널리 퍼져 있는 영양가가 아주 높은 조개류의 하나이다. 굴에는 단백질 0.1%, 지방 2.9%, 탄수화물 7.1% 들어 있다.

그밖에 비타민 B_1, B_2, B_6, PP가 들어 있고 광물질로서는 칼슘, 인, 철, 마그네슘, 아연이 들어 있다.

특히 주목되는 것은 아연이 많이 들어 있는 것이다.

아연은 성장과 발육을 빠르게 하며 머리카락, 손톱, 발톱 등을 만드는데 필요하다.

아연은 인슐린의 한 성분으로 인슐린 결정의 0.36%를 차지하며 인슐린의 작용을 강화해 당뇨병 치료에도 쓰이고 있다. 최근 자료에 의하면 굴에는 콜레스테롤을 낮추는 3개의 지방산이 있다고 한다. 그리하여 굴을 중년기 및 노년기에 동맥 경화증을 미리 막을 수 있는 식품으로 되었다.

또한 최근의 한 연구자는 대합조개, 밥조개를 비롯하여 굴, 오징어, 달팽이 등에서 암세포를 억누르는 물질을 찾아내고 그것을 메르체닌이라고 이름을 붙였다.

또한 오래전부터 우리 나라에서는 굴조가비를 가치있는 한약으로 많이 써왔다.

굴조가비는 건위제산약으로 산도가 높은 위염, 위 및 십이지장궤양 등에 쓰며 한방 치료에서 가슴답답증, 머리가 어지럽고 아픈데, 가슴 두근거림, 유정, 식은땀, 출혈, 설사 등에 쓴다. 과산성위염에 굴조가비를 물에 보드랍게 가루낸 것 100g, 쌈주(가루) 100g, 박하뇌 0.08g을 고루 섞은 다음 졸인 꿀로 반죽해서 알약을 만들어 한 번에 4~5g씩 하루 3번 먹는다.

　굴은 또한 식품으로 널리 쓰인다. 굴 단백질은 필수 아미노산으로 구성된 완전 단백질이며 소화 흡수율이 아주 높다. 굴 단백질의 소화 흡수율은 92% 이상에 이른다. 지방 함유량은 대합보다 3배, 전복, 피조개 및 소라보다 7배 이상이나 되며 100g당 요오드 함량은 3.0~116mg 이상, 소라보다 7배 이상이나 된다. 그러므로 굴은 허약한 사람들과 산모들에게 아주 좋은 보약이 된다. 굴은 국, 회, 전, 튀김 등을 해 먹는 것이 좋다.

15. 새우

　새우에는 건강과 장수에 필요한 영양성분이 많이 들어 있다. 새우에는 단백질 12.0mg, 칼슘 733g, 인 66mg이 들어 있으며 그밖에 비타민 A, B, C 등이 들어 있다. 특히 말린 작은 새우에는 칼슘이 2.246mg이나 들어 있다. 새우의 살에는 기름이 적고 단백질 가운데서도 완전 단백질이 들어 있어서 영양 가치가 아주 높다. 또한 새우살은 가늘면서 성글기 때문에 쉽게 소화흡수되므로 허약자, 노인들에게 좋은 식품으로 된다. 작은 새우의 껍질엔 칼슘이 많이 들어 있는데 기름에 지지든가 볶거나 국을 끓여도 칼슘의 손실은 아주 적다. 또한 새우로 만든 음식은 맛이 산뜻하므로 입맛도 돈군다.

이밖에 새우는 치료약으로 쓰는데도 좋다. 해산후에 젖이 묽거나 잘 나오지 않을 때에는 신선한 새우살 500g을 절구에 찧어 술에 타서 덥게하여 하루에 몇 차례 나누어 먹는다.

또한 남자의 음위증 때문에 생물 새우를 여러 번 먹는다. 여성들이 젖앓이 때에는 생물새우 껍질을 닦아 가루내어 아침저녁 한 번에 9g씩 먹는다.

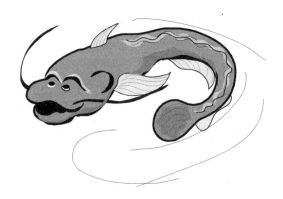

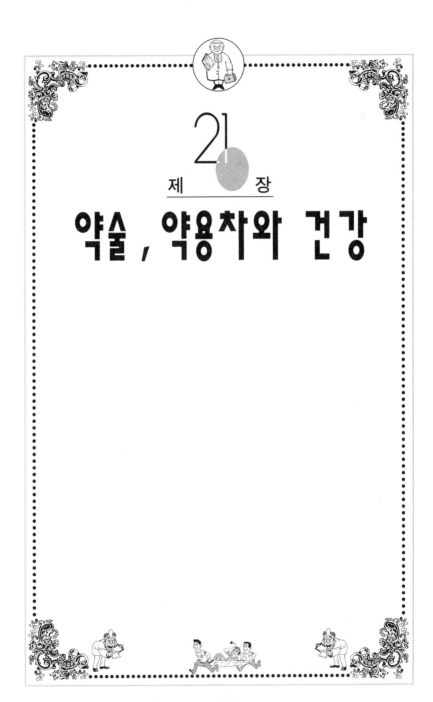

제 21 장

약술 , 약용차와 건강

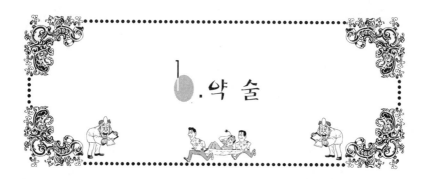

약술은 처방대로 한약을 썰거나 짓찧어서 잘 섞은다음 일정한 그릇에 넣고 술(25°~30°)을 부어 만든다. 술의 양은 보통 한약의 4~5배 정도 넣으며 잘 섞은후 단지나 그릇에 넣고 뚜껑을 잘 막은 다음 1~2주일 동안 우린다. 일정한 기간 우린 다음 걸러서 찌꺼기를 버리고 약으로 쓴다. 또는 한약가루를 내어 누룩과 섞어서 술을 만들어 증류한 약술도 있다.

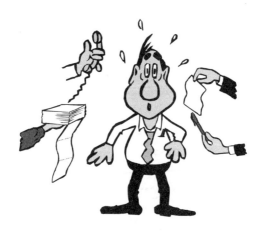

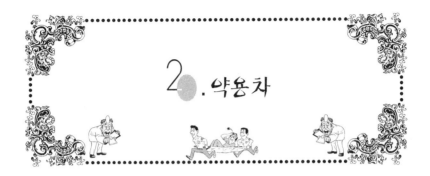

20. 약용차

우리 나라에는 고유한 인삼차, 오미자차, 결명자차, 만삼 차를 비롯하여 이름난 한약차들이 많다. 우리 나라의 차 에는 사람의 중추 신경 계통과 혈액 순환 및 심장 활동 을 자극하는 여러 가지 물질이 들어 있다. 또한 정신을 맑게 하고 피 로를 빨리 풀며 음식물의 소화도 잘 되게 하여 입맛도 돋군다. 한약 차는 만드는 방법이 간편하고 효과가 빨리 나타난다. 약을 달이거나 약엿과 같은 것을 만들려면 보통 2～3시간 끓어야 하지만 차를 만 들 때에는 10～20분 정도 끓이면 된다. 약차는 다른 약과는 달리 맛이 좋을 뿐 아니라 먹기도 좋기 때문에 일상적으로 마실 수 있고 식사 후나 빵, 과자를 먹을 때 마실 수 있다.

1. 차잎차

차에는 여러 가지가 있는데 지금까지 널리 알려진 것은 차, 커피, 코코아 등이다.

이 세 차들에는 모두 코카인 성분이 들어 있다. 이밖에 차에는 테 오필린이 들어 있으며 코코아에는 테오브로민이 들어있다. 코카인, 테 오필린, 테오브로민 등은 화학적 구조와 생리적 작용이 거의 같다.

차잎에는 카페인과 탄닌산이 들어 있으며 그밖에 약간의 테오필린과 다른 성분도 들어 있다. 홍차에는 카페인이 녹차보다 약간 많이 있다. 한 컵의 홍차에는 카페인이 100mg 정도 들어 있으며 한 컵의 녹차에는 약 70mg 들어 있다.

또한 홍차속 탄닌산은 5～6% 들어 있고 녹차에는 10～20%가 들어 있으며 차잎의 카페인은 탄닌산과 결합 되어 있다. 이밖에 차잎에는 방향성 정유들과 향기 성분이 들어 있다. 또한 비타민 C, B_1, B_2, P 등과 카로린, 적은양의 단백질, 광물질, 니코틴산이 들어 있다. 차속에 들어 있는 카페인은 대뇌피질과 연수, 척수를 흥분시키지만 기본은 대뇌피질을 흥분시키는 작용을 한다. 차를 마시면 사고력이 활발해지고 졸음을 쫓으며 뇌수의 지구적인 활동을 높여준다. 차잎에 들어 있는 테오필린은 호흡의 깊이와 호흡수에 영향을 준다. 카페인은 골격근을 흥분시킬 뿐만 아니라 근육의 피로를 풀기도 한다. 카페인은 심장과 혈관 계통에 작용하는데 심근을 흥분시키고 심장 박동수를 빠르게 하며 심장으로부터 나가는 피를 충분히 공급할 뿐 아니라 기관지 경련으로 오는 숨차기에도 좋은 효과가 있다. 테오필린은 이뇨작용이 강해 차를 마시면 오줌이 잘 나온다.

카페인은 위액 분비를 지구적으로 높여주기 때문에 입맛을 돋구며 소화 작용에 좋은 영향을 준다. 카페인은 또한 물질대사 기능을 높이기도 한다. 0.5g 의 카페인을 먹었을 때 기초 대사율은 거의 10% 높아지며 때로는 25% 높아진다. 차잎 속에 들어 있는 탄닌산은 위장점막을 보호하고 장내 세균 증식을 억제하며 설사를 멈춘다.

2. 인삼차

인삼에는 여러 가지 약성분, 향물질, 각종 아미노산, 비타민, 광물질과 미량의 영양소가 들어 있다.

찻잔에 뜨거운 물을 15g씩 붓고 홍삼 두 조각을 띄워 자주 마신다.

퇴원 환자, 허약체질, 성욕쇠퇴, 중년기 및 노년기 정신 육체적 피로, 잠을 잘 자지 못하거나 건망증이 심하고 신경 쇠약증이 있을 때, 입맛이 없거나 소화가 잘 안될 때, 구토나 설사할 때, 숨이 차거나 가슴이 두근거릴 때, 혈압이 낮거나 심장기능이 약할 때, 빈혈, 쇼크, 당뇨병, 방사선병의 예방과 치료에 쓴다.

주의점 : 급성 전염병, 고혈압을 앓거나 열이 높을 때, 출혈이 잦은 사람은 쓰지 않는다.

3. 구기자나무잎차

구기자나무잎에는 루틴, 비타민 B_1, B_2, C, 그리고 아미노산, 광물질, 리놀산, 엽록소 등이 들어 있다.

구기자나무잎에 물을 넣고 천천히 달여 찌꺼기를 버리고 1일 2-3번에 나누어 공복에 마신다. 중년기와 노년기에 올 수 있는 신경통, 고혈압, 동맥경화증, 비만, 빈혈, 암의 예방과 치료에 쓰인다. 또한 지방간 예방과 지방간 치료, 몸이 쇠약하고 피로할 때, 눈이 어두울 때, 노인 변비증에 쓴다.

주의점 : 잎을 달일 때 철냄비, 철주전자 등을 쓰면 구기자나무잎에 들어 있는 탄닌과 철성분이 화학 반응을 일으켜 그 작용 효과가 떨어질 수 있으므로 색이 변하지 않는 그릇을 쓰는 것이 좋다.

4. 만삼차

만삼에는 여러 가지 약성분과 소량의 향물질이 들어 있으며 영양소의 거의 모두는 탄수화물이다.

만삼가루를 물에 넣고 20 ~ 30분 동안 끓인다. 여기에 꿀 또는 설탕을 넣어 조금씩 자주 마신다.

보약으로 인삼대신 많이 쓰이는 성욕 촉진제이다. 몸이 허약하고 기운이 없을 때, 당뇨병, 비만, 식욕감퇴, 복부팽창, 만성위염이 있을 때 쓰면 치료 효과가 좋다.

5. 오미자차

오미자에는 여러 가지 약성분과 향물질이 들어 있다. 특히 많은 양의 비타민 C와 레몬산, 사과산, 포도산을 비롯한 20% 이상의 유기산과 농마가 들어 있다.

말린 오미자를 물에 넣고 하룻밤을 재우면 우린물이 연분홍색으로 된다. 이 물을 설탕으로 맛을 맞춘다. 또는 뜨거운 물에 오미자가루와 설탕을 풀어 수시로 마셔도 좋다.

오미자 열매의 씨에는 몸을 튼튼히 하는 여러 가지 약성분과 많은 양의 정유가 들어 있다. 따라서 오미자는 씨채 가루내어 쓰는 것이 좋다. 오미자 나뭇잎에 비타민 C가 많다. 그러므로 오미자씨와 나뭇잎으로 차를 만들어 적당량 일상적으로 마셔도 좋다.

6. 결명차

결명자에는 여러 가지 약성분과 많은 양의 점액질, 지방 등이 들어 있다.

결명자를 주머니에 넣고 꼭 동여맨 다음 1ℓ정도 되는 물에 넣고 끓인다. 누런 차물이 진하게 우러나면 다시 물 1ℓ와 설탕을 넣어 끓여서 적당량씩 자주 마신다.

눈이 붉어지고 아프며 눈물이 나는데, 눈이 어두운데, 청맹, 노인 변비증, 여러 가지 출혈, 두통, 고혈압, 내장의 기능이 약할 때에 쓴다.

주의점 : 설사할 때에는 마시지 않는다.

7. 보리차

보리에는 단백질, 지방, 탄수화물을 비롯한 여러 가지 영양소가 들어 있다. 특히 보리차에는 사람들의 건강에 필요한 여러 가지 효소들과 인, 철, 칼슘, 칼륨과 같은 광물질과 비타민 B_1, B_2 등이 들어 있다.

겉보리를 센 불에서 검누른색이 날 때까지 재빨리 달군 다음 주머니에 넣는다. 이것을 끓는 물에 넣어 한소큼 끓인다. 보리가 우러나서 검붉은색이 나면 천 주머니를 건져낸 다음 적당량 자주 마신다.

몸이 허약하고 소화 장애가 있을 때 좋다. 정신 노동을 하는 사람들이 피로할 때 쓰면 좋다.

8. 다시마차

다시마에는 단백질, 지방, 탄수화물과 같은 영양소를 비롯해 약 40여 가지나 들어 있다. 또한 칼슘, 마그네슘, 인, 철과 같은 광물질과 요오드, 아연 등과 같은 다른 식품보다 훨씬 많이 들어 있다. 또한 다시마차에는 다른 차에 없는 아르긴산, 만니트와 같은 약성분이 많으며 광물질 총량이 홍차나 녹차보다 10여 배나 들어 있다.

물 0.5ℓ에 다시마가루를 넣어 잘 풀어지게 한다음 다시 물을 넣고 10~20분 동안 끓인다. 끓는 상태에서 설탕과 소금을 넣고 5분 동안 더 끓인다음 맛내기를 넣어 적당히 자주 마신다.

어린이들의 성장과 발육이 늦은데, 심장과 혈관을 튼튼히 하고 혈압이 정상적으로 유지 되도록 하며 혈액 속의 콜레스테롤 함량을 줄이므로 동맥 경화를 미리 막는데 좋다. 정신육체적 활동능력과 내분비전기능을 좋게하고 기억력과 지구력을 좋게하며 방사성 물질의 피해를 막고 산모들의 건강을 빨리 회복시키며 암세포가 잘 자라지 못하게 할 목적에 쓴다.

9. 솔잎차

솔잎에는 비타민 B_1, B_2, B_{12}, C_1, K 등과 여러 가지 향물질이 들어 있다. 솔잎에는 비타민 C가 100-200mg 이상 들어 있으므로 비타민 C의 중요한 공급원천이 된다.

솔잎을 깨끗이 씻어 채반에 건져 물기를 뺀 다음 물에 솔잎을 넣고 60℃에서 10시간 동안 우려낸다. 솔잎물이 우러나면 솔잎을 채에 받아내고 설탕을 탄 다음 잣을 넣어 적당량을 자주 마신다.

솔잎에 들어 있는 비타민의 양은 조건과 환경에 따라 다르다. 여름이나 겨울보다 봄과 가을에 많으며 그 해에 나온 잎보다 2-3년 묵은 잎에 더 많다. 그리고 북쪽에 있는 잎보다 남쪽에 있는 잎에 더 많다.

뇌와 근육이 피로할 때, 저항성이 낮을 때, 신경통, 관절염, 팔 다리마비, 괴혈병, 출혈, 중년기 및 동맥 경화증, 고혈압을 미리 막거나 치료할 목적에 쓴다.

10. 감나무잎차

감나무잎에는 녹차, 홍차, 커피에 비해 당분, 광물질, 비타민이 많이 들어 있는 반면에 홍분제인 카페인은 적게 들어 있다. 사람들의 건강에 아주 좋은 감나무잎차를 모든 사람들이 쉽게 마실 수 있도록 하여야 한다. 감나무잎에는 비타민 C가 많이 들어 있다.

마른 감나무잎을 물에 살짝 씻어 물기를 없앤다. 끓는 물에 감나무잎을 넣고 약 2~3분 동안 우려낸 다음 채에 받고 설탕을 넣어 적당량씩 여러번 마신다.

괴혈병, 자반병, 자궁출혈, 위장출혈을 비롯한 여러 가지 출혈, 중년기 및 노년기 당뇨병, 동맥 경화, 고혈압, 노인변비, 여러 가지 화학적 유독물질 중독(연, 비소, 수은, 중독) 고민성 반응, 몸의 저항이 낮거나 뇌수와 근육의 피로가 쉽게 올 때 쓰면 좋다.

11. 율무차

흰쌀이나 밀보다 단백질과 필수 아미노산이 많으며 지방과 미량 영양소를 비롯하여 사람의 영양에 좋은 성분이 들어 있다. 율무는 항염증 작용과 콜레스테롤증을 치료하는 작용이 있다.

또한 알레르기성 염증과 아낙필락시아성 쇼크에 대한 보호 작용이 있으며 항히스타민 작용과 히알루로니다제 활성에 대한 억제 작용이 있고 백혈구의 탐식 기능을 높여준다. 1일 15～30g을 차로 만들어 염증약 배뇨제로 쓴다. 폐고름집, 습성녹맥염, 배뇨장애, 각기부종, 만성위장병, 영양실조 때에 마신다. 이밖에 보약으로 쓰이는 약용차의 원료로는 뽕나무, 마가목, 삼지구엽초, 오갈피나무 등이 있다.

12. 호프 건강차

호프는 위장관관과 간의 기능을 높여주며 밥맛을 좋게 하고 오줌과 대변을 잘 나가게 한다. 호프의 성분 루플론은 몸밖에서 결핵균을 약하게 하거나 억제 작용을 한다. 동물 실험에서는 당뇨병에 효과 있다는 것이 실증되었다. 당뇨병 환자에게 호프를 먹이고 14-17일 만에 오줌을 검사한 결과 당이 나오지 않았다. 1일에 호프 5g씩 달여서 소화장애, 방광카타르, 심근허약, 괴혈병, 당뇨병, 당뇨병성 백내장, 고혈압에 먹인다. 구충약으로도 쓴다.

13. 생강차

위를 자극하여 위액 분비를 빠르게 하며 소화 효소들의 활성을 높여준다. 또한 위점막의 감수기를 세게 자극해서 혈관 운동 중추 또는 교감 신경에 대한 반사성 홍분을 일으켜 혈압을 높인다. 그러나 이 작용은 일시적이다. 장관 운동에 대해서는 그의 긴장도를 낮추고 윤동운동을 억제하여 자궁의 홍분성을 일시적으로 높여준다. 생강은 또한 아포모르핀에 의한 게우기를 막는다. 이밖에 항생작용, 살충 작용, 독풀이 작용도 한다. 생강차는 방향성건위진통 약으로서 소화불량증, 위통증, 구토 때 1일 4~6g씩 물에 달여 마신다.

이상으로 소개한 약용차들은 병을 예방하고 치료하는 데서 오랜 기간 써야 하며 체질과 병에 따라 쓰는 양을 조절하여야 한다.

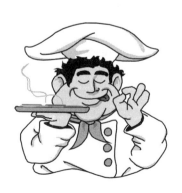

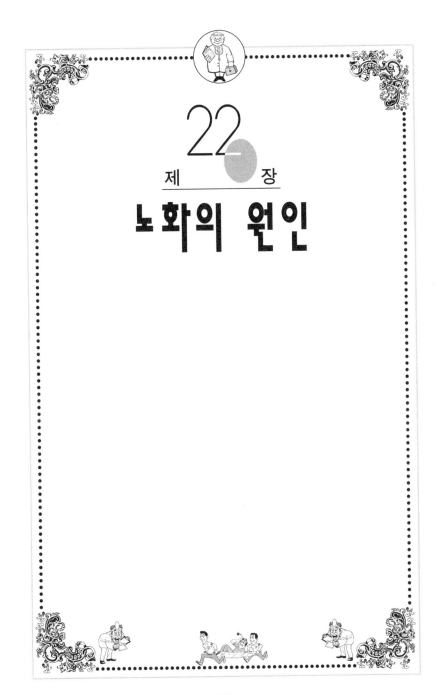

22

제   장

노화의 원인

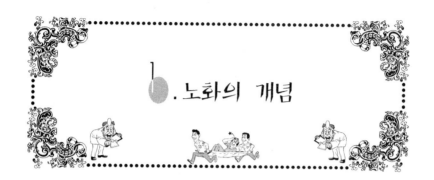

1.노화의 개념

 인간은 생물이기 때문에 출생과 더불어 나이가 더함에 노화가 시작된다. 모든 인간은 필연적으로(출생-발육-성장-성숙-노화-?)의 과정을 거친다.

신체의 노화 현상은 허리가 아프다, 어깨가 결린다, 무릎이 시리다, 가는 귀가 먹는다. 숨이차다, 기운이 없어진다, 기억력이 나빠진다, 이가 빠진다 등을 들 수 있겠다.

노화에 대한 정의는 지금까지 수많은 학자들에 의하여 제기되고 있으나 아직 의견일치를 보지 못하고 있다.

이들의 견해를 크게 나누어보면 노화란 수정으로부터 시작하여 죽음에 이르기까지의 생체변화라는 입장과 노화는 성숙기 이후에 생기는 현상이라는 두 가지 견해로 나누어 볼 수 있다.

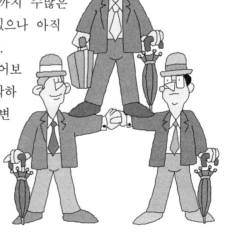

1) 노화 현상을 시간의 경과에 따라 좌우되는 현상으로 보는 견해.

노화를 정자와 난자가 수정한 때로부터 시작하여 죽을 때까지의 생체의 변화로 보는 것이다. 즉 노화란 생물의 종의 특징으로 되는 수명을 결정하는 모든 변화로서 이 변화는 시간의 경과와 함께 생기는 것이라고 한다.

노화란 마지막 세포 분열로부터 시간이 지남에 따라 나타나는 변화라고 한다.

노화란 수정한 때로부터 죽을 때까지 물질 대사에서 이화 과정이 우세하게 되어가는 상태라는 것 등이다.

2) 노화 현상은 주로 성숙기 이후에 생기는 현상이라는 견해

노화란 ⟶성숙기 이후에 생기는 변화로서 그 개체의 생존 능력이 진행성으로 떨어지는 것이라고 한다. 시간이 지남에 따라 나빠지는 진행성인 변화로서 성숙기 이후에 뚜렷해지며 나중에는 그 개체의 죽음으로 끝나는 것이라고 한다.

노화란 성숙세포가 쇠퇴되어 가는 과정인데 그 속도는 여러 가지로서 시간이 경과 하는 것과 어느 정도 관련된다고 한다.

「대개 늙는다고 말할 때 신체기능의 쇠퇴나 생리적인 현상만을 강조하는 예가 많다」

그러나 노화는 생물학적 측면 외에도 다른 측면을 고려해야 한다. 즉, 사회적인 측면의 노화와 심리적인 측면의 노화가 있다. 사회적인 노화는 사회적 지위에 의한 노화이고(이것은 젊은 사람이라도 높은 자리에 앉아서 일을 하면 노인과 같은 행동과 생각을 가지게 되고, 나이가 많더라도 지위가 낮을 경우 지위만큼의 젊은 사고와 행동을 보이게 된다), 심리적인 노화는 자신의 신체기능이나 사회적 지위와는 관계없이 정신적 요인에 의해 동년배보다 늙은 행동이나 사고를 하는 것을 말한다.

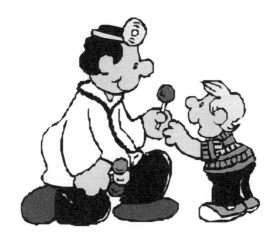

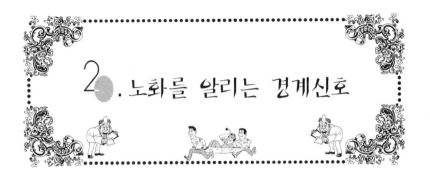

 50대는 인생행로에서 건강정도를 판정하는 굽인돌이라고
도 할 수 있다. 50대에 들어서 다음과 같은 현상이 몸에
나타난다고 하면 경계신호로 보는 것이 좋다.

• 아침에 일어나면 기분이 상쾌하지 못하다.

• 일에 성과가 나지 않는다.

• 기분이 불안해 있다.

• 몸이 나른하고 모든 일이 귀찮다.

• 머리아픔, 어깨아픔, 어지러움이 있다.

• 쉽게 변비가 온다.

• 눈이 피곤하다.

• 피곤은 한데 눈이 까리까리하고 쉽게 잠들지 못한다.

이러한 현상은 건강하다고 볼 수도 없고 그렇다고 질병이라고 할
수도 없는 상태이다. 그러나 네 거리의 교통신호로 비유해 보면 40
대는 노란색으로서 드디어 얼마있다가 붉은색으로 될 것이다. 그러므
로 붉은색이 되기전에 곧 청색으로 돌려세워야 하는데 노란색은 40
대를 전후하여 돌려 세울 수 있다. 그러므로 50대를 전후하여 건강
을 가늠하고 운동과 섭생에 각별한 주의를 돌려야 한다. 이렇게 하여
야 건강장수 할 수 있다.

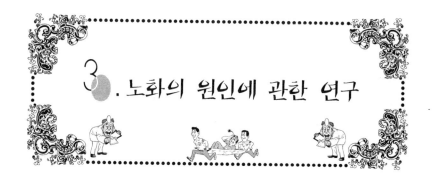

3. 노화의 원인에 관한 연구

의학이 발전하고 아무리 새로운 약물과 치료 방법이 개선된다고 하여도 사람이 죽음을 면할 수는 없다. 죽음이란 인체의 세포, 조직 계통의 노화로 인한 필연적인 결과라고 할 수 있다. 그러나 이런 노화 과정이 어떻게 발생되고 어떻게 변화되는가 하는 것은 지금까지 과학자들도 똑똑히 모르고 있다.

일부 과학자들은 인체가 노화되는 것은 세포에서 노화를 일으키는 물질이 생기기 때문이라는 견해를 내놓았다.

어느 나라의 한 세포 생리학자는 인체의 세포에서 일종의 특수한 단백질을 분리했는데 이런 단백질은 다만 노화되고 분열이 정지된 세포에만 있고 생성한 세포 속에는 없었다.

그는 이러한 단백질이 바로 세포를 노화시키는 물질이라고 하면서 그것이 마지막에 세포를 죽인다고 인정하였다. 만약 그의 견해가 옳다면 이러한 물질을 제거하는 방법을 개발하기만 하면 인류는 노화를 막거나 지연시킬 수 있을 것이다.

적지 않은 과학자들은 또 다음과 같이 인정하고 있다.

사람이 방사선을 쏘이고 화학적 방법으로 만든 약을 먹으며 철이 지나치게 많이 들어 있는 음식을 먹는 등 원인으로 인체에는 독성이 있는 자유원자기가 축적되게 된다. 이런 자유원자기는 인체가 노화되게 하는 근원이다.

이 가설에 의하면 몸에서 이런 자유기를 제거하면 사람의 수명을 연장할 수 있다는 것이다.

어느 나라의 한 생물학자는 동물 체내의 자유기를 제거할 수 있는 물질을 식물에서 채취하고 그것을 1,200마리의 모기에게 먹였을 때 모기의 평균 수명이 12일로부터 45일로 연장되었다.

그러나 자유기가 세포를 어떻게 손상시키고 유기체의 노화에 결국 어떤 작용을 일으키는가 하는 것은 아직까지 모르고 있다.

다른 한 이론은 사람의 노화가 대뇌에서 온다고 인정하였다. 즉 대뇌 및 내분비, 신경계통의 활동이 노화의 결정적인 요인이라는 것이다. 새끼낙타한테서 뇌하수체를 떼버리고 그대신 코르티전호르몬을 먹였는데 낙타의 수명이 훨씬 길어졌다. 일부 과학자들은 뇌하수체에서 일종의 죽음 호르몬을 분비한다고 하면서 이것이 유기체를 노화하게 하는 근원이라고 인정하였다. 그러나 지금까지 그들은 이런 죽음 호르몬을 분리해 내지 못하였다.

이전에 사람들은 보편적으로 노화되면 기억력도 쇠퇴해진다고 인정하였다. 허나 근거가 없다.

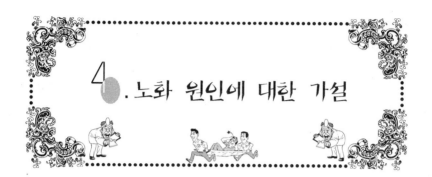

4. 노화 원인에 대한 가설

 생물유기체가 노화되는 원인이 무엇인가에 대하여 지금까지 여러 가지 설이 나왔으나 노화 증상이 하도 다양하여 일부 전문가들은 노화의 공통적 원인을 밝히는 것이 전혀 불가능한 것으로 간주하고 있었다.

그런데 최근에 한 연구가가 생물유기체의 노화가 그의 〈자체구조〉에 의하여 일어난다는 설을 내놓고 그것이 수많은 실험자료와 일치한다고 주장하였다. 즉 자연 노화시에 분자급에서 일어나는 모든 변화가 방사에 의한 유기체조직계통의 손상정도와 맞먹는다는 것이다.

그의 주장에 의하면 생물유기체는 그 자체에 구조원천을 가지고 있다. 유기체내에서 정상적인 생화학적 과정이 진행된다. 이때 많은 양의 에너지가 열형태 뿐만 아니라 고에너지성 양자의 형태로도 분리된다고 보고 있다.

스트레스와 과열, 과식 등으로 유기체의 과부담이 크면 클수록 〈자체구조〉에 소비되는 양도 포함하여 과잉 에너지가 더 많이 분리되어 가는데 그럴수록 파괴 과정이 더 활발이 진행된다는 것이다.

「이때까지 노화는 인체내에서 세포를 만드는 기능이 쇠퇴하거나 한계에 이르면 전반적인 신체기능이 약화되기 때문이라는 것이 주된 가설이었다」

최근에는 이 가설 위에 생리학적인 다른 가설과 환경요인을 덧붙여 얘기하고 있다.

예를 들면 사람의 뇌속의 뇌하수체는 인체기관의 기능을 관장하는데, 이 속에 「도파민」이라는 호르몬 방출자극 물질이 부족하게 되면 각종 장기 등의 기능이 떨어져 늙게 되는 것이다.

이 학설은 종래의 각종 장기들이 각기 자체기능이 저하되기 때문에 노화가 온다는 가설을 뒤엎는 새로운 가설이다.

주위 환경도 노화를 유발하는 주요 요인이 되고 있다. 직장으로 부터의 은퇴, 각종 스트레스, 가까운 가족의 죽음 등이 주요한 노화 원인이 된다. 현재까지 학자들이 주장하는 노화의 원인들을 요약해 보면,

■유전자 = 노화 과정에는 유전자가 관련되어 있다.

■DNA이론 = 인체의 유전자 코드는 파손, 보수를 계속 반복하고 있다. 이러한 보수 메카니즘은 나이가 들어감에 따라 쇠약해진다.

■면역체계의 변화 = 인체의 면역력과 세균 감염에 대한 저항력이 나이 증가와 더불어 감소한다.

30세의 청년과 80세의 노인이 동일한 폐렴균의 침입을 받았을 때 청년은 항생제 치료로 수일내에 완치 되지만 노인은 병원에 입원해야 하며 사망의 위협까지 받게 된다.

■중추신경계 호르몬의 변화 = 예를 들면 중년 이후의 여성들은 폐경후 에스트로겐 분비량이 감소하면서 뼈를 쇠약하게 만드는 골다공증의 위험이 커진다.

■세포변화 = 나이가 들면 인체 세포가 독성물질을 제거하는 능력이 저하 된다.

■자유기이론 = 산소 호흡으로 인하여 세포를 손상시키는 물질이 생성되며 이것의 축적으로 노화가 진행된다는 이론이다.

이러한 여러 가지 이론은 타당성이 있는 것으로 이들 요인이 복합적으로 작용하여 노화가 진행되는 것이라고 학자들은 생각하고 있다.

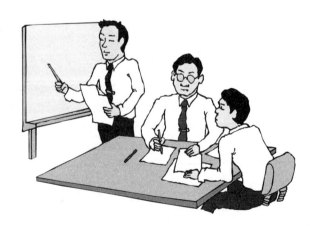

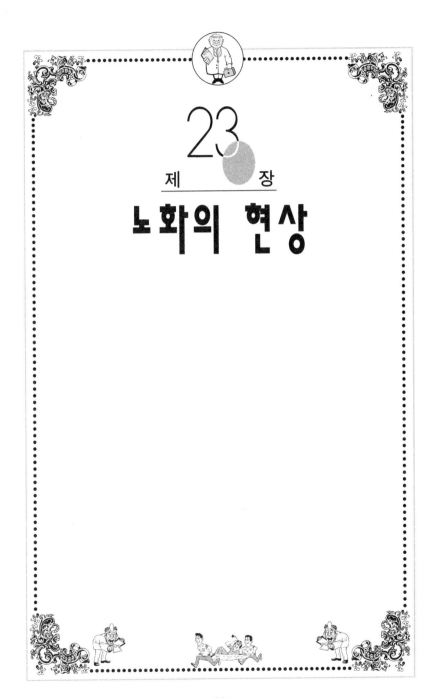

제 23 장
노화의 현상

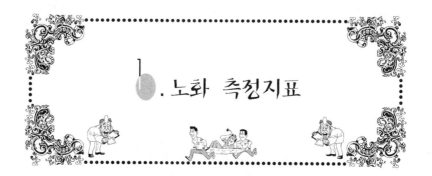

I. 노화 측정지표

 사람은 나이가 많아지면 노화가 오기 마련이다. 자기 몸의 노화 현상을 자체로 측정하려면 다음과 같은 점에 주의를 돌려야 한다.

① 책을 보면 글자가 잘 보이지 않으며 눈에 피로가 느껴진다.

② 귀가 잘 들리지 않는다.

③ 머리카락이 비교적 많이 빠진다.

④ 얼굴에 주름살이 많아진다.

⑤ 팔힘이 약해지고 관절 활동이 민첩하지 못하다.

⑥ 입맛이 떨어진다.

⑦ 급히 성을 낸다.

⑧ 기억력이 나빠진다.

⑨ 마음이 약하고 눈물이 많다. 지나간 일을 자주 회고한다.

⑩ 밤에 잠을 깊이 자지 못하고 일찍 깨어어난다.

⑪ 성욕이 감퇴된다.

⑫ 취미에서 변화가 생겨 본래의 취미가 없어진다.

나이가 40-50살인 경우 위의 기준 가운데서 자기에게 부합되는 기준이 4개 이상 되고 50-60살인 경우에 7개 이상이면 노화 현상이 뚜렷한 것으로 볼 수 있다.

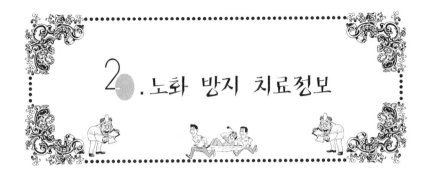

2. 노화 방지 치료정보

최신 의학 발달로 인해 각양각색의 건강 정보와 이슈(issue)가 홍수처럼 범람하여 벅차기만 하다.

이러한 과학 시대에 사는 우리가 현재 꼭 알아야 할 건강 정보와 이슈에 대해 US뉴스지가 다음 10가지를 선정하였다.

① 유전인자에 의한 치료법이 획기적인 계기를 이룰 것이다.

면역 결핍증을 앓고 있는 4세 소녀가 유전인자 치료로 놀랄만하게 쾌유되고 같은 병을 앓는 7명의 아동이 이 치료를 받게 된다. 이처럼 실험적인 유전인자 치료의 성과는 앞으로 적혈구, 빈혈증, 남토성 섬유증, 조위축증, 알츠하이머 증세 외 유전인자가 연계된 암과 심장병도 낮게 할 수 있는 희망을 준다. 얼마안가서 5~10만 유전인자를 파악, 도표화 함으로써 나을 수 없는 질병을 보다 빨리 정복할 수 있게 된다.

② 인간의 수명이 길어질수록 암의 위협은 심각해지고 있다.

지금까지는 조기 발견이 중대 목표였으나 앞으로는 암을 어떻게 예방하느냐 하는 과제가 목표다. 현재 암발병 확률이 높은 10만명에게 10가지의 자연 물질과 합성 물질로 임상치료 중이다. 신 합성물질인 「하이드록시-페니데티나미드」와 비타민 A-레티놀, 베타카로틴, 「이소트레티노인」 비타민 C와 D, 섬유질 , 칼슘, 셀레니움, 마늘 등을 임상치료에 사용하고 있다.

이 치료법이 암외 심장 혈관증세, 파킨스병, 류마티스성 신경통, 백내장에도 효과가 있을 것으로 기대하고 있다.

③ 인간의 노화를 타임머신 돌리듯 되돌리는 실험에 성공하고 있다. 최근 이미 갱년기에 든 40대 후반 여성 중 4명에게 젊은 영성의 난소를 이식시키고 호르몬을 주입하여, 임신을 하게 되었다. 그리고 노화 현상인 체중 증가, 근육 증가, 근육질 감소 등이 신체 변화를 성장 호르몬 치료로 보다 젊은 육체 조건을 재생시키고 있다.

④ 미국이 처한 난제중 하나가 건강 보험제도이다. 기업, 근로자, 의회, 의료인 등 전 국민이 미국의 건강제도에 대한 개혁이 시급하다고 비판했다. 건강비용의 상승으로 약 3천5백만 명이 보험에 가입하지 못한 실정이다.

보다 합리적이고 호응을 받을 수 있는 제도 확립에 힘써서, 건강보험 회사가 중소기업체에 실비 의료보험료를 제공하고 의회도 세금혜택을 고려 중이다.

⑤ 아직도 심장병이 매년 50만 명의 생명을 앗아가는 가장 위험한 병이다. 미리 경고를 주어 생명을 구할 수 있는 방법 연구에 몰두하여 혈액과 소변 검사로 심장마비의 위험을 알려주는 검사가 개발되고 있다. 그리고 「칼라 도플러 초음속기」로 혈관내의 비정상적인 점을 발견하여 집어내고 있다. 앞으로는 엉긴 혈액을 용해 시켜주는 TPA와 「스테렙도 키나세」같은 신약이 개발되어 치료에 크게 도움이 될 것이다.

⑥ 점차 의료인이 아닌 환자의 권리가 강화되고 있다. 에이즈, 심장병 등 치명적인 병을 앓는 환자들이 조직을 만들어 장애가 되는 보험규제나 FDA의 허가 등에 압력을 넣고 있다.

만성 피곤증세 같은 원인과 치료책이 오리무중인 질병을 앓고 있는 환자들도 단체를 결성하여 의회에 로비 활동을 하며, 그 병을 보다 신속히 연구하도록 종용하고 있다.

⑦ 공중보건에서 가장 심각하게 논의되는 「전력선 등이 암을 유발한다」는 이슈(ISSUE)에 대한 구체적인 추적을 하였다. 미 환경보호기구에서 전자기학(EMFS) 전력선이 암을 유발할 가능성이 있다고 보고하면서 18개 공공회사가 3천만 달러의 연구자금을 차출하여 본격적인 규명에 나섰다.

⑧ 에이즈의 위험에도 불구하고 1940년 이후 매독 감염이 최고에 달해 1년에 5만 건으로 증가했다. 전체적으로 임질은 감소했지만 성병치료약에 대한 균의 저항력이 9%증가 했고 에이즈균은 금년까지 12개월 동안 16%나 증가했다.

금년에는 3백 만의 청소년이 성병에 감염된다는 통계로 안전한 성생활의 지침이 아직 효과를 보고 있지 못하다고 한다. US 공중보건서비스는 3백만 달러를 책정, 전국적으로 성관계, 피임, 성병 감염 등에 대한 조사를 실시한다.

⑨ 국립건강연구소는 유암, 골다공중 여성 건강에 대한 연구비로 5억달러를 책정하고 여성 건강을 집중 연구하게 한다. 특히 에이즈가 지난해 남성에게는 18% 증가한 반면 여성에게는 30%나 증가되었고 유방암은 10년전 10명에 1명꼴로 걸렸는데 현재는 9명중 1명으로 걸려 여성에게 크게 영향을 미치는 병의 원인과 치료책을 규명하고 있다.

⑩ 마지막으로 죽음에 직면한 인간의 존엄성에 대한 논의가 구체화 되고 있다. 약 3천5백만 미국인들은 혼수상태나 치명적인 고통으로 죽음에 직면할 때는 보다 가치있는 죽음을 원한다는 유서를 작성했으며 매달 15만 명이 합세하는 추세다. 이 캠페인은 「과도하고 불필요한 치료를 통제시키고 언제 어떻게 죽음을 맞이하겠다」라는 의사 표시가 필요하다는 사회적 분위기가 조성된 탓이다.

이로인해 생명 연장에 대한 가치부여와 개인의 권리 주장이 보다 현실화되고 있다.

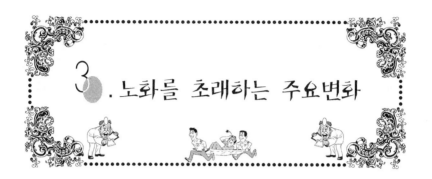

3. 노화를 초래하는 주요변화

사람의 유기체는 성장 발육이 끝나면 점차 노화되기 시작한다. 노화 과정에 유기체는 상당히 복잡한 일련의 변화가 일어난다. 이러한 변화 중에서 가장 중요한 3가지 변화를 보면 다음과 같다.

① 분열 능력을 상실한 세포가 하나 죽으면 하나 적어진다. 한 사람의 유기체를 한 나라라고 가정한다면 매개 세포는 이 나라의 국민이다. 우리 체내의 세포를 대체로 크게 두 가지로 분류할 수 있다.

첫째 분류는 분열 능력을 상실한 세포이다. 이러한 세포에는 신경세포(신경원), 심근세포, 골격근세포가 포함된다. 이 부류에 속하는 세포는 분열과 증식 능력이 없으므로 하나 죽으면 하나가 적어진다. 그러므로 죽은 다음에는 그 세포가 차지하고 있던 공간은 콜라겐섬유나 지방조직에 의해 메워진다.

빨리 노화하는 사람은 이러한 세포의 죽는 속도가 빠르다. 그러므로 사람(또는 동물)의 분열 능력을 상실한 세포의 죽는 속도가 바로 사람(또는 동물)의 유기체가 노화하는 속도라고 말할 수 있다.

둘째 분류는 분열 능력을 상실하지 않은 세포이다. 위에서 지적한 신경세포, 심근세포, 골격세포 외에 어른들의 체내에는 분열 능력이 크거나 적은 다른 세포들도 있다. 이러한 세포들은 평상시에 일부는 죽지만 그러나 죽지 않은 같은 종류의 매개 세포가 둘로 분열되어 보충되곤 한다.

그러면 분열 능력을 상실한 세포에 대해서 다시 보기로 하자. 먼저 신경세포에 대해 보기로 한다. 적지 않은 학자들은 사람들이 출생하여 얼마 지나지 않아 신경세포의 분열과 증식 능력이 상실되며 그 다음 점차 적어질뿐 늘어나지 않는다고 인정하고 있다.

신경계통은 온몸의 지휘계통으로서 신경세포의 수량이 노화 과정에 점차 감소되면 필연적으로 사유, 감각, 운동 등 신경계통의 생리적 기능을 약화시키게 되는 동시에 다른 계통의 생리적 기능에도 영향을 미치게 된다.

다음으로 심근세포에 대해 보기로 하자. 심장의 절대적인 큰부분은 심근세포로 구성되었다. 이 세포의 주요한 특성은 절도 있게 수축되는 것이다. 심근세포의 수축이 심장의 수축을 촉진시키므로 혈액을 온몸에 수송해 주는 생리적 기능을 수행한다. 노화하면 심근세포 수가 점차 감소되기 때문에 심장의 수축력이 약화되며 이로 인하여 심장이 수축될 때 내뿜는 혈액량이 감소되고 동시에 온몸의 여러 기관에 대한 혈액 공급이 감소되므로 간접적으로 이러한 기관들의 기능도 약화된다.

노화 과정에 골격근세포도 점차 감소된다. 이리하여 운동기관으로서의 근육의 수축력이 약화된다. 그러나 골격근은 인체내에서 중요한 부분이 아니기 때문에 신경세포나 심근세포처럼 중요하지 않다. 이로부터 노화에 대하여 연구하는 학자들에게 그다지 중시되지 않고 있다.

② 콜라겐 섬유가 점차 경화된다. 콜라겐 섬유란 어떤 것인가?

우리가 신는 가죽 구두의 주요 성분이 바로 콜라겐 섬유이다. 다시말하여 사람이나 동물 피부의 진피층은 주로 콜라겐 섬유로 구성되었다.

콜라겐 섬유는 사람의 피부에 존재 할 뿐만 아니라 온몸의 여러 곳에 존재하고 있다. 콜라겐 섬유의 화학성분은 단백질이며 콜라겐 섬유가 유기체 총 단백의 3분의 1을 차지하고 있다.

노화 과정에 많은 기관들에 콜라겐 섬유의 축적량이 날을 따라 늘어나며 다른 한편 이러한 콜라겐 섬유가 더욱 굳어졌다.

의학서적에는 기관의 경화와 이 기관의 콜라겐 섬유화는 거의 같은 말로 쓰이고 있다. 경화는 기관의 생리적 기능을 약화시킨다.

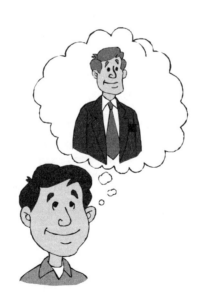

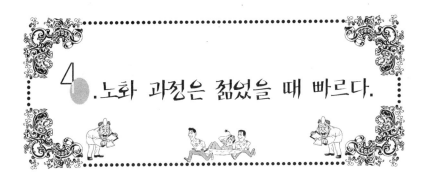

4. 노화 과정은 젊었을 때 빠르다.

살아있는 유기체의 노화 과정은 노년기에 들어서기 전보다 젊었을 때 더 빨리 진척된다. 한 생물학 박사는 다음과 같이 말하였다. "우리의 연구 대상으로 된 것은 산 세포의 표면에 있는 얇은 구조인 막이다. 여러 가지 대사 과정에 인체 내에서는 이른바 자유기라고 하는 분자 조각들이 형성된다. 이것들이 세포막들을 파괴하면서 기체가 노화된다고 보고 있다. 우리는 이러한 파괴가 중고령에 비해 청년기에 훨씬 자주 일어난다는 것을 증명하였다. 젊은 유기체안에서 원자단(라디칼)들이 이 유기체의 유전적 성장 계획에 따라 막을 재조직 하도록 도와주는 것처럼 보인다. 그러나 나이가 먹어감에 따라 이러한 재조직에 대한 요구가 사라지고 원자단 창조자들은 세포 파괴자로 전환된다."

박사는 인공적인 방법으로 생명체를 젊게 할 수 있다는 것을 배제하지 않고 있다. 실예로 갑상선 호르몬을 넣어주면 세포가 급격히 젊어지며 그것들은 보다 생기를 띠고 활동하기 시작한다.

그러나 이 호르몬이 불로약으로 될 수 있겠는가? 생물학적 시간이 흐르는 것을 지나면 총적인 수명을 줄이게 된다. 다시 말해서 원칙상 청춘을 연장시킬 수는 있으나 장수에 손해를 준다. 반대로 수명을 연장시킬 수는 있으나 장수에 손해를 준다. 반대로 수명을 연장시키면 그것은 청춘기를 회생시켜 얻어진다. 원자단-파괴자의 활동을 억제하는 약제인 항생옥시단트라는 것도 있다.

앞으로 사람들로 하여금 이 두 길 중에서 하나를 선택하게 할 수 있다.

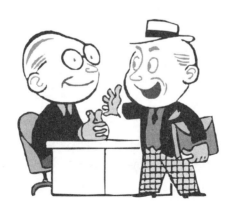

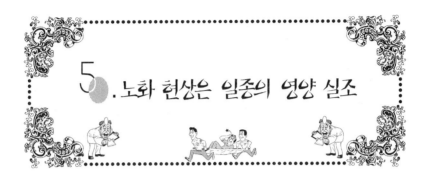

5. 노화 현상은 일종의 영양 실조

 노인들이 나이를 먹으면 면역체계가 약해지는 것을 자연
적인 노화 현상이라기 보다는 영양 섭취가 불충분해서
그럴 것이라는 학설이 나오고 있다.

미국이나, 유럽의 노인학 연구가들은 현재 노인의 쇠약증세를 영양
섭취와 관련시켜 활발히 연구를 진행시키고 있는데 종전에는 노인들
이 나이가 들어감에 따라 질병이 많아지고 쇠약해지는 것을 체내 면
역성 체계의 약화로 인한 자연적인 노화 현상으로만 여겨왔다.

미국 노인 중 특히 가족없이 혼자 사는 가난한 노인들이 영양실조
가 심한데 놀라운 것은 비단 가난한 노인들 뿐만 아니라, 돈많은 노
인들도 영양실조 속에 사는 사례가 많은 것으로 알려졌다.

「노인 영양학 센터」의 대학교수가 조사한 것에 따르면 65세 이상
의 미국 노인 중 50% 정도는 하루 평균 칼로리 섭취량과 비타민, 미
네랄 섭취량에 미달할 정도로 먹는 것이 부실하다고 한다.

먹는 것이 부실하다 못해 노인 중 15 ~ 20% 정도로 밝혀질만큼
미국내 노인들의 영양실조는 심각한 것으로 밝혀졌다.

그러나 화제를 좀 바꾸어서 이것만은 아무도 움직일 수 없는 엄연
한 진실이다.

사람들은 아무리 기를 쓰고 노력해도 일정한 성장 다음에 오는 노

화는 피할 수 없는 것이 인생이다. 인간이 늙는다는 것은 다 익은 과실과 같아서 손을 쓰면 어느정도 그 진행을 늦출 수는 있으나 성한 것은 마침내 상하기 마련이다.

그런데 얼마 전 신문을 보니 2000년대에 가면 1백 20세의 장수 시대가 온다는 것이다. 그때가 되면 나이 80이 가장 왕성한 중년기요, 30대가 고작 청년이므로 지금까지 우리의 생활양식, 의식구조, 가치관에 엄청난 지연현상이 일어날 것은 분명하다.

생각만 해도 끔찍한 일이다. 지구촌의 인구는 지금의 10배쯤으로 늘어날 것이다. 1백 세된 노인들이 사회의 장로 자리에 수두룩하게 앉아서 30대 청소년의 선도 대책을 논하는가 하면 환갑 나이의 샐러리맨들이 막내둥이 돌잔치 상을 밀어놓고 지금보다 훨씬 기기묘묘하게 발달한 「고스톱」판에서 열을 올릴 것은 뻔한 일이다.

나이 60이 한창 때의 장년이므로 육순, 칠순은 싱거운 생일날, 우리들은 구순, 백순 날에 빠르면 증손, 고손을 앞에 놓을 것이다.

오늘날과 같은 인간수명의 프로그램을 누리면서 죽음은 분명히 거역할 수 없다는 것을 알면서도, 사람의 오만 불손은 진시황의 삼신산 불로초가 아니라 불사약을 만든다고 법석댈지도 모른다.

세상에서 유한하고 인생은 늙고 죽음이 있을 때 젊음과 삶의 진정한 가치가 있는 것이 아닐까.

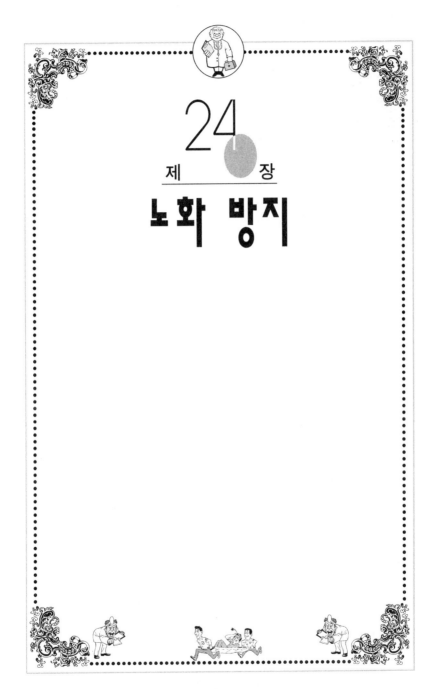

제 24 장

노화 방지

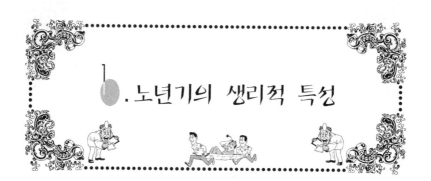

6. 노년기의 생리적 특성

 노인의 생리적 특성을 파악하는 것은 노년기의 질병을 적극 예방하며 노인들의 건강을 보호하고 수명을 연장하는 데서 매우 현실적인 의의를 가진다.

사람이 노년기에 이르면 체질상 어떤 변화들이 일어나게 된다.

첫째, 가장 주목을 끌게 되는 것은 나이가 많아짐에 따라 늙은이의 피부에 주름살이 점차 많아지며 굵어지는 것이다. 주름살은 조직의 수분이 빠지고 피하지방과 탄력이 점차 감소되어 피부가 주글주글해지며 또한 피하 근육이 잡아당기는 데로 생긴다. 동시에 피부 표면이 위축되고 피지선 분비도 점차 감소되기 때문에 피부가 얇아지고 말라든다.

사람의 나이가 60살이 넘으면 피부(특히 얼굴과 목)에 흔히 검붉은 빛의 얼룩점이 나타나는데 이것을 (노인반점)이라고 말한다. 일반적으로 나이가 많아질수록 반점도 많아진다.

노인의 손바닥과 발바닥의 피부가 너무 각질화되고 두터워짐으로써 굳은 살과 티눈이 생겨 균열이 나타나는 경우가 많다.

모낭이 위축되기 때문에 노인의 머리카락은 가늘어지고 거칠어지며 쉽게 빠진다.

색소가 탈락되어 머리카락이 희어진다. 어떤 사람들은 머리카락이 일찍이 희여지거나 빠지며 어떤 사람들은 늦게 희여지거나 빠진다.

통계에 의하면 60살난 노인들 가운데는 70%가 머리가 희여졌고 90%이상이 머리칼이 빠졌다.

노인의 피부 혈관은 외부 요인(춥고 더운)의 자극에 맞게 수축되거나 확장되지 못한다.

따라서 체온 조절 작용이 잘 되지 않아 겨울에 추워하고 여름에 더워하며 감기와 일사병에 쉽게 걸린다.

둘째, 감각기관의 변화이다. 노년기에 눈알의 수정체가 탄력성을 상실하고 모양체근의 조절기능이 감소됨으로써 45살 좌우만 되면 가까이에 있는 물체와 작은 글자가 잘 보이지 않는다. 다시말해서 노시안(심한 원시)이 된다.

조사에 의하면 약 95%에 달하는 노인들의 시력은 0.5 아래였다. 어떤 노인들은 눈알 수정체의 퇴행성 변화로 인하여 혼탁현상이 생기면서 노인성 백내장이 형성되며 어떤 노인들은 눈의 압력이 높아져 녹내장까지 형성된다. 이 두 가지 눈병이 대체로 노인들로 하여금 앞을 못보게 하는 주되는 요인으로 되고 있다.

이밖에 노년기에는 각막 주위에 흰점이 생기는 경우가 있다. 이것은 일종의 유지질 침착으로서 대수롭지 않은 것이다. 청각이 퇴화되는 현상은 보통 65살 이상되는 노년기에 발생하는데 그 수는 여자보다 남자들이 더 많다. 청각의 퇴화는 진행성이므로 회복하기 어렵다.

셋째, 순환기 계통의 변화와 주로 혈관 경화가 생기는데 보통 40살 이후부터 시작된다.

나이가 많아짐에 따라 동맥 경화가 여러 속도로 점차 심해진다. 심장의 변화는 주로 좌심실벽이 두터워지는데서 그리고 관상 동맥이 경화되어 구경이 작아지는데서 나타나는데 그로인하여 심장에 심근혈액결핍 즉 사람들이 흔히 말하는 〈동맥 경화성 심장병〉이 생긴다.

말초 소동맥이 경화되면 말초 순환 저혈력이 증대된다. 그러므로 고혈압은 노인들 속에서 많이 발생하는 병으로 되고 있다. 노화로 인하여 정맥이 탄력을 상실하고 약화됨으로써 혈관 확장 현상이 초래되며 보통 치질이 생긴다.

넷째, 호흡기 계통의 변화도 비교적 뚜렷하다.

코의 점막이 위축되며 기관 및 후두의 연골과 녹연골이 석회화 되고 각질화 된다. 숨쉴 때에 흡입된 먼지들은 세월이 흘러감에 따라 폐안에 침착되어 폐가 점차 회색으로 변하면서 폐조직이 위축되며 폐포가 확대되고 폐포벽이 얇아지면서 탄력성이 감소된다.

이로부터 노인성 폐기종을 일으킨다. 이런 변화는 오랜 기간 담배를 피운 노인들 속에서 생기기 때문에 폐활량이 청장년보다 훨씬 적어진다. 이것은 노인들 한테서 숨쉬기가 가쁘고 무력감이 생기는 주요 원인의 하나이다.

다섯째, 위장활평근의 근육섬유 및 소화선의 선체가 위축되고 위점막이 얇아지며 결장과 위의 수축기능이 부족되기 때문에 노년기에 흔히 내장하수 증상이 생기며 식사량이 줄어들고 소화가 잘 되지 않으며 배가 붓거나 변비가 오는 등 소화기능 감퇴현상이 나타난다. 담석증과 담염 등 질병을 유발시킨다.

여섯째, 노인들의 방광용량은 근육의 위축으로 인하여 감소되며 방광괄약근도 위축되어 오줌을 자주 본다. 그러나 일부 남성 노인들은 전위선이 비대되어 오줌을 보기 힘들어하는 경우도 있다. 여자들이 노년기에 들어설 때에는 일반적으로 명확한 갱년기의 과정이기 때문에 일명 폐경기라고도 한다. 이 기간에 약 20%의 여성들이 체내에 에스트로겐(발정물질) 수준이 떨어지기 때문에 신경기능이 난잡해지고 대뇌피질 기능이 약해지며 대사의 이상이 생기는 증상 다시 말하여 열이 나고 초조해지며 부종이 생기는 증상이 나타난다.

일곱째, 노년기의 신경변화는 주로 기억력이 감퇴되고 성격이 고정해지며 잠을 깊이 들지 못하고 걸음걸이가 온전치 못하며 손가락을 떠는데서 나타난다. 이런 현상은 주로 뇌혈관이 경화되고 뇌가 위축되면서 생긴다.

연구에 의하면 보통 45～50살 이후부터 뇌의 중량이 점차 감소되는데 어떤 노인들은 160～200g 이나 감소된다.

여덟째, 노인은 근육세포내의 수분이 감소되어 근육의 힘이 점차 약해지거나 또는 근육의 허위성비대로 인하여 수축기능을 약화시킴으로서 피로감을 자주 느낀다.

관절주위의 인대와 건(힘줄밑둥의 근육) 등이 위축되고 관절연골이 변화되어 흔히 목이나 허리의 아픔을 야기시킨다. 척추골사이의 추간판이 수축되고 얇아지면서 척추가 구부러진다. 그러므로 노인들은 일반적으로 허리가 구부러지고 키가 작아진다.

노년기에는 여러 가지 요인의 영향으로 인하여 골격속의 유기물질이 감소되어 골절이 물러지면서 뼈가 잘 부러진다.

나이가 많아짐에 따라 노인들의 치아도 점차 흔들리고 빠지며 잇몸도 위축된다. 이렇게 되면 음식물을 씹거나 소화시키는데 커다란 영향을 주게 된다.

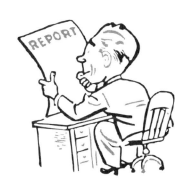

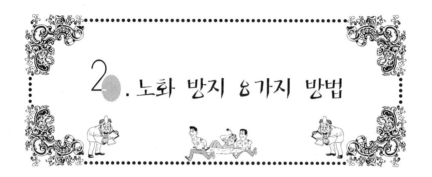

2. 노화 방지 8가지 방법

 일본의 홋까이도의 한 장수자는 노화를 막는 8가지 방법을 주장하고 있다.

① 영양가가 많은 음식물을 먹어야 한다.

될수록 비타민과 광물질을 함유하고 있는 음식물을 택하여 먹어야 하며 총체적인 열량을 통제하기 위해 실제적인 가치가 없는 지방음식물과 당류음식물을 피해야 한다.

② 걷기 운동을 하여야 한다.

가볍게 걸으면 혈액 순환이 촉진되고 열량이 소모되어 긴장한 정서가 완화되고 근육기능이 강화된다. 또한 걷기 운동을 하면 심장병에 걸릴 위험성이 줄어들고 폐기능 퇴화 현상을 막을 수 있다.

③ 머리를 많이 써야 한다.

글자 알아맞추기(숫자놀이), 외국어, 트럼프 놀이 등을 하면 뇌기능의 좋은 상태를 유지할 수 있다.

④ 콜레스테롤을 낮추어야 한다.

동물성지방을 적게 먹고 채소와 물고기를 많이 먹어야 한다.

영양학자들은 섬유질이 들어 있는 콩류, 귀밀제품과 펙틴이 함유되어 있는 귤, 사과와 같은 과일을 많이 먹을 것을 권고하고 있다.

⑤ 아침, 저녁으로 몸 펴기 동작을 몇 번씩 하여야 한다.

매일 아침, 저녁으로 5분씩 몸펴기 동작을 하면 허리가 시큰거리고 잔등이 쏘는 증상이 줄어들 수 있다.

⑥ 담배를 끊어야 한다.

담배를 피우면 폐와 심장이 못쓰게 될뿐 아니라 피부에 주름살이 많이 생기고 외모와 피부가 파리해진다.

⑦ 몸무게를 줄여야 한다.

만약 몸무게가 이상적인 정량의 20%를 초과하면 제한하는 음식습관을 가져야 한다.

비대한 사람은 성인들에게서 흔히 나타나는 당뇨병과 유방암에 쉽게 걸릴 수 있다.

⑧ 몸의 긴장도를 푸는 방법을 배워야 한다.

자체최면법, 근육의 느슨도를 증진시키는 방법이나 심사숙고하는 방법 등을 배워야 한다.

그것은 고혈압이나 위장병, 만성근육긴장, 심장병이 모두 지나칠 정도의 긴장한 생활과 관련되어 있기 때문이다.

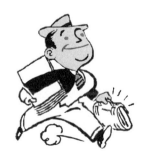

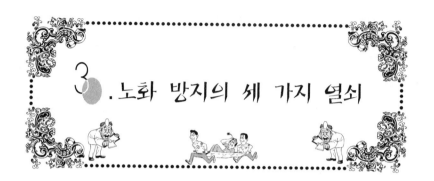

3. 노화 방지의 세 가지 열쇠

 현재 노인병을 〈치료하는 의학〉만으로는 장수를 해결 할 수 없다. 그리하여 〈노인학 = 장수과학〉이라는 관점에서 발증예방을 기본으로 하는 연구가 심화되기 시작하였다.

환자조사에서 1970년과 1990년을 비교하여 보면 65살 이상의 노인비율은 입원환자의 경우에는 16%에서 46%로, 외래환자의 경우에는 11%에서 30%로 급격히 증가하였다. 이제는 병원환자의 절반 가까이 노인이다. 이러한 고령환자의 증가와 동반하여 나이가 많아짐에 따라 발병 빈도가 급격히 늘어나는 소위 〈노인병〉이 문제로 되고 있다.

자료에 의하면 에이즈, 알츠하이머병, 백혈병, 뇌졸중, 폐전색병, 파킨슨병, 당뇨병, 우울병, 골다공증, 폐염, 백내장, 비만 등이 약 20년 전과 비교해서 순위가 10자리 정도 올라가고 있다. 에이즈를 제외하면 거의 노인병에 포함되는 것이다. 특히 알츠하이머병, 백내장, 골다공증 등은 예전에는 목록에 조차 오르지 않았다.

1) 진전된 노인 의학의 체계화

20년전의 시점에서는 노인 의학은 충분히 체계화되지 못하고 있었다. 당시는 노인에 대한 의료도 청장년에 대한 연장선상에 있다는 사고방식이 있었다. 그러나 실제 치료에서는 주의 하여야 할 여러 가지 특징이 있다는 것을 알게 되었다. 노인 의학은 일반적 질병인 경우를 포함하여 노인 질병의 배후에 있는 원인, 병태상리의 특이성 등의 이해가 전진하여 노인들에 대한 치료방도가 확립되게 될 것이다.

노인 질병의 주요 특징은 여러 가지 장기 질병이 많다는 것, 증상이 비특이적이라는 것, 또한 개인들이 차이가 크다는 것이다. 그 배경에는 결국 노인의 질병이 생리적 노화와 병적 노화의 복합체이며 장기 그 자체의 기능 저하에 동맥 경화, 감염, 악성종양 등의 병적 과정이 첨가 된다는 이유가 있다. 예를 들면 중추 신경장애를 합병하는 무증후성심근경색 등이 대표적인 것이다.

노인질병의 특징을 알게 된 결과 고령자의 진료에는 성인 이상으로 〈환자개별〉치료법을 요구하게 되었다. 구체적으로는 환자의 요구에만 치우치지 말고 전신 검사를 진행하고 대사능력의 저하를 고려하며 약을 쓰는 경우도 어른보다 적은 양으로 시작하는 등의 치료법이 확립되어 있다.

2) 예방대책의 본격화

노인 질병이 많은 것은 장년기 이후에 서서히 진행되는 병적과정의 결과이다. 또한 알츠하이머병이 대표적인 것처럼 불가학적으로 진행되는 질병이 많다는 것. 골다공증과 뇌졸중처럼 문제가 단순히 질병 그 자체에만 있는 것이 아니라 그것에 의한 기능 소실과 활동 저하가 자리에 누운 상태로만 있게 하는 등 새로운 〈폐용성장애〉를 가져온다는 것을 알게 되었다. 이러한 인식으로부터 치료 이외의 측면에서 노인병에 대처하기 위한 움직임이 최근에 활발해지고 있다.

고령자의 생활에서 질이 중시되거나 기능 회복 요법의 필요성이 강조되게 된 것도 이러한 움직임의 하나로 볼 수 있다. 또 하나의 큰 움직임은 노인병을 예방하거나 발병을 지연시키기 위한 대책을 취하는 것이다. 식사 생활이나 사회에 대한 관여 등 사회적 요인도 고령자의 수명에 영향을 미친다는 것을 알게 되었다. 때문에 생물학, 의학, 사회학 등 이로부터 다각적 수단에 의하여 진행 과정을 관찰하고

그 성과를 살려 예방의 방향으로 전환시키려는 움직임이 크게 주목
되고 있다.

3) 모든 의사들에게 노인 의학은 필수적이다.

20년 동안에 노인 의학의 체계화는 많이 전진하였다. 그러나 실제
의료에 충분히 살려졌다고 말할 수 없다. 한 가지 예를 들면 우울병
에 대한 대책에 관한 이야기를 들수 있다. 노인들에게 우울병이 많다
는 것이 이야기되고 있음에도 불구하고 정확히 치료하고 있는 경우
는 적다. 이러한 관심이 적은 한 가지 근거는 대학에서 계통적으로
노인 의학에 대한 교육이 진행되지 않고 있는 것과 관련 된다.

고령화는 이후에도 계속되는데 문제는 단순히 노인인구 증가라는
것만이 아니라 노인 그 자체가 고령화 되어가는 것이다.

75살 이후의 〈후기〉고령자의 비율이 뚜렷하게 늘어나고 있다. 고
령자가 앞으로도 지금 이상으로 빨리 늘어 나리라는 것은 확신한다.
노인 의학의 지식은 모든 의사들에게 필수적이다.

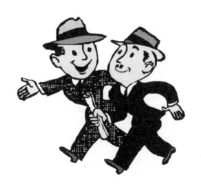

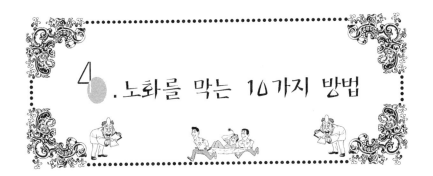

4. 노화를 막는 10가지 방법

 노화는 인생의 자연적 과정이다. 그러나 우리는 그 과정을 연장할 수 있다.

여러 전문가들이 내놓은 노화를 막는 10가지 방법은 다음과 같다.

① 훌륭한 인간 관계를 가져야 한다.

가족들은 물론 벗들과도 적극적으로 교제하면서 훌륭한 관계를 유지 하여야 한다. 벗들과 널리 교제하면 생활이 활기를 띄게 되고 재미가 있으며 고독감과 적적한 감이 없어지고 정서와 건강에 좋은 영향을 줄 수 있다.

② 취미를 키워야 한다.

본래 사업외에 한두 가지 취미를 가지고 있어야 한다. 어느 한 가지에 취미를 느끼고 파고들면 그 분야의 전문가가 될 뿐 아니라 성격이 강해지고 생활의 즐거움을 느낄 수 있다.

③ 다른 사람을 많이 도와 주어야 한다.

다른 사람을 도와 주는 것은 자기를 즐겁게 하는데 기본이다. 다른 사람을 많이 도와 주면 다른 사람들로부터 찬양과 지원을 받음으로써 자기의 기분이 즐거워질 수 있다.

④ 시야를 넓혀야 한다.

하는 일없이 한가하게 지내지 말고 신문과 책 잡지 등을 많이 보며 방송도 들어야 한다. 그리하여 시대와 동떨어져 있지 말고 자신을 젊어지게 할 수 있다.

⑤ 훌륭한 외모를 유지해야 한다.

외모와 옷차림에 주의를 주며 시대와 보조를 맞추어 나가야 한다.

⑥ 여성들은 자기의 피부를 보호 관리해야 한다.

사람의 노화는 먼저 피부에서 나타난다. 피부가 눈에 띄게 노화된 다음에 관리하지 말고 미리 해야 한다.

⑦ 합리적인 식생활에 주의를 갖자.

과음, 과식, 편식을 하지 말고 과실과 채소를 많이 먹으며 칼슘과 비타민 C를 섭취하는데 관심을 가져야 한다. 이것은 노화를 방지하는데서 매우 중요한 의의를 가진다.

⑧ 운동과 단련을 견지해야 한다.

매일 20~30분 정도 강한 운동을 하는 것이 가장 이상적이다. 여러 가지 원인으로 운동을 매주 1~2번밖에 못해도 운동을 하지 않는 것 보다 훨씬 좋다.

⑨ 신체 변화에 주의를 갖자.

몸에 탈이 생기면 억지로 참거나 제멋대로 생각하면서 병을 키울 것이 아니라 제때에 진찰을 받고 치료하여야 한다.

⑩ 좋은 생활 습성을 붙여야 한다.

담배를 끊고 술을 많이 마시지 말며 충분한 휴식을 하고 지나친 피로를 방지하는데 관심을 기울인다.

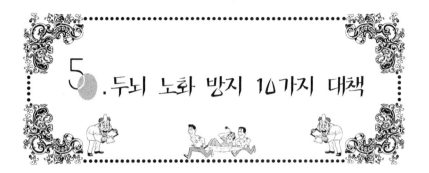

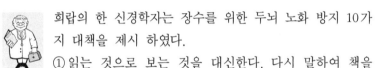

희랍의 한 신경학자는 장수를 위한 두뇌 노화 방지 10가지 대책을 제시 하였다.

① 읽는 것으로 보는 것을 대신한다. 다시 말하여 책을 많이 읽고 텔레비전을 적게 보아야 한다.

② 적극적인 사고를 불러일으킬 수 있는 텔레비전 프로를 보아야 한다.

③ 토론에 참가하는 방법으로 사유를 촉진하고 마음과 지혜를 단련해야 한다.

④ 신문을 많이 보는 것으로 시야를 넓히고 지식을 넓혀야 한다.

⑤ 집단 활동에 참가하며 교제를 늘이고 반응능력을 높여야 한다.

⑥ 여러 가지 전람회에 참관하여야 한다.

⑦ 일생 동안 학습함으로서 사고가 적극적으로 되게 해야 한다.

⑧ 다양한 취미를 가지며 생활에 필요한 지식을 습득하여야 한다.

⑨ 글을 많이 쓰는 방법으로 두뇌 활동을 넓히고 손과 두뇌의 배합을 조화시켜야 한다.

⑩ 혼자 있을 때에도 적극적으로 활동해야 한다.

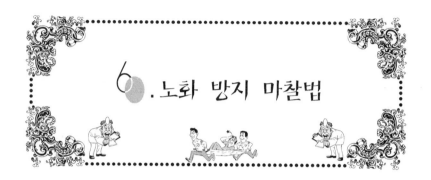

6. 노화 방지 마찰법

 사람들은 누구나 다 건강하고 아름다운 체격을 가지고 젊음을 오래도록 잃지 않으려 한다. 그러면 현재 세계에서 유행되고 있는 새로운 노화 방지 마찰법을 보기로 하자.

1) 뇌하수체 자극법

두 손바닥을 귀에 가져다 붙인다. 이때 손가락들은 머리뒤쪽으로 향하게 하며 손가락들이 서로 맞붙게 한다. 둘째 손가락은 가운데 손가락위에 올려놓으며 손가락들을 뒷머리 윗쪽에 가져다 댄다.

그 다음 탄력을 이용하여 둘째 손가락으로 뒷머리 윗쪽 부분에 40번 정도 충격을 준다.

이렇게 하면 지능수준과 기억력을 높이고 체력을 단련할 수 있을 뿐만 아니라 감각기관의 역할을 높여주어 노화를 방지할 수 있다.

2) 갑상선 마찰법

먼저 두 손바닥을 마주 비벼 열이 나게 한다. 그 다음 오른손으로 후두부위 즉 갑상선 좌측부위를 왼손으로 갑상선 우측부위를 각각 38번씩 문지른다. 갑상선을 정상적으로 문지르면 건강에 좋을 뿐 아니라 머리카락과 손톱, 발톱, 피부를 윤기나게 하고 활력을 높여줄 수 있다.

3) 신장 마찰법

두 손바닥을 마주 비벼 열이 나게 한다음 손으로 좌우켠의 신장부위(허리부위에 움푹 들어간 곳)를 각각 38번씩 문지른다. 이 부위를 정상적으로 마찰하면 질병을 예방하고 허리 아픔을 없앨 수 있으며 노화를 막을 수 있다.

4) 유선 마찰법

두 손을 이용하여 양쪽 유선을 한번에 38번씩 문지르되 하루에 10번 반복한다.

유선과 생식기 계통은 밀접한 관계를 가지고 있다. 이 부위를 정상적으로 문지르면 근육과 피부가 노화되는 것을 막을 수 있다.

5) 고환 마찰법

두 손을 엇바꾸면서 고환을 가볍게 쥐고 각각 80번씩 주무른다. 고환의 기본 생리기능은 정력을 북돋아주고 남성호르몬을 분비하는 것이다. 때문에 고환을 가볍게 문지르면 인체내 분비기능을 조절할 수 있으므로 몸이 튼튼해지고 노화가 방지된다.

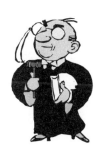

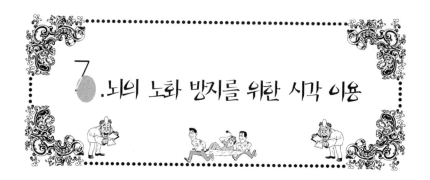

7. 뇌의 노화 방지를 위한 시각 이용

귀로 듣는 것보다 독서하는 것이 뇌의 노화를 막는데 더 좋다. 노인의 뇌에서 위축이 가장 심한 곳은 청각중추가 있는 측두엽이고 시각중추가 있는 후두엽은 위축이 적다. 나이든 후에도 시각중추가 있는 후두엽을 이용하면 뇌의 기능을 더 잘 발동할 수 있다. 그러므로 글을 쓰면서 읽는 것이 귀로 듣는 것보다 뇌의 노화를 막는데 더 좋다.

사람들이 제한된 시간에 정보처리를 하는 경우에도 시각이 청각보다 더 많은 정보를 처리 할 수 있으며 다른 사람을 시키지 않고도 자신이 직접 하기 때문에 그에 대한 이해도 쉽게 할 수 있다. 어떤 심리학자의 주장에 의하면 귀의속(내이)에 있는 2만 9천개의 신경세포가 1초 동안에 처리하는 정보량은 8천비트(정보 전달의 최소 단위)이며 매개 신경섬유가 초당 0.3만비트의 정보를 처리하는 능력을 가진다.

그러므로 간접적으로 듣는 것보다 직접 보면서 정보처리 하는 것이 낫다는 것이다.

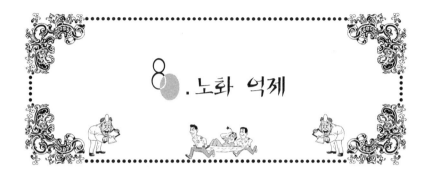

8. 노화 억제

 회춘이나 노화 억제에 관한 연구로 유명한 미국의 Wilson 박사는 「영원한 청춘」이란 저서에서 여성들이 난소 Hormone 요법을 적절이 하면 갱년기 장애의 치료는 물론 예방도 되고 주름잡힌 얼굴은 팽팽하게 펴지고, 근육에는 탄력이 생기며, 처진 유방은 그 선이 다시 살아나고, 피부에는 윤기가 흐르며, 월경도 오래 지속되고, 심지어는 배란까지 재개된다고 하였다.

그러나 노화의 근원이 성Hormone선 즉 난소나 고환에 있는 것도 아니며, 난소 "호르몬" 같은 것 때문만도 아닌 것이 밝혀진 오늘날, 이들의 연구 내용은 하나의 꿈이야기이지 현실성은 없는 것이다. 그러나 「젊음」을 추구하려는 의학자들의 노력의 한 업적이었다는 점에서 결코 가볍게 평가할 수는 없을 것이다.

그렇다면 「영원한 청춘」 또는 「노화 방지」에의 꿈은 아주 절망적인가? 반드시 그렇지만은 않다. 최근 많은 연구에서(처음에는 주로 동물실험이지만) 어떤 「노화 억제 물질」을 투여하면 상당한 효과를 나타낸다는 사실을 밝혀내고 있다. 즉 몇 가지 물질을 보면 Procaine 제(국부마취) Royal Jelly, 핵산(DNA), Ganglioside(신경활동제) 특히 뇌신경계의 노화 억제 Vitamin E(Tocopherol), Salenium(노화 억제, 노화방지의 효과) 등을 들 수 있는데 이런 물질들을 적절히 장기 투여하면 노화 방지에 상당한 효과가 있다고 한다.

또한 염산 Procaine과 Royal Jelly로 된 제제를 6개월 이상 투여했더니 백발이 검은 모발로 되고 주름진 피부는 팽팽히 펴지며 윤기가 흐르고 상당한 회춘감을 느낀 실례들을 보고한 것이 있으며, 쌀겨에서 빼낸 Gamma Oryzanol이나 맥류의 배아에서 추출한 Tocopherol 같은 물질도 이와 비슷한 효과가 있다고 했다.

또 갓 태어난 송아지의 뇌의 회백질 부위에서 추출한 Gangliside 제는 특히 뇌신경계의 노화 억제에 상당한 효과를 입증할 수 있다고 한다.

또한 세포의 생명물질인 「핵산」을 신선한 상태로 충분히 오랫동안 보충하면 세포의 기능 부활과 왕성한 세포분열을 유지시켜 젊은 피부의 보전, 모발성장 촉진 등의 효과와 함께 노화 억제의 효과적인 작용을 어느 정도 인정할 수 있다고 한다.

최근에 미국의 Passwater박사, Schrauzer박사 등의 연구에 의하면 희유한 미량 미네랄 원소인 Selenium의 적절한 보충 섭취는 생체세포들의 각각의 막을 보호하여 세포내의 기능질인 소기관(Organelles)들의 기능을 활성화시켜, 세포의 산화방지를 통하여 세포의 변질, 쇠퇴를 방지하는 신비스런 작용을 볼 수 있으므로 상당한 노화억제 또는 어느 정도의 노화 방지의 효과를 기대할 수 있다고 한다.

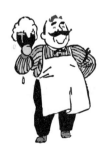

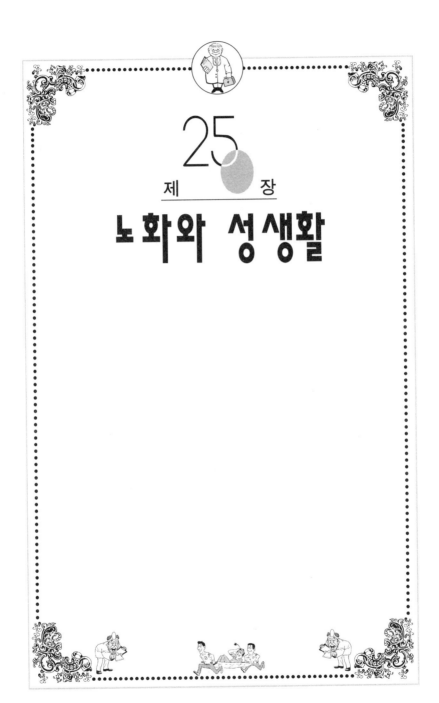

제 **25** 장

노화와 성생활

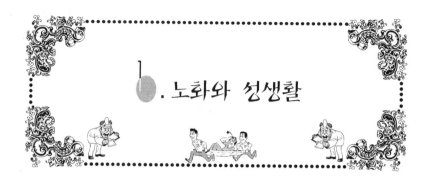

1. 노화와 성생활

옛 사람들의 「양생훈」에 쓰여 있기를 '사람이 건강하려면 식욕과 성욕을 경계하여야 한다' 면서 성생활은 나이에 따라 30대는 7일에 한번, 40대는 2주일에 한번, 50대는 20일에 한번, 60대는 체력이 왕성할 때 한 달에 한 번 정도가 적당하다고 하였는데 관계를 가진 다음 피곤을 느끼지 않으면 된다. 다음과 같은 경우에는 건강에 나쁘기 때문에 피해야 한다고 하였다.

즉 앓고 있거나 앓고 난 후 원기를 회복할 때, 종기, 피로, 갈증이 있거나 술에 취했을 때, 과식했을 때, 노하든가, 슬플 때, 더울 때, 놀랄 때, 월경 때, 임신 때, 동지전 5일과 동지후 10일간, 일실, 월식, 우뢰, 태풍, 큰 비, 대서, 대한, 지진 때, 오줌을 참을 때, 사향 등 약을 먹은뒤에는 성생활을 경계하여야 한다고 하였다.

50대에 성생활이 원만한가 불원만한가 한 것은 말년을 즐겁게 맞이하는가 아닌가 하는 표시로 알며, 60대 이후의 쾌정은 장수의 마음과 젊음을 나타내는 기준으로 알려지고 있다.

대개 한 번 성관계를 하는데 350~400칼로리가 소비되는데 이것은 400m를 힘주어 달리는 운동량이라 한다. 달리기라 하면 5km를 40분 정도 달리는 것에 맞먹고 빠른 걸음이라면 1시간반에 해당한다. 이것을 3~30분 동안에 소비하는 것이 되므로 혈압이 갑자기 오르고 심장이나 폐에 큰 부담이 된다. 심장에 병이 있거나 고혈압 때는 특히 주의하여야 한다. 성생활을 규칙적으로 하지 않으면 노화를 촉진하고 수명에 영향을 준다.

성생활을 알맞게 해야 노화를 막고 오래 살 수 있다.

사람이 건전하고 규칙적인 생활을 오랫동안 지켜왔다면 노년기로 넘어가는 과정이 규칙적으로 진행되며, 건전한 성적 및 육체적 힘이 약간 줄고 육체적 노화가 오는데 머무르게 될 것이다.

일반적으로 성관계를 자주 가지는 것은 건강에 해롭다. 특히 나이가 많아짐에 따라 성관계를 자주 가지면 생리적 견지에서 보나 심리도덕적 견지에서 보나 재난을 가져다 주는 결함이 생긴다. 예를 들면 나이 많은 노인과 젊은 여성이 관계하는 것 등에 대해서는 삼가해야 한다. 여성들은 폐경기 후에 성관계를 줄이거나 가지지 않아야 오래 산다.

프랑스 의학박사가 발표한 자료에 의하면 노년기에 성생활을 적극적으로 하는 사람들은 그렇지 않은 사람들 보다 수명에서 큰 차이가 있다는 것이 밝혀졌다. 그의 보고 자료에 의하면 적극적인 성생활을 계속하면서 자기들의 습관을 완화시키지 않은 63살의 노인 12명은 평균 73살에 죽었는데 보험회사의 계산보다 3년을 더 살지 못한 것으로 되며 적극적인 성생활을 자제한 같은 나이의 노인 18명은 86살까지 살았다. 그런데 보험회사의 계산에 의하면 그들은 76살에 죽었어야 한다. 그들은 적극적인 성생활을 그만둔 것으로 하여 결국 자기 수명보다 10년을 더 산셈이다. 전자와 후자의 수명차이는 무려 13년이다.

성생활로 특히 늙어서의 성생활이 건강장수에 미치는 영향이 이처럼 크고 중요하다는 것을 옳게 이해하고 있는 것이 우리의 생활에 이로울 것이다.

502
건강장수백과

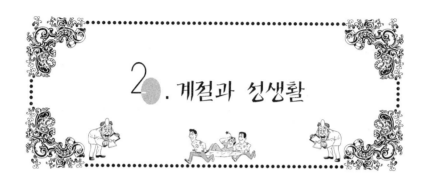

2. 계절과 성생활

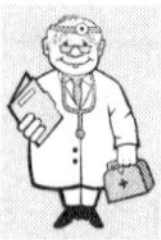

인간의 성생활과 계절과의 관계는 명백치 않다

어느 한 나라에서는 2월에 출생률이 제일 높고 6~7월에 제일 낮았는데 이것은 대부분의 임신은 5월과 9~10월에 이루어졌다는 것을 말한다.

이와 함께 계절별로 출생한 아이들에 대한 생활력을 고찰한데 의하면 5월과 12월에 임신하여 2월과 9월에 낳은 아이들이 제일 생활력이 세고 9월에 임신하여 6월에 낳은 아이들이 제일 생활력이 약하다는 것을 인정하였다고 한다.

또한 2월에 출생한 사람들의 평균수명은 69.7살이며 6월에 출생한 사람들의 평균수명은 67.8살이었다고 한다.

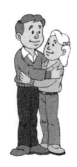

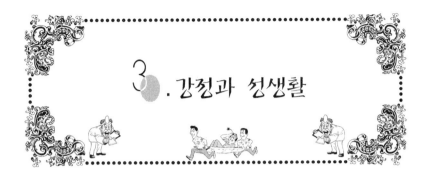

3. 강정과 성생활

이른바 '기운을 돋구는 약' 들이 쇠퇴되는 유기체에 새로운 원기를 돋구어 줄 수 있다고 생각하면 그것은 큰 잘못이다. 왜냐하면 절대 다수의 강정약들은 사실상 몸에 무리를 가져오는 약들로서 그런 약들을 쓰면 힘이 생기는듯한 환상과 순간적인 과흥분 상태를 가져다 주는 반면에 사람에게서 생의 기분을 빨리 빼앗아 가기 때문이다.

강정약을 꼭 써야 할 경우는 질병치료 목적을 달성하는데 두고 써야 한다.

특히 화학적 합성에 의하여 제조된 성흥분제를 제멋대로 쓰면 고환의 위축을 가져와 다시는 회복할 수 없은 폐물로 된다는 것을 알아둘 필요가 있다.

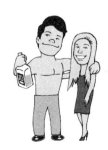

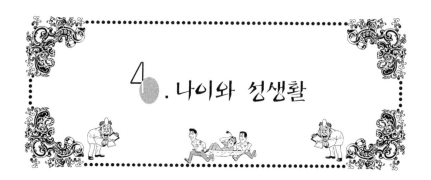

 나이는 성생활에서 계절적 요인보다 더 중요하다. 이 문제를 더 잘 이해하기 위해서는 남녀의 생식생리를 알 필요가 있다.

여성은 난소·난관·자궁·질·유선들로 이루어졌고, 남성생식기는 크게 고환·부고환·정관·정낭·사정관·전위선·요도로 이루어졌다. 여성의 난소, 남성의 고환은 생식선인 동시에 내분비선이다. 첫번째 측면에서 볼 때 이것들의 기능은 난자와 정자를 내보는 것이며 두번째 측면에서 볼 때 난소는 풀리쿨린과 프로게스테론을 만들어 내며 고환은 테스토스테론을 비롯한 여러 가지 호르몬을 만들어낸다. 생식선들의 내분비 기능는 뇌하수체의 지배를 받는다.

호로몬 분비의 측면에서 보면 사람의 성생활은 4단계로 이루어진다. 여성들은 성적휴식기, 성 성숙기, 폐경기를 거치며, 남성들은 성적휴식기, 성 성숙 전기, 성 성숙기, 성기능 감퇴기를 거치게 된다. 이 4단계 가운데서 성 성숙 전기로부터 성 성숙기로 넘어가는 시기와 성기능 감퇴(폐경기)를 잘 넘기는 것이 중요하다. 이 시기에 육체적 변화들과 함께 성적 장애들이 온다. 이 시기를 생리적 한계 내에서 자연스럽게 경과하면 그 이후 자기의 건강에 지장이 없지만 만약 생리적 한계를 벗어나면 이모저모로 건강에 지장을 받게 된다. 그 후에 바로 여자나 남자에게서 생식기능 장애, 식물신경 장애 등으로 나타나게 된다. 성생활에서의 위험한 단계들을 무사히 넘기기 위해서는 맞지 않는 약을 남용하지 말아야 하며 식생활, 육체적훈련, 위생, 건전한 교제, 정열적 사업 등의 섭생을 잘 지켜야 한다.

제일 좋은 치료는 병을 예방하는 것이다. 성생활 단계에서 생길 수 있는 장애들을 피하기 위한 가장 합리적인 방도는 어려서부터 시작하여 사춘기, 성인기, 전 기간에 건전한 규칙생활을 따르는 것이다.

성생활은 곧 성적측면에서의 건강유지 활동을 말한다. 남녀간의 성적 관계를 가지는 것만으로 성생활을 잘못 이해하고 생활 섭생을 성적특성에 맞게 지켜나가지 않으면 건강을 해칠 수 있다.

이와 함께 성 성숙기와 성기능 감퇴기(폐경기) 사이에는 적극적인 성생활 단계가 놓여있는데 이것도 몇 가지 규칙에 복종되어야 한다. 즉 성적 기능은 개체 생활을 유지하는데서 제일 적게 필요한 것이며 그 최종 목적은 기본적으로 후세를 남기기 위한 것으로 간주하고 규칙들을 기꺼이 준수 해야 한다. 한마디로 말해서 너무 자주 관계를 가지면 생활력이 떨어지고 노화가 촉진된다.

육체적, 정신도덕적 형성 과정에 지나친 성관계는 상서롭지 못하다는 것을 이해할 필요가 있다. 중추신경과 성선에 의하여 생명력이 빗나가거나 억제되는 것은 신체의 생리학적 구성과 의식 발전에 커다란 손해를 가져다 준다.

이렇게 되는 것은 젊은 여성에게서 청춘의 모습이 사라지고 일찍 생기를 잃고 시들어지는 모습을 보고도 알 수 있다. 남자들에게서는 지나친 성관계가 가져다주는 재해가 더욱 뚜렷하게 나타난다. 눈언저리에 시퍼런 멍이 들고, 눈빛에 정기가 없으며, 신경질, 기억력 감퇴, 근육활동 감퇴 등이 자신도 모르게 닥쳐오고 약해진 유기체는 여러 가지 병균의 침습에 못견디게 되는데 폐결핵과 같은 엄중한 병에 걸릴 수 있다.

한 성생리학자는 월경 8일전과 8일후에 관계하여야 한다고 하면서 '월경기간에 성관계를 가지는 사람들은 죽어야 한다'고 하였다.

이와는 반대로 한 의학박사(킨세이)는 「여성의 성적활동」이라는 보고에서 '정상적인 성관계는 평균 빈도수'를 다음과 같이 주당 횟수로 표시하였다. 즉 20대 후반기 나이 2.6~2.7, 30대 전반기 2.2~2.3, 후반기 2.0, 40대 전반기 1.6~1.7, 후반기 1.4, 50대 전반기 1.2 후반기 0.8.

한 의학잡지가 진행한 조사에 의하면 프랑스에서 매달 성관계의 횟수는 이보다 더 높다.

이 잡지는 30살은 20번, 40살은 12번, 50살은 8번, 60살은 5번, 70살은 4번, 80살은 3번이라고 하였다. 이와 같이 성관계 자료들은 위에서 지적한 건전한 성생활의 규칙과는 맞지 않는 것이며 개체의 자연적 수명을 단축시키는 요소라고 평가해야 할 것이다.

옛부터 현재까지의 이름있는 장수자들은 모두 성생활 규칙준수자들 이었다고 말할 수 있다. 때문에 성생활을 알맞게 해야 건강할 수 있다.

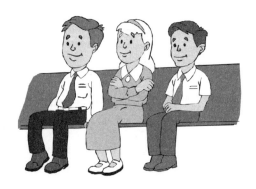

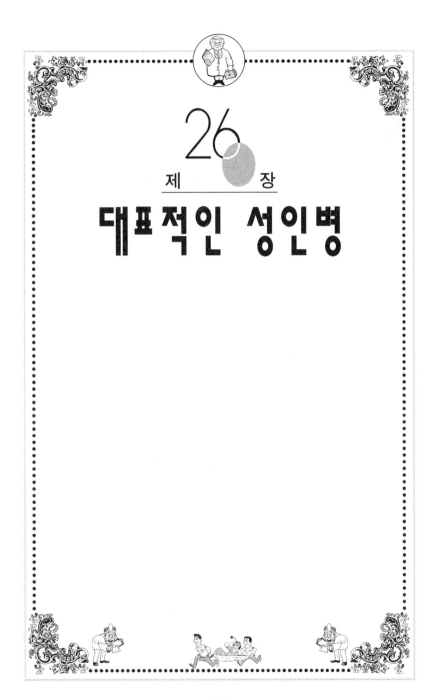

제26장

대표적인 성인병

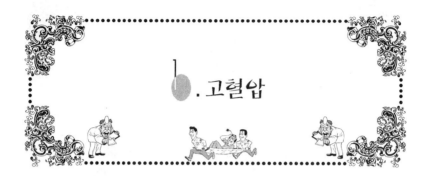

1) 고혈압은 순환기 계통의 근원적인 원인이 되는 질환이다.

인간의 생활이 도시화, 공업화, 복잡화되어 가고 있다. 그러면서 인간의 평균 수명이 연장되고, 고령화되며 성인병의 발병률이 높아지고 있다. 뇌출혈, 심장병, 신장병은 성인병 중에서도 가장 으뜸가는 병이다.

2) 혈압상태와 고혈압의 기준

〔세계보건기구(W.H.O)에서 정한 기준(단위 mmHg)〕

	저혈압	정상혈압	경계(고)혈압	고혈압
최고혈압(수축기)	100 이하	140 이하	140~160	160 이상
최저혈압(확장기)	60 이하	90 이하	90~95	95 이상

註 : 3~4일간 1일 3~4회 안정한 상태에서 측정(혈압은 변동하기 쉽다)

3) 정상혈압과 고혈압

• 혈압은 나이와 더불어 서서히 올라간다.
• 남자는 여자보다 혈압이 5~10mmHg 만큼 높다.
• 저혈압으로 어지럽거나, 실신, 졸도 등의 증상이 없는 한 혈압이 낮다고 걱정할 필요는 없다.

4) 고혈압은 왜 문제가 되나?

- 유병률이 높다. 성인에서 15~20%(결핵 2.5%, 당뇨 3~5%)
- 사망률이 높다. 뇌졸중, 암, 심장병(3대 사망 원인)
- 확실한 치료 방법이 없다(강압제만으로는 해결이 안된다).
- 증세가 확실치 않다(대수롭지 않게 여기기 쉽다).
- 무서운 합병증을 수반한다. 성인병의 대표적 질환이다. 일생 동안 치료를 계속해야 한다(완치가 없다).

※ 주요 합병증은 뇌출혈, 뇌경색, 심비대증, 심부전, 부정맥, 협심증, 심근경색증, 동맥경화를 유발한다.

(5) 고혈압의 원인

① 본태성 고혈압과 속발성 고혈압이 있다.

본태성은 다른 병과는 관계없는 고혈압이고 속발성은 다른 병이 있어서 그 병이 원인이 되어서 생긴다. 본태성은 전체 고혈압의 75~90%를 차지하며 속발성은 10~25% 정도이다.

본태성은 발병 원인이 잘 밝혀지지 않았지만 체질설, 유전설, 스트레스설, 비만설, 식염과다 섭취설, 신경설, 환경설, 혈관설로 설명된다.

② 본태성 고혈압의 원인

- 유전적 소질 : 양친이 고혈압이면 그 자녀의 80%, 양친 중 한쪽이 고혈압이면 40~50%
- 체질설 : 체형, 체격, 체중 등에 관계가 있다.
- 식염 섭취 문제 : 나트륨이 혈압상승 작용을 한다.
- 술, 담배, 커피 등의 문제 : 술은 취해 있을 때 혈관이 확장되어 혈압이 내려간다. 담배는 순환기 계통에 해롭다. 일산화탄소가스가 동맥경화증이 유발하고 니코틴은 부신피질을 자극하며, 아드레날린의 분비를 촉진하여 혈압을 상승시킨다. 커피는 카페인이

심장을 자극하여 혈압을 상승시킨다.
- 비만자는 정상인보다 3배 이상이나 고혈압에 걸린다.
- 스트레스는 부신피질 호르몬의 방출량이 늘어나 아드레날린이란 혈압 상승 물질이 포함되어 있음은 알려져 있다.
- 정신적 갈등은 고혈압과 함께 관상동맥에 관계가 있다.

③ 속발성 고혈압의 원인
- 콩팥의 질병
- 호르몬성 질병 : 원인이 되는 병을 치료하면 혈압은 내려간다.
- 혈관성 질병 : 혈압강하만으로는 되지 않는다.
- 신경계통성 질병
- 임신중독증, 약물중독, 기타

6) 고혈압의 치료

① 일반요법
- 정신적 안정, • 적당한 신체적 운동, • 체중조절관리
- 식사관리(식염의 제한)를 해야 한다.
- 흡연, 음주, 비만, 당뇨병, 약물복용, 스트레스, 신경질, 운동부족 등은 동맥경화증을 유발하는 여러 위험 인자이다.

② 약물요법
- 가장 중요한 치료방법의 하나가 된다.
- 일생 동안 지속적으로 정성껏 치료를 하여야 한다.
- 적응증이 확실하고 효과가 우수하며, 부작용이 적고 복용 방법이 간편하며, 값이 싸고 구입하기 쉬운 약제를 선택해야 한다.

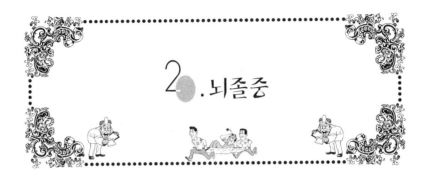

2. 뇌졸중

1) 뇌졸중의 개요

우리 나라와 동양에서는 사망 원인의 제1위를 차지하고 구미에서는 2,3위를 차지하고 있다. 복병처럼 자신도 모르게 매복해 있다가 일격에 치명타를 주는 뇌졸중은 암보다 발병률, 사망률이 높아 무서운 사신이다.

우리 나라에선 매년 약 15만명 정도가 뇌졸중으로 희생 된다.

뇌졸중은 뇌혈관 장애로 인한 질환이다. 갑자기 의식장애와 함께 신체의 반신이 마비를 일으키는 뇌혈관병을 말한다. 한방에서는 구안와사(具案過針), 반신불수, 격부펴고라고 한다. 우리 나라에는 옛부터 「바람 맞았다」, 「뇌일혈」, 「중풍」이라고 불러왔으나 정확하게 말하자면 「뇌혈관장애」이다.

2) 뇌졸중의 원인

고혈압이 가장 큰 원인이다. 고혈압의 예방에 힘써야 한다. 특히 고혈압은 뇌출혈이나 뇌혈전에 조심하여야 한다.

① 최고혈압과 최저혈압이 모두 높을 때

② 최저혈압이 120mmHg 이상일 때

③ 최고혈압이 200mmHg 이상일 때

④ 고지혈증(지방질이 혈관벽에 붙어 혈행을 방해)이 높을 상태일 때
⑤ 여자가 피임약을 많이 사용하여 부작용으로 뇌혈관이 막힌다.
⑥ 비만, 짠 음식, 당뇨병 등이 고혈압과 동맥경화를 촉진시킨다.
⑦ 정신적 스트레스, 과로, 담배 등에서도 온다.

3) 뇌졸중의 증상
① 갑자기 의식이 없어지고 손발이 마비된다.
② 언어장애를 일으킨다.
③ 침범된 혈관의 종류, 부위, 정도에 따라 많은 차이가 있다.
④ 정신을 잃고 쓰러졌다가 후유증이 없이 회복되기도 한다.
⑤ 대부분 두통, 구토, 언어장애, 고열, 대소변 실금, 안면신경마비, 의식장애, 혼수상태까지 들어가면 목이 뻣뻣해지며 반신마비 등의 운동장애가 나타난다.

4) 뇌졸중의 치료방법
① 허혈성 뇌졸중(뇌혈관의 폐색으로 인한 뇌조직의 괴사현상)
② 뇌출혈 (뇌혈관의 파열로 야기되는)
  일반적으로 허혈성 뇌출혈의 빈도가 높아서 뇌졸중의 약 70～80%를 차지한다. 허혈성 뇌졸중의 치료는 급성기의 치료와 물리치료 및 재발의 예방 등 3단계로 구분할 수 있다.
③ 급성기의 치료
• 현재 뚜렷한 방법이 밝혀지지 않고 있다(뇌세포의 빈혈에 대한 과민성과 일단 파괴된 뇌세포는 재생이 불가능하기 때문이다).
• 현재의 치료방법은 아직 파괴되지 않은 뇌세포들을 활성화시키고 합병증과 진행 및 재발의 방지에 역점을 두고 있다(환자가 병원에 도착시는 이미 뇌조직이 파괴된 상태이다).
• 급성기의 뇌졸중 환자의 치료는 일반적인 치료, 약물치료 및 수

술적 치료로 구분한다.

④ 일반적인 치료

• 발병 후 5～7일간 불안정한 혈류상태에 있으므로 환자의 절대 안정을 요한다.

• 합병증의 유무를 확인하여 적절한 치료를 시급히 한다.

• 합병증(폐렴, 심근경색, 부정맥, 심장장애, 스트레스, 위궤양, 우울 증 등)

⑤ 약물요법

• 항응고제(뇌졸중의 악화 · 재발을 방지하나 효과의 증거는 없다)

• 항혈소판(캐나다에서 아스피린(Aspirin)으로 예방)

• 혈액희석법 • 칼슘길항제 • 혈전용해제

• 항부종제   • 혈압상승제

⑥ 수술적 방법

발병초기에 뇌혈관 조영술을 시행하여 폐색된 혈관이 발견되면 즉시 외과적으로 혈관을 막고 있는 혈전을 제거해 주는 방법이 있다. 뇌혈관 폐색이 주로 중뇌동맥에 발생하기 때문에 수술이 기술적으로 어려워서 널리 시행되지 않고 있다.

⑦ 물리치료

발병 후 약 1,2주일부터는 증세가 호전되기 시작하고 약 6개월 내지 1년 동안에 걸쳐 회복이 기대되는데 이 시기에 물리치료, 언어치료 및 작업요법 등이 환자의 회복에 큰 도움을 준다. 뇌졸중의 회복 정도는 초기증세의 경중, 연령, 시기 등에 있다.

⑧ 뇌졸중의 예방

완전히 치유를 기대하기 어려운 실정이다. 중요한 치료법은 예방 또는 재발의 방지이다. 환자의 50～70%는 거의 회복이 되거나, 신경적인 장애가 있으나 독자적인 활동을 할 수 있다.

⑨ 뇌졸중의 변형

• 뇌실질 내출혈(혈압이 높은 사람), 지주막하 출혈(젊은층에)

- 뇌혈전증, 뇌전색증, 고혈압성 뇌증
- 일과성 뇌일혈 발작증

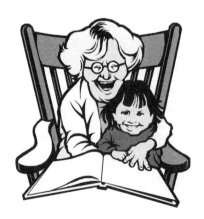

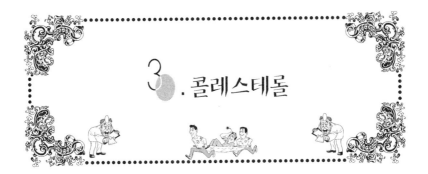

1) 정상인의 혈중 콜레스테롤은 180 ~ 220mg

① 240㎎ 이상은 검사와 치료를 요함.

② 260㎎에다 고혈압이 있으면 200㎎ 이하인 사람에 비해 6배로 높고, 흡연자는 20배가 높다.

2) 콜레스테롤을 낮추는 식품은?

① 레시틴 : 불포화 지방산으로 동물성 지방을 낮추고(녹이고) 콜레스테롤을 낮추는 필수성분이다.

② 나이아신 : 지방을 제거→혈액순환 원활

③ 비타민 E : 혈액순환을 용이하게→지방의 축적을 방지

④ 비타민 C : 콜레스테롤과 동맥경화, 심장질환에 효과

⑤ 칼슘 : 섭취량이 부족하면 콜레스테롤이 동맥에 축적된다.

3) 콜레스테롤은 식원병이다.

① 쌀밥 편중을 피하라.

② 콩을 많이 먹자. 성장기는 생선을 먹어야 한다.

③ 채소류와 진한 녹황색 식품, 계절 식품을 먹어야 한다.

④ 해조류(미역, 다시마, 김)를 많이 먹어야 한다.

4) 콜레스테롤의 성분은?

① 성호르몬, 뇌신경조직에 필요, 생리적으로 필수이다.

② 지나치면 문제, 균형된 식생활이 필요하다.

③ 주식을 잡곡류로 하고 정상체중을 유지하여야 한다.

④ 지방 섭취량을 평소때보다 30%를 줄인다.

⑤ 1일 5차례의 과일과 야채를 섭취한다.

5) 콜레스테롤의 수치가 높으면

결장, 직장암, 췌장암이 유발한다. 심장에 치명적이며, 편식을 유도하며, 건강을 악화시킨다.

6) 콜레스테롤에는 HDL과 LDL의 두 가지가 있다.

① HDL : 간에서 몸 밖으로 내보냄, 심장병 발병율이 저하된다.

② LDL : 콜레스테롤을 간으로 배달, 심장병 발병률이 높다.

7) 콜레스테롤 수치의 함유량은?

① 치즈 1온스당 26 ~ 30 ㎎. 마요네즈(로우팻) 8 ㎎

② 아이스크림 한 컵 58 ㎎. 아이스밀크 한 컵 18 ㎎

③ 버터 1테이블스픈 31 ㎎. 보통 밀크 33 ㎎

④ 국수류(스파게티) 0 ㎎, 오리브오일 0 ㎎

⑤ 밀크(로유팻) 10 ㎎

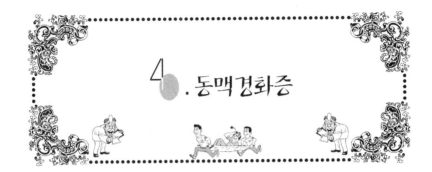

1) 동맥경화의 개요
① 동맥의 내벽에 콜레스테롤이 침착, 석회화가 되어 동맥의 내경이 좁아져 혈액공급이 저해되는 질환이다.
② 성인병에 동맥경화증은 핵이다.
③ 관상동맥경화 : 심장근육의 혈유에 보내는 것이다.
④ 뇌동맥경화 : 뇌혈관의 동맥경화, 뇌혈류장애이다.
⑤ 하지동맥경화 : 혈류장애이다.

2) 동맥경화증의 원인
① 콜레스테롤 혈증, 고혈압, 흡연
② 당뇨병, 비만증, 운동부족, 성격이 꼼꼼하고 다혈증
③ 노화 현상은 누구에게나 나타난다.

3) 동맥경화증의 위험 인자들
① 가변적 주요 인자
   식이 : 콜레스테롤, 고칼로리, 고혈압, 흡연, 음주, 당뇨병
② 비가변적 인자
   연령, 남녀별, 체질, 가족병력, 유전

③ 가변적 종인자

비만, 호르몬 관계, 스트레스, 성격, 운동부족

4) 동맥경화증의 심각성

고혈압, 동맥경화증 및 당뇨병은 밀접하게 서로 연관되어 있다. 고혈압과 당뇨병이 오래되면 동맥경화증은 필연적으로 온다.

5) 동맥경화증의 증상

① 뇌동맥에 발생하는 동맥경화증

• 혈행장애가 일어나면 순식간에 쓰러진다.
• 머리가 무겁다. 두통, 현기증, 피가 위로 몰린다. 수면난, 피로
• 건망증, 정신적 불안정
• 기억력 감퇴(악화 되면), 지능의 저하, 뇌경색
• 뇌경색이 오면 반신불수나 언어장애가 온다.

② 심장에 발생하는 동맥경화증

• 허혈성 심장질환 : 관상동맥에 경화와 혈행장애로 인하여 혈부족, 이때 협심증, 심근경색증을 일으킨다.

③ 콩팥에 발생하는 동맥경화증

• 고혈압을 일으킨다.
• 콩팥은 노폐물을 걸러내어 불필요한 물질을 소변으로 배설
• 콩팥에 흐르는 동맥이 경화되면 신경화증이 온다.

④ 말초신경에 발생하는 동맥경화증

• 수족의 말초혈관에 오는 병이다. 손보다 발에 많이 생긴다.
• 간혈성 파행증 : 발에 냉증이 오고, 아프며 다리를 절게 된다. (쉬면 다시 혈통하여 아픔도 덜해지나, 걸으면 다시 아파진다.)
• 당뇨환자에게 이 말초혈관의 동맥경화가 잘 일어난다.

6) 동맥경화증의 치료방법

① 원인적인 치료가 어렵다. 진행을 막거나 예방대책 뿐이다.

② 대중요법 외에는 별다른 치료법이 없다. 다소 생명의 연장 뿐
이다.

③ 위험 인자의 제거(담배, 고혈압, 고지혈증, 당뇨병, 비만, 운동부
족, 성격)

④ 고혈압의 치료 : 15～20년이 되면 동맥경화로 인한 허혈성 심
장질환, 뇌질환 및 하지동맥경화성 질환 등의 발병률이 높다.

⑤ 콜레스테롤 혈중 치료 : 조기에 치료해야 한다. 음식주의, 식사
요법으로 정상화시켜야 한다.

⑥ 당뇨병 치료

⑦ 활동적인 생활과 운동

⑧ 비만증을 치료

⑨ 정신적 긴장의 해소

⑩ 음주의 개선

⑪ 동맥경화증의 예방

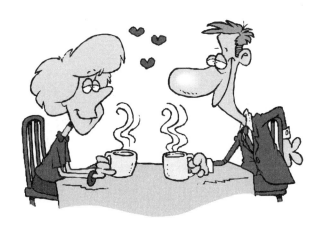

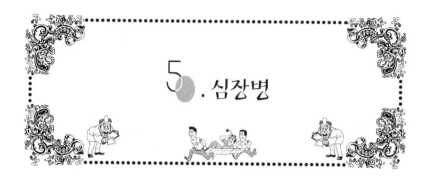

1) 심장병의 개요

① 심장은 인간이 타고난 가장 견고한 근육주머니로 되어 있다.

② 심장에는 네 개의 부지런한 '펌프조직'이 있다.

③ 좌심실에서 몸으로 피를 한 번 펌프질하는 데 걸리는 시간은 약 10분의 3초 그리고 0.5초의 휴식이 있다(인체가 수면되면 휴식하고 맥박도 느려진다).

④ 심장에 가는 영양분인 혈액을 별로 크지 않은 관상동맥 두 개로 공급받는데 이것이 심장의 구조적 약점이다.

⑤ 인간의 몸안에 이 터널 부근이 제일 위험한 곳이다.

2) 심장병의 종류

① 심장판막증(류마티스열에서 오는 것)

② 허혈성 심장병(협심증, 심근경색에서 오는 것)

③ 고혈압성 심장병(고혈압으로 심장에 부담을 주는 경우)

④ 선천성 심장병(나면서부터 타고난 병)

⑤ 기타(심내막염, 갑상선, 심장질환, 심부전, 부정맥)

3) 심장병의 여러 원인

① 고혈압
② 영양가 높은 음식물 과다 섭취(고지혈증)
③ 흡연
④ 당뇨병
⑤ 비만증
⑥ 가족병력

4) 심장벽(Heat Wall)

① 심장의 벽은 두꺼우며 3중으로 되어 있다.
② 심근이 대부분의 두께를 차지하고 있다(자율신경의 지배를 받음).
③ 심내막은 심장의 내강을 안에서 싸고 있다.
④ 심외막은 심장의 바깥면을 싸고 있는 장막이다.
⑤ 장막성은 심낭의 내측막인 장막성 심낭과 연속되어 있다.
⑥ 심낭은 심장 전체를 담고 있는 큰 주머니, 두 겹의 막으로 되어 있다.
⑦ 바깥은 섬유성 막이고, 안은 장막성 막으로 되어 있다.
⑧ 심장도 한 기관, 다량의 동맥혈이 요구되다. 수많은 모세혈관이 심근에 퍼져 있어 혈액 보급은 관상동맥에 의해 이루어진다.

5) 심장병의 증상

① 가쁜숨: 가슴이 두근거리는 것은 심장이 빨리 뛰거나 맥박이 고르지 못할 때이다.
• 맥박은 1분간 100회를 넘으면 빈맥, 50회 이하면 서맥이다.
• 빈맥은 유아에서 언제나 나타난다. 건강한 사람도 흥분, 과식, 피곤, 술, 담배로 인하여 기외수축이 일어나기도 하고 부정맥이 일어나기도 한다.

- 조금만 움직이면 숨이 차다. 가슴이 터질 것 같다. 가슴이 두근 거린다.
- 다리와 간이 붓는다.

② **부정맥** : 심장에는 좌우에 심방과 심실이라는 네 개의 방이 있다.

- 심장에서 한 가지 기외의 자극이 나왔을 때 정상적으로 움직이는 맥박 사이로 엉뚱한 것이 들어오기 때문에 기외수축이 일어나는 것이다.
- 자극이 심방성 기외수축, 심실성 기외수축이라 한다.

③ 숨이 차는 이유는 왜인가?

- 심장이 나쁜 사람은 조금만 운동을 해도 숨이 차다(비대한 사람도 호흡곤란을 느낀다).
- 심장병에 의한 호흡곤란은 심장의 '펌프' 작용이 저하되었기 때문이다.
- 심장환자는 자기의 심장 능력을 평소 계단을 오르내릴 때 확인할 수 있는데 이럴 때는 빨리 전문의에게 진찰을 받아야 한다. 그냥 두면 심장마비가 올 위험도 있다. 빨리 식생활을 개선해서 의사의 지도를 받아야 한다.

6) 심장병의 치료방법

심장병 진단의 기술은 발전하였으나 치료 단계는 미약하다.

① 협심증의 대중요법

- 협심증 발작시의 순간적 처치

  -니트로 그리세린(nitroglycerin)정을 혀 밑에 넣는다.

  -니트로정은 0.3, 0.4, 0.6mg가 있다. 보통 0.4mg을 사용한다. 병에 밀폐된 상태로 보관, 낱개로 가지고 다닐때는 약 3개월 정도 유효하다.

  -최근에 니페디핀(알달랏트)라는 칼슘 길항제도 있다.

- 협심증 발작을 예방하는 치료.

-협심증 환자는 운동, 술, 담배, 과식 등으로 발작이 오는지를 자신이 아는 경우가 많으므로 스스로 컨트롤 해야 한다.

　니트로그리세린 연고를 피부에 붙여서 24시간 치료효과를 지속하게 하는 니트로팻취(Patch)가 있다. 전문의의 지시에 따라서 사용해야 한다. 소아용 아스피린 100㎎을 하루에 한 번만 사용해도 된다.

② 심근 경색증의 치료
• 심근경색증은 치사율이 50%나 되는 위험한 병이다.
• 별안간 닥치는 일이므로 당황하다가 병원에 늦게 찾아와 적절한 치료를 받지 못하는 경우가 허다하다.
• 우선 니트로 설하정을 쓰면서 빨리 병원 응급실에 옮겨야 한다.
• 우황청심환 등으로 귀중한 시간을 허비해서는 안된다.

ⓐ 통증의 완화
　가슴의 통증이 계속되면 심근의 허혈성 괴사가 진행중임으로 「몰핀」(Morphin) 진통제를 써야 한다.

ⓑ 산소의 공급
　허혈성 괴사를 완화하려면 마스크 산소를 하여야 한다.

ⓒ 부정맥의 모니터 진단 치료
　심실 부정맥은 심장마비를 유발하므로 「리도카인」(lidocaine) 정맥주사를 한다. 심한 서맥이 있으면 「아트로핀」, 「아소프레날린」을 사용한다.
• 페이스메이커(pacemaker) 인공심장 박동기를 하여 고비를 넘기는 수도 있으나 계속 넣어 두기도 한다(유효기간 7년).

ⓓ 심부전의 치료
• 심근경색이 생기면 혈압이 떨어지고 폐울혈이 생기며, 입술이 새파래지고 안색이 창백해지며 식은 땀이 나고 기운이 없어진다.
• 심부전증의 증세가 오면 심하면 대동맥에 큰 풍선을 삽입하여 「대응박동」용법을 할 수도 있다.

ⓔ 혈전용해제 요법

• 심근경색의 급성 진행기 즉 「유로키나제(Urokinase)」의 혈전용해
제를 관동맥에 투입하거나, 정맥주사를 하는 요법이 있다.

• 현재 효능이 좋은 혈전용해제가 개발되고 있다.

③ 협심증(관동맥 협착에 의한)의 풍선 확장술.

• 경피적 경혈관전 관동맥 확장술(Percutaneous Transluminal
Coromary angioplsty)의 약자로 PTCA라는 「풍선확장술」이 있다.

④ 관동맥 우회로 형성 수술

• 약물치료나 PTCA 등으로 할 수 없는 경우 개심수술을 한다.

• 이것을 By Pass 수술이라 하며 다리의 정맥을 끊어 우회수술을
한다.

⑤ 궁극적인 치료법

• 우리 고유의 식생활의 패턴을 고수 해야 한다(채소, 과일, 콩나
물, 쌀, 보리, 생선 등의 식품을 선택한다).

• 최근에는 동물성 지방질을 제거하는 약물의 개발이 한창이다(콜
레스티라민, 콜레스티폴, 니코틴산, 클로피브렛, 젬피브로실 등).

7) 심장병의 예방

① 심장판막증(류마티스열)

• 어린이가 「연쇄상구균」이란 세균에 감염되어 편도선염이나 류마
치성열의 후유증으로 심장에 염증을 일으키는 병이다.

• 심장판막증을 일으킨다. 이것은 편도선염이 되었을 때 속히 페니
실린 요법으로 치료 한다.

② 고혈압성 심장병

• 적당한 운동과 저염식으로 심장질환의 발생 빈도를 감소시킬 수
있으며 조기치료로 감소시킬 수 있다.

③ 선천성 심장병

• 태어난 아기의 안색이 나쁘고, 발육이 늦던가, 심장에서 잡음이

들린다.

• 수술요법으로 완치가 가능하다.

④ 동맥경화성 심장병

• 심장병 중 제일 많은 병이다. 고혈압, 흡연, 당뇨병, 고지혈증, 비만증, 가족병력 등의 위험요소가 있다.

• 협심증이나 심근경색을 말한다. 혈액이 심근에 배급하는 산소의 양이 적어져 심장의 통증을 수반한다. 잠시 휴식을 취한다. 발병 즉시 올바른 처치를 취하여야 할 까다로운 병이다.

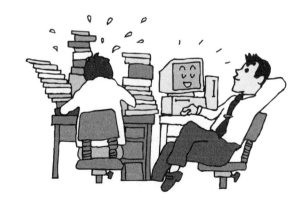

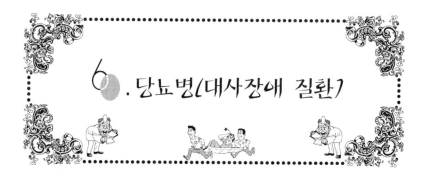

1) 당뇨병의 개요

① 풍부한 식생활, 스트레스의 증가, 운동부족 때문에 생긴다.

② 오줌(뇨) 속에 당(포도당)이 나온다.

③ 췌장에서 분비되는 인슐린 호르몬이 부족하여 혈당의 농도가 높아져서 오줌으로 포도당이 넘쳐 나오는 질환

④ 오줌이 많아지고 갈증을 느껴 수분을 많이 섭취하고 에너지가 오줌으로 빠지므로 쉽게 피로하며 많이 먹어도 체중이 줄어든다.

⑤ 반드시 혈당검사에 의해서만 진단이 가능하다.

⑥ 아침을 굶은 공복시 혈당치가 140 ㎎% 이상이거나 식후 2시간 혈당치가 200 ㎎% 이상인 경우에 당뇨병으로 진단한다.

2) 당뇨병의 원인

① 유전적 요인

• 걸리기 쉬운 체질

• 제2형 당뇨병의 경우 제1형에 비해 유전이 강하고, 여기에 비만증, 스트레스가 있으면 발생율이 높아진다.

• 부모가 모두 당뇨병 환자일 때 자녀 중에 당뇨병 환자가 많다.

- 제1형(인슐린 의존형), 제2형(인슐린 비의존형)
- 제1형 : 증상이 아주 빠른 속도로 심하게 나타나는데 인슐린을 보충하여야 한다.
- 제2형 : 증세가 천천히 별로 심하지 않으며 대부분 비만증이다.
- 식사요법과 운동요법만으로 혈당조절이 되나 약(경구혈당강화제)을 사용한다.
- 합병증 : 혈당치가 높아질 때 이상이 온다. 당뇨병성 혼수가 되어 정신을 잃게 된다.
- 당뇨병은 약과수술이 아니고 일생동안 같이 가지고 다녀야 하는 병이다.
- 당뇨병의 가족력이 있는 사람은 평소 섭생 및 건강관리에 노력을 하여 예방 해야 한다.

② 환경적인 요인

환경적 요인들에 노출된 사람에게만 발병된다.

- 비만증 : 제2형인 경우 비만증인 사람의 확률은 50%이다.
  평상시 과식을 삼가고 적당한 운동을 하여야 한다.
- 나이(노화) : 신체기능이 쇠퇴하기 때문이다.
- 바이러스 감염 : 바이러스로 감염이 되는 수가 있다. 주로 제1형.
- 호르몬 : 인슐린 호르몬이 부족할 때나 제대로 기능을 발휘하지 못할 때 생기는 질환이다. 이러한 경우에는 원래의 질환을 치료하면 완치가 될 수 있다.
- 약물 : 부신피질 호르몬제(유사약제)는 많은 질환의 치료에 이용되고 있고, 관절염(혹은 신경통) 또는 피부질환 등에 남용되고 있는데, 이러한 약은 인슐린의 작용을 방해하여 혈당을 올리고 당뇨병을 나타나게도 하고 당뇨병 자체를 악화시키는 수가 많다. 이러한 약제를 고려하여 의사와 상의 후 투약을 받아야 한다.
- 임신 : 아기를 다산한 부인은 적게 낳은 부인들보다 당뇨병 발생율이 높다.

• 스트레스, 각종질환, 외상 및 수술

- 췌장염, 급성 심근경색증, 폐렴 등의 심한 감염성 질환 등에서 혈당이 올라가는데 당뇨병의 병력이 없다면, 스트레스가 해소되면서 혈당이 정상화 된다. 그러나 당뇨병에 걸리기 쉬운 체질이라면 당뇨병은 계속 남아 있게 된다.

- 교통사고, 수술, 친척의 죽음 등에 연관시켜 당뇨병이 생길 때가 있다. 그러나 사고 때문에 췌장을 크게 다쳐 인슐린을 거의 만들지 못하는 경우를 제외하고는 당뇨병이 발생하였다고 보기에는 어렵다. 순수한 정신적 스트레스 때문에 당뇨병이 발생되는 경우는 거의 없다.

- 스트레스의 영향은 당뇨병에 걸리기 쉬운 체질(유전적 요인)을 갖고 있는 사람에게만 나타난다.

현재 당뇨병 환자는 신경을 많이 쓰고 마음이 불편하면 치료에 불리하다.

3) 당뇨병의 증상
① 다음, 다식, 다뇨, 아무리 먹어도 공복감이 생긴다.
② 살이 빠지고 야위게 된다.
③ 피로와 권태가 쉽게 온다.
④ 부스럼, 습진, 무좀(저항력이 약해서)
⑤ 망막증, 백내장, 눈의 조절장애 등이 오는 수가 있다.
　그 외에 손바닥이 붉어지고, 변비나 설사, 잇몸 염증, 아무런 증세가 없다가 병이 상당이 진행된 뒤 발견, 고혈압, 신장염, 뇌졸중, 심장병등의 합병증을 일으키므로 위험한 병이다.

4) 당뇨병의 치료방법
① 정기적인 검사를 한다.
② 반드시 의사의 지시에 따른다.

③ 식이요법은 일생 동안 해야 한다.
④ 적절한 운동과 휴식을 취한다.
규칙적인 생활과 충분한 수면을 취하고 스트레스에 주의한다.

5) 식이요법
식이요법에는 다양한 방법이 있다. 계절에 따라 하루 식단을 만들어 시행함이 좋다.

6) 당뇨병의 예방
① 과식을 삼가하라.
　　당뇨병 예방의 필수조건은 칼로리(Cal)의 과다 섭취를 피해야 한다.
② 약을 남용하지 않도록 한다.
　　의사의 지시에 따라야 한다.
③ 감염증을 예방하고 조기 치료를 하자.
　　담도, 담낭, 췌장에 생긴 감염증은 위험하므로 각별히 조심해야 한다. 피부 감염이 많이 온다.
④ 정기적으로 혈당 및 요당 검사를 받아라.
　　당뇨병 조기 발견은 합병증을 예방한다. 그냥 내버려두면 반드시 합병증을 일으킨다. 합병증이란 실명과 요독증이 되어 위험하다. 또한 생활 환경도 잘 관리하여 당뇨병 예방에 만전을 기해야 한다.
⑤ 당뇨병은 동서의학을 결합한 치료 원칙을 채택하는 것이 좋다.

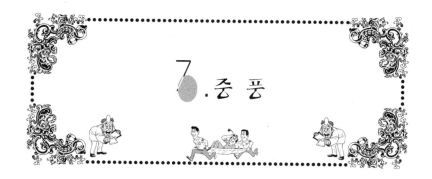

7. 중 풍

중풍을 예방하려면

① 「湧泉」과 「삼음교」를 매일 차분히 눌러야 한다(20 ~ 30번).

② 발가락과 말초신경을 매일 아침 주물러 준다(20 ~ 30번).

③ 「삼음교」의 반대편에 있는 「헌종」도 차분히 눌러 준다(20 ~ 30번).

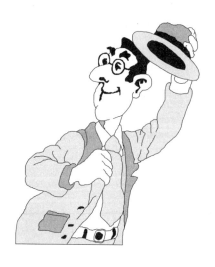

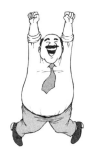

판권
사유
본소

건강 · 장수 클리닉

2020년 05월 20일 인쇄
2020년 05월 30일 발행

지은이 | 차종환 · 차윤호
펴낸이 | 최 원 준

펴낸곳 | 태 을 출 판 사
서울특별시 중구 다산로38길 59(동아빌딩내)
등 록 | 1973. 1. 10(제1-10호)

ⓒ2009. TAE-EUL publishing Co.,printed in Korea
※잘못된 책은 구입하신 곳에서 교환해 드립니다.

■ 주문 및 연락처
우편번호 0 4 5 8 4
서울특별시 중구 다산로38길 59 (동아빌딩내)
전화 : (02)2237-5577   팩스 : (02)2233-6166

ISBN 978-89-493-0609-4   13510

太乙出版社 · 株테크시리즈

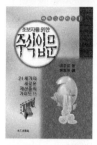

株테크시리즈 ①

초보자를 위한 주식입문

▶주식투자는 막상 해보면 될듯 될듯하면서도 사실은 잘 되지 않는다. 바로 여기에 문제가 있다. 이 책은 주식의 "주(株)"자(字)도 모르는 초보자를 위하여 만들어진 주식투자 비결의 "첫 걸음"이다. 이제 주식을 처음 시작하려고 하는 독자 여러분에게는 상당한 도움이 될 줄로 믿는다.

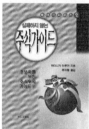

株테크시리즈 ②

실패하지 않는 주식가이드

▶"서두르지 말라. 아는 길도 물어서 가라." "당신의 투자는 당신 스스로 결정하라. 남의 말은 다만 참고로써만 경청하라." 이러한 말들은 이미 주식을 수십년 동안 매만지고 경험한 선배들의 뼈있는 충고이다. 주식투자는 모름지기 결과가 중요한 것이다. 그래서 그 과정은 더욱 중요하다고 할 수 있다. 그런면에서 이 책은 상당한 도움이 될 것이다.

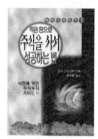

株테크시리즈 ③

적은 돈으로 주식을 사서 성공하는 법

▶돈이 적다고 해서 낙망할 것은 결코 없다. 돈이 적으면 적은대로 효과적인 투자를 하면 의외로 자금을 풍성하게 불려갈 수 있다. 처음에는 가능성 있는 주식을 10주씩 사모아 가는데서부터 출발한다면 점점 흥미있는 투자로 발전할 수 있을 것이다. 이 책은 여유자금이 적은 사람들을 위하여 기획한 초보자용 주식투자 가이드이다.

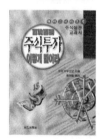

株테크시리즈 ④

백전백승 주식투자 이렇게 벌어라

▶주식은 사는 것도 중요하지만 더욱 중요한 것은 어떻게 파느냐 하는 것이다. 이 책은 무분별하게 주식투자에 손을 대려고 하는 일반 투자자를 보호하기 위한 주식 실전 교과서이다. 끝없이 싸워서 결코 패배하지 않는 방법을 찾는 것이 바로 이 책의 키포인트인 「백전백승의 비법」인 것이다.

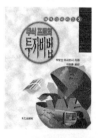

株테크시리즈 ⑤

주식 프로의 투자비법

▶주식은 타이밍이 문제이다. 인생에도 기회가 있듯이 주식에도 타이밍이 있다. 주식투자의 주요 목적은 얼마만큼 싸게 사서 얼마만큼 비싸게 파느냐 하는 것이다. 여기에는 당연히 타이밍이 개입되지 않을 수 없다. 이 책은 주식의 프로가 되고 싶은 독자를 위하여 엮어진 주식투자의 가이드이다.

太乙出版社 서울특별시 중구 신당6동 52-107(동아빌딩 내)
전화/2237-5577 팩스/2233-6166